腸内細菌―宿主の
クロストークと食事要因

日本栄養・食糧学会
監修

森田 達也・園山 慶・辻 英明
責任編集

建帛社
KENPAKUSHA

Dietary factors affecting the crosstalk of gut microbiota and host

Supervised by
JAPAN SOCIETY OF
NUTRITION AND FOOD SCIENCE

Edited by
Tatsuya Morita
Kei Sonoyama
Hideaki Tsuji

©Tatsuya Morita et al. 2019, Printed in Japan

Published by
KENPAKUSHA Co., Ltd.
2-15 Sengoku 4-chome, Bunkyoku, Tokyo 112-0012, Japan

序　　文

　ヒト腸管には数百種の常在菌が約40兆個棲息しており，これらの腸内細菌は宿主と共生しながら，腸管のみならず生体の恒常性維持に寄与している。この共生の仕組み（腸内細菌―宿主のクロストーク）の破綻は炎症性腸疾患，アレルギー性疾患や肥満，生活習慣病などの慢性炎症を介した代謝性疾患の発症を惹起すると考えられているが，食物繊維のみならずさまざまな食事要因が腸内細菌―宿主のクロストークを修飾することも明らかになってきた。21世紀に入り，あらゆる疾患発症の要因のひとつとして，この共生の乱れがクローズアップされ，消化管は今最もホットな研究分野となり，多くの研究者が細菌学的，免疫学的，分子生物学的等のさまざまな手法を取り入れ，この領域の研究が盛んに進められている。このような背景のもと，第72回日本栄養・食糧学会大会（2018年５月，岡山県立大学）では，腸内細菌と宿主との共生の仕組みに焦点を当てた２つのシンポジウム「腸内細菌―宿主のクロストークとそれを修飾する食餌要因」と「腸内細菌の代謝産物を介した宿主とのインタラクション」が企画された。本シンポジウムでは，「発酵代謝産物」，「腸内細菌」，これらによって修飾される「消化管免疫」，「消化管内分泌系」，「慢性炎症性疾患」の各分野から最新の知見に基づく講演が行われ，熱心に議論された。本シンポジウム後，本分野の重要性が再認識され，消化管と健康・栄養に関する最新の知見が得られる書籍が強く要望されるに至った。

　本書は，本シンポジウムの関係者をはじめとして，他の特別講演者や関連する分野で最先端の研究を進めておられる先生方に執筆をお願いし，腸内細菌―宿主のクロストークについて「境界組織」，「腸内細菌の代謝産物」および「宿主の細胞間情報伝達システム」を介したクロストークを中心とした内容から構成した。本書は，腸内細菌と宿主との共生の仕組みに関連する最先端の研究内

容をできるだけわかりやすく記述するように努め，栄養学・食品学，医学，歯科学，農学，薬学等の関連領域の専門家だけでなく，学部学生，大学院生，管理栄養士・栄養士，医師，歯科医師，さらには食品・製薬企業の研究者に対して，教育・研究などに広く役立つものと自負している。

　本書の趣旨にご賛同いただき，ご多忙のなか，短期間に最新の知見をご執筆いただきました著者各位に感謝致しますとともに，出版物として本書を刊行するに際して多大なご尽力をいただきました（株）建帛社に深謝申し上げます。

2019年4月

　　　　　　　　　　　　　　　　　　　責任編集者　　森田達也
　　　　　　　　　　　　　　　　　　　　　　　　　園山　慶
　　　　　　　　　　　　　　　　　　　　　　　　　辻　英明

目　次

序章　ブラックボックスへの探針と光明　〔松田　幹〕
　1．食べるという生命活動と消化管 …………………………………… 1
　2．細菌生息の場としての消化管 ……………………………………… 1
　3．腸内細菌と宿主との食物の共有と共生 …………………………… 2
　4．腸内細菌と宿主との複雑な関係 …………………………………… 4
　5．ヒトの腸内細菌叢 …………………………………………………… 8
　6．ヒト腸内細菌叢と食事因子 ………………………………………… 9
　7．ヒトの腸内細菌叢と宿主の健康 ……………………………………13

第1編　境界組織におけるクロストーク

第1章　宿主─腸内細菌の相利共生関係を支えるムチン　〔森田達也〕
　1．はじめに ………………………………………………………………19
　2．ムチン糖鎖とムシナーゼ（ムチン分解）活性 ……………………20
　3．ムチンの消化管内動態と in vivo での資化性 ……………………23
　　（1）ムチンの消化管内動態 ………………………………………23
　　（2）in vivo におけるムチンの資化性とSCFA産生量 …………24
　　（3）シアル酸，フコース，N-アセチルグルコサミンの大腸発酵パタン
　　　　……………………………………………………………………26
　4．Akkermansia muciniphila を特異的に誘導するエイ由来ムチン ……30
　　（1）エイムチンの糖鎖構成とムシナーゼ活性 …………………30
　　（2）in vivo におけるエイムチンの資化性と Akkermansia 誘導能 …30
　5．おわりに ………………………………………………………………33

第2章　腸粘膜組織における生理的炎症─オリゴ糖摂取時の
　　　　腸管IgA分泌応答に関連して　〔源田知美・森田達也〕
　1．はじめに ………………………………………………………………36
　2．FOS摂取時の大腸発酵パタンとIgA分泌応答との関連性 …………37

（1）FOS摂取期間と大腸発酵パタン ················· 38
　　（2）FOS摂取期間とIgA分泌応答 ·················· 39
　3．FOS摂取によるIgA分泌促進機序の解析 ············· 41
　　（1）FOS摂取初期のIgA分泌促進作用 ················ 41
　　（2）IgA分泌促進と粘膜炎症との関連性 ··············· 45
　　（3）腸管透過性の上昇および粘膜炎症を惹起させる要因 ······· 48
　4．おわりに ································ 54

第3章　食物繊維による腸管タイトジャンクションバリアへの作用
〔鈴木卓弥〕
　1．腸管バリアの構造と健康とのかかわり ··············· 58
　2．食物繊維の摂取と大腸炎マウスのTJバリア ············ 60
　3．SCFAとTJバリア ·························· 62
　4．食物繊維の摂取と慢性腎臓病マウスのTJバリア ·········· 64
　5．慢性腎臓病における腸管TJバリア損傷 ··············· 66
　6．慢性腎臓病と腸内フローラ ····················· 68
　7．おわりに ································ 70

第2編　腸内細菌の代謝産物を介したクロストーク

第4章　大腸内短鎖脂肪酸の吸収と代謝—^{13}C呼気分析法による解析
〔宮田富弘〕
　1．^{13}C呼気分析法の概要 ························ 75
　　（1）はじめに ···························· 75
　　（2）［^{13}C］SCFAsを用いた^{13}C呼気分析法の一般的な指標 ····· 76
　　（3）^{13}C回収率と代謝率の概算 ··················· 78
　2．［1-^{13}C］SCFAを大腸内投与後の［1-^{13}C］の体内動態の解析 ····· 81
　　（1）投与後に排泄された^{13}CO$_2$濃度の変化 ············· 81
　　（2）大腸内投与した［1-^{13}C］SCFAの代謝率 ············ 82
　　（3）吸収後の［1-^{13}C］SCFAの代謝動態 ·············· 83
　　（4）大腸内に投与した［1-^{13}C］SCFAの吸収率 ··········· 85
　　（5）大腸内に投与した［1-^{13}C］PAと［2-^{13}C］PAの代謝率 ····· 85

（6）大腸内に投与した［1-^{13}C］PAと［2-^{13}C］PAの代謝動態・・・・・・・・・・ 87
　3．大腸内環境を変化させた場合の大腸内に投与した
　　　［1-^{13}C］SCFAの代謝・・・ 89
　　（1）摂食・・ 89
　　（2）フルクトオリゴ糖（FOS）の摂取・・・・・・・・・・・・・・・・・・・・・・・・・・・・・ 90
　　（3）大腸内除菌・・ 92
　4．おわりに・・ 93

第5章　盲腸静脈血，門脈血，末梢血中濃度から予測する
　　　　大腸内短鎖脂肪酸生成量　　　　　　　　　〔塚原隆充〕

　1．はじめに・・ 97
　2．腸内細菌が産生するSCFAは，さまざまな要因で変動する・・・・・・・・・・ 99
　3．SCFAの腸管粘膜からの吸収と腸管粘膜の応答・・・・・・・・・・・・・・・・・・・・ 103
　4．粘膜上皮から吸収されたSCFAの行方・・・・・・・・・・・・・・・・・・・・・・・・・・・・・ 107
　5．ルミナコイド給与による大腸でのSCFA吸収・・・・・・・・・・・・・・・・・・・・・・ 111
　6．成長・発達に伴うSCFA吸収の変化・・・・・・・・・・・・・・・・・・・・・・・・・・・・・・・・ 113
　7．末梢血中に酪酸が認められた場合の危険性・・・・・・・・・・・・・・・・・・・・・・・・ 114
　8．おわりに・・ 115

第6章　炎症性腸疾患における腸内代謝物の異常とそのメカニズム
　　　　　　　　　　　　　　　　　　　　　〔山田恭央・長谷耕二〕

　1．はじめに・・・ 120
　2．腸内細菌叢と大腸免疫系の関係・・・・・・・・・・・・・・・・・・・・・・・・・・・・・・・・・・・ 121
　　（1）dysbiosisと腸管炎症は互いに促進し合う・・・・・・・・・・・・・・・・・・・・・ 121
　　（2）炎症に伴う酸素環境の変化はdysbiosisを引き起こす・・・・・・・・・・ 122
　3．SCFAによる腸内環境制御作用・・・・・・・・・・・・・・・・・・・・・・・・・・・・・・・・・・・・ 124
　　（1）酪酸によるTregの誘導・・・・・・・・・・・・・・・・・・・・・・・・・・・・・・・・・・・・・・ 124
　　（2）SCFAによる免疫グロブリンA産生細胞の誘導・・・・・・・・・・・・・・・・ 125
　　（3）SCFAによる上皮バリア機能の強化・・・・・・・・・・・・・・・・・・・・・・・・・・ 126
　4．腸内環境制御における粘液層の役割・・・・・・・・・・・・・・・・・・・・・・・・・・・・・・ 127
　　（1）粘液層による腸内生態系の維持・・・・・・・・・・・・・・・・・・・・・・・・・・・・・・ 127
　　（2）発酵基質としてのムチン・・・・・・・・・・・・・・・・・・・・・・・・・・・・・・・・・・・・・ 128

5．炎症性腸疾患における腸内代謝異常の解析……………………131
　　（1）IBDにおける腸内酪酸産生の低下………………………131
　　（2）IBDにおけるdysbiosisの解析……………………………132
　　（3）IBDにおける酪酸関連細菌の減少………………………134
　　（4）潰瘍性大腸炎において糞便中のSCFA濃度とムチン糖鎖濃度は
　　　　　負の相関を示す……………………………………………136
　　（5）dysbiosisによる酪酸産生低下メカニズムのモデル………139
　6．おわりに……………………………………………………………140

第7章　大豆イソフラボン代謝産物エクオールと腸内細菌
〔石見佳子・東泉裕子〕
　1．大豆イソフラボン…………………………………………………145
　2．大豆イソフラボンの代謝とエクオール産生……………………145
　　（1）大豆イソフラボンの代謝…………………………………145
　　（2）エクオールの発見と産生能………………………………147
　　（3）エクオール産生菌…………………………………………148
　　（4）エクオール産生のメカニズム……………………………151
　3．大豆イソフラボンの安全性と機能性……………………………153
　　（1）大豆イソフラボンの安全性………………………………153
　　（2）エクオールの生理作用とそのメカニズム………………154
　　（3）エクオールの骨代謝調節作用―動物試験………………155
　　（4）エクオールの骨代謝調節作用―ヒトを対象とした試験…155
　4．エクオール産生を促進させる食品および食品成分……………160
　5．腸内細菌と骨代謝―最近の動向…………………………………163

第8章　大腸水素による in vivo レドックス制御とその生理的意義
〔西村直道〕
　1．はじめに……………………………………………………………168
　2．H_2生成に及ぼす腸内細菌と難消化性糖質の影響……………170
　　（1）腸内細菌の代謝と大腸H_2生成…………………………170
　　（2）難消化性糖質の特性と大腸H_2生成……………………176
　3．全身にデリバリーされる大腸H_2………………………………177

（1）H$_2$デリバリーにおける大腸H$_2$の可能性 …………………………… 177
　　（2）大腸H$_2$は五臓六腑に染み渡る …………………………………… 179
　4．大腸H$_2$による酸化ストレス軽減 ………………………………………… 181
　　（1）虚血-再灌流による酸化障害を大腸H$_2$は軽減する（肝虚血-再灌流）
　　　　　……………………………………………………………………………… 181
　　（2）脂肪組織における炎症を大腸H$_2$は抑制する（脂肪組織の炎症抑制）
　　　　　……………………………………………………………………………… 182
　5．おわりに ……………………………………………………………………… 183

第3編　宿主の細胞間情報伝達システムを介したクロストーク

第9章　自己免疫疾患の発症を制御する短鎖脂肪酸
〔長谷耕二・高橋大輔〕
　1．はじめに ……………………………………………………………………… 191
　2．RAの発症要因 ……………………………………………………………… 192
　3．RAとdysbiosis ……………………………………………………………… 193
　4．自己免疫増幅器官としての腸管関連リンパ組織 ……………………… 194
　5．短鎖脂肪酸によるRAの抑制 …………………………………………… 196
　6．おわりに ……………………………………………………………………… 200

第10章　難消化性糖質の消化管内分泌系への作用
〔比良　徹・原　博〕
　1．はじめに ……………………………………………………………………… 203
　2．消化管内分泌系 ……………………………………………………………… 203
　3．栄養素による消化管ホルモン分泌 ……………………………………… 206
　　（1）糖質による消化管ホルモン分泌 …………………………………… 206
　　（2）脂質，タンパク質による消化管ホルモン分泌 …………………… 206
　4．難消化性糖質と消化管ホルモンの関係 ………………………………… 207
　　（1）難消化性糖質の作用（概要） ……………………………………… 207
　　（2）難消化性デキストリン，フルクトオリゴ糖による
　　　　　GLP-1分泌・産生への影響 ……………………………………… 208
　　（3）食事誘導性肥満モデルでのRMD，FOSの影響 …………………… 213

（4）オリゴ糖DFAⅢの作用 ································· 217
　5．血中のGLP-1濃度が増加するには，多段階の事象がかかわる ······ 220
　6．難消化性糖質の多様な作用メカニズム ························· 221
　　（1）SCFAの作用メカニズム ································ 221
　　（2）腸内細菌の関与 ······································· 222
　　（3）難消化性糖質の直接作用 ································ 223
　7．非代謝性単糖の作用 ·· 224
　8．おわりに ·· 226

第11章　腸内細菌の健康機能を媒介する細胞外小胞―エクソソーム
〔逢坂文那・園山　慶〕
　1．はじめに ·· 230
　2．エクソソームとは何か ····································· 231
　3．肥満およびメタボリックシンドロームを抑制する
　　　プロバイオティクス ····································· 234
　4．No.14株の肥満および炎症抑制作用を媒介するエクソソーム ······· 237
　5．エクソソームの作用機序としてのmiRNAによる
　　　遺伝子サイレンシング ··································· 241
　6．おわりに ·· 242

索　　引 ·· 249

序　章　ブラックボックスへの探針と光明

松　田　　　幹*

1. 食べるという生命活動と消化管

　自身の身体を作り活動のエネルギーを得るために，炭素源，窒素源，ミネラルなどを外界から取り込む従属栄養生物では，アミノ酸，糖などの低分子量の栄養素（構成要素）を，輸送体を介して細胞内に吸収する。これは細菌や原生動物などの単細胞生物に限らず，植物や動物の細胞にも共通の機構である。単細胞生物は，細胞内に吸収するために，酵素を細胞外に分泌して外界にある高分子を分解（消化）し，低分子化された成分を吸収する。細胞外に分泌した酵素で分解して吸収できるようにすることは，酵素が希釈され，生成物が周辺にいる生物に横取りされたり拡散したりして，消化や吸収の効率が悪い。原生動物からヒトまで，取込みを効率よく行うために，他の生物を食べる，すなわち体内に取り込んで閉じた空間で消化して吸収するという，より効率的な栄養素調達法を進化させてきた[1]。食べるということは，他の生物を自身の体内の閉じた独立した袋（膜小胞）あるいは両端が体外に開口した袋・管（消化管）に取り込んで，そのなかに消化酵素を分泌して消化した後に細胞内に吸収する活動である。これは動物が獲得した高効率な栄養素調達手段である。

2. 細菌生息の場としての消化管

　消化管は口腔，鼻腔および肛門で外界に開口しているため，管腔内は厳密には体外の環境である。健康な生体の内部は免疫系によりほぼ無菌状態に保たれ

---

*　名古屋大学大学院生命農学研究科

ているが，消化管の内腔は体外であるため無菌ではない。リンパ球や貪食細胞による免疫も機能していない。一方，体外とはいえ，極めて閉鎖的で供給される有機物も制限されるため，微生物にとっては特異的な生息環境である。動物・植物の体表面には多様な微生物が生息しているが，消化管管腔内に常在する細菌・微生物は，その種類と数でそれらをはるかに上回っている。消化管の内腔環境は体表面の環境と比べて嫌気的であり，水と相応の有機物が恒常的に供給され，さらに哺乳類のような恒温動物では適度な温度が保たれること等，体表面環境とは大きく異なっている。動物は，このような微生物に好適な生息環境を提供することで宿主として消化管内に多様な共生微生物を保持している[2,3]。母体の子宮腔は厳密には体外であるが，羊膜に包まれた胎児は母体内の無菌環境で生育しており，胎児消化管内腔も無菌である。分娩時に羊膜を破って産道に出ると母体の常在細菌叢に曝露され，さらに母乳の摂取により母体および環境由来の細菌が消化管内で増殖し細菌叢を形成する[4]。成長や老化とともに菌叢が変化する。加齢に伴う生体の機能的変遷に加え，摂取食物を含む生活様式や習慣の変化が菌叢の変化に関与すると考えられるが，多くは不明のままである。

3. 腸内細菌と宿主との食物の共有と共生

　動物が食物を摂取することで，多様な栄養成分が外界から消化管内腔に供給される。高分子成分の多くは消化酵素により構成要素に分解され，消化管内腔を覆う上皮細胞により吸収される（体内に取り込まれる）。生体を作る高分子のなかでタンパク質と核酸および脂質については，それらの主要成分の基本構造は原核生物から真核生物までほぼ共通であり，食品中の高分子の起源が何であれ，ヒトが持つプロテアーゼ，ヌクレアーゼ，リパーゼ等の酵素で分解されて構成要素のアミノ酸，ヌクレオチド，脂肪酸となり，細胞内に吸収される。生体の主要な多糖には，動植物に共通な貯蔵糖であるグリコーゲンとデンプン，植物や酵母の細胞壁を構成するセルロースやマンナン，さらに昆虫や甲殻類の

外骨格を構成するキチン等がある。共通に構成糖を含むものもあるが，結合様式によりヒト消化酵素では分解されない多糖が多い。ヒトの唾液や膵液中にはデンプンの消化酵素であるアミラーゼが含まれ，小腸上皮細胞膜にはマルターゼ等が存在し，グルコースにまで分解されてNa^+依存性グルコース輸送体（sodium/glucose cotransporter：SGLT）により上皮細胞内に取り込まれる。一方，デンプン以外の多糖は，ヒトを含む脊椎動物の消化酵素ではほとんど分解されない。難消化性の多糖あるいはオリゴ糖は，小腸を通過して大腸に到達して一部（主に水溶性多糖やオリゴ糖）は腸内細菌が分泌する酵素により単糖や二・三糖にまで低分子化され，細菌の膜輸送体を介して菌体内に取り込まれ（吸収され），エネルギー源として利用される。消化管，特に大腸の内腔は嫌気度が高く，菌体内に取り込まれた糖類は嫌気的に代謝（発酵）され，代謝産物である有機酸や短鎖脂肪酸（short-chain fatty acid：SCFA）を菌体外に放出する。これを腸上皮細胞がNa^+依存性モノカルボン酸輸送体（sodium-dependent monocarboxylate transporater：SMCT）を介して細胞内に取り込み（吸収し），一部は腸上皮細胞内で消費され，残りは基底側のH^+依存性モノカルボン酸輸送体（monocarboxylate transporter：MCT）を介して体内に放出され，門脈血に移行する。腸上皮細胞内あるいは宿主体内では酸素が供給されており，これらの有機酸やSCFAは通常の好気的代謝経路により，水と二酸化炭素にまで分解され，エネルギー供給源となる。このように，食物糖質成分の資化において宿主と腸内細菌の間に効率のよい役割分担と共生システムが成立している[5]。すなわち，食物として摂取された多糖やオリゴ糖のなかで，宿主の消化酵素で構成糖のグルコースまで分解されるものは小腸で吸収されて利用され，一方，消化されないものは大腸まで輸送され，腸内細菌の消化酵素による消化と嫌気代謝により細菌のエネルギー源として利用されると同時に，細菌の代謝産物である有機酸やSCFAは大腸で吸収・利用される。

4. 腸内細菌と宿主との複雑な関係

　腸内細菌を含め，生体表面や管腔内に常在する細菌は健常人に対しては通常病原性を発揮しない．腸管等に常在する細菌は一般に病原性が低く，宿主粘膜上皮のバリア機能や免疫系により適切に処理されており，細菌の増殖や活動と宿主の生理との間で絶妙なバランスによって恒常性が保たれているものと考えられる．これにより，腸管という半閉鎖系において，宿主からは水分や栄養，温度環境等が腸内細菌に提供され，一方，細菌からは多様な代謝産物や高分子成分が宿主側に提供される，という相利共生（mutualism）が構築されている．糖の嫌気的代謝産物である有機酸やSCFAは，腸管から膜輸送体を介して吸収され，宿主細胞の栄養源として好気的に代謝されることは古くから知られていたが，近年の研究により，SCFAが特定の受容体タンパク質に結合してリガンド活性を持つこと[6,7]や，特定の酵素タンパク質に結合して酵素活性阻害作用を示すこと[8-10]等，多様な生理作用を示すことが明らかになってきた．さらに細菌細胞壁成分や菌体外多糖（extracellular polysaccharides：EPS）等の細胞外高分子物質（extracellular polymeric substances：同じくEPSと略される）などに対する受容体タンパク質が腸上皮細胞に発現することも報告され[11-13]，宿主免疫系との相互作用が明らかにされつつある．宿主腸管から管腔内に分泌される抗菌ペプチド，IgA抗体やムチン等のタンパク質による腸内細菌の増殖や定着の制御等も含め，宿主と腸内細菌の間で双方向での多様な相互作用が存在する．それに加えて，腸内細菌叢を形成する多様な細菌間での競合や共生の関係も存在し，宿主と腸内細菌叢は高次で複雑な生態系を形成している．このような複雑な関係のなかから本書で取り上げられている宿主と腸内細菌との相互作用の概観を図序-1に示す．

　腸管上皮の管腔側表面は，腸上皮細胞頂端側の膜糖タンパク質や膜糖脂質によって形成される糖衣（glycocalyx）や杯細胞から分泌されるムチン等により，水分子を包含した粘液層（ムチン層）により覆われている．ムチン層は粘液状

4. 腸内細菌と宿主との複雑な関係　5

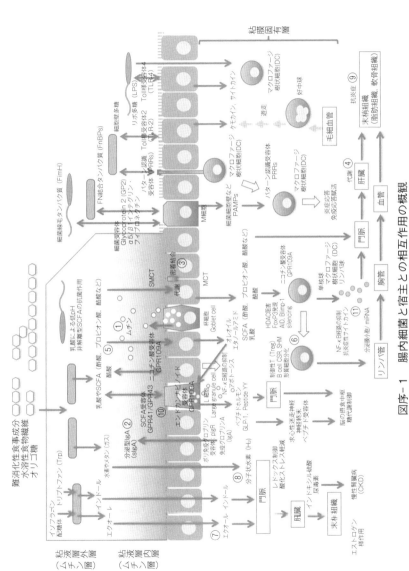

図序-1　腸内細菌と宿主との相互作用の概観
①から⑪は本書での関連する章の番号を示す。

表序-1　腸内細菌の菌体成分と宿主細胞の受容体

腸内細菌菌体成分	宿主細胞の受容体	受容体発現細胞	宿主細胞への作用
(1) 病原体関連分子パターン Pathogen-associated molecular patterns (PAMPs) 細胞壁多糖・リポ多糖，ペプチドグリカン，菌体外高分子物質 (EPS) など	パターン認識受容体 Pattern recognition receptors (PRRs) Toll様受容体 (TLRs)，NOD様受容体 (NLRs)，デクチン1，など	腸上皮細胞 マクロファージ 樹状細胞	腸上皮細胞からケモカイン，サイトカインの分泌誘導 マクロファージ，樹状細胞から炎症性サイトカインの分泌誘導
(2) フィブロネクチン結合タンパク質 Fibronectin-binding protein (FNBPs) 黄色ブドウ球菌で最初に見つかった細胞壁表層タンパク質，その後，Lactobacillus 属などグラム陽性腸内細菌を含む多くの細菌でホモログが同定されている	フィブロネクチン ($α5/β1$インテグリンを介して腸上皮細胞に結合) フィブロネクチンもインテグリンも通常は上皮細胞側底側細胞膜・細胞外マトリックスに存在するが，腸上皮のM細胞では頂端側にも存在することが知られている	腸パイエル板の上皮に散在するM細胞	M細胞による多様な細菌の取込みと体内への経細胞輸送誘導（樹状細胞への細菌の受け渡し）
(3) グラム陰性細菌のI型線毛 E. coli や Salmonella enterica など一部のグラム陰性細菌の線毛（繊維状のタンパク質重合物）	グリコプロテイン2 (GP2) 膵臓の腺房細胞の分泌顆粒内で最初に見つかったGPI-アンカー型膜表在タンパク質で，その後M細胞でも同定された	小腸パイエル板および盲腸や結腸のリンパ節の上皮に散在するM細胞	M細胞によるグラム陰性細菌の取込みと体内への経細胞輸送誘導（樹状細胞への細菌の受け渡し）

表序-2　腸内細菌代謝産物と宿主細胞の受容体および輸送体

腸内細菌代謝成分	宿主細胞の受容体および輸送体	受容体／輸送体発現細胞	宿主細胞への作用
(1) 短鎖脂肪酸 (SCFA) (酢酸，プロピオン酸，酪酸)	Gタンパク質共役受容体 (GPRs) GPR41：主にプロピオン酸と酪酸 GPR43：主に酢酸とプロピオン酸	腸上皮L細胞（頂端側），交換神経細胞 腸上皮L細胞（頂端側），脂肪細胞，好中球	L細胞からのGLP-1, Peptide YYの分泌誘導 L細胞からのGLP-1, Peptide YYの分泌誘導 脂肪細胞：脂肪蓄積抑制 好中球：炎症応答抑制
(2) 酪酸	GPR109A：本来はニコチン酸（ナイアシン）受容体であるが，低親和性で酪酸も受容する。生理的血中濃度領域で$β$-ヒドロキシ酪酸を受容する	脂肪細胞，好中球，マクロファージ，腸上皮細胞（頂端側）	大腸癌細胞にアポトーシスを誘導 腸上皮細胞でのLPS刺激によるNF-$κ$B経路の活性化を抑制
(3) SCFA，ピルビン酸，乳酸	Na^+依存性モノカルボン酸輸送体 (SMCT) H^+依存性モノカルボン酸共輸送体 (MCT)	腸上皮細胞（頂端側）マウスでは遠位小腸と盲腸，結腸で発現 腸上皮細胞（側底側）マウスでは盲腸で高発現，結腸で発現	モノカルボン酸の腸管管腔内から腸上皮細胞への取込み モノカルボン酸の腸上皮細胞から基底側（粘膜固有層側）への放出

表序-3　腸内細菌代謝産物とその他の標的分子

腸内細菌代謝成分（機能分子）	機能と宿主標的分子	標的細胞・組織	宿主への生理作用
(1) 酪酸	ヒストン脱アセチル化酵素（HDAC）の阻害　遺伝子プロモーター領域などでのヒストンのアセチル化はクロマチン構造を緩め転写を正に制御	HDACはユビキタスに発現する酵素であり、細胞内の酪酸濃度が一定以上になる場合に多様な細胞で機能すると考えられる	腸管のTリンパ球での転写因子Foxp3の発現を亢進し制御性T細胞への分化誘導を促進、Bリンパ球でのmiRNA-155の発現を亢進しシチジン脱アミノ化酵素の発現を抑制する（免疫グロブリンクラススイッチや体細胞突然変異を抑制）　アレルギー性、自己免疫性疾患における炎症や免疫応答を抑制
(2) 分子状水素（H_2）	還元作用、抗酸化作用、α-トコフェロールなどの他の抗酸化化合物の再生	血液中、脂肪組織（H_2は非極性であり脂質に溶存しやすい）	生体内レドックス（酸化還元）制御による酸化ストレスの軽減
(3) エクオール	エストロゲン受容体β（ERβ）に結合し、エストロゲン様作用、抗エストロゲン作用（部分的アゴニスト様作用）を示す。また、テストステロン活性化酵素の阻害や活性化テストステロンと結合して受容体への結合を阻害し、抗アンドロゲン作用を示す	エストロゲン受容体αは主に女性の生殖関連組織に分布するが、エストロゲン受容体βは性別には依存せず、また多様な組織で発現している。アンドロゲン受容体は精巣、前立腺、精嚢、脳、下垂体、汗腺、毛嚢などで発現している	エストロゲン様および抗エストロゲン作用については、骨粗鬆症、更年期障害、乳癌、との関連が報告されており抑制効果が期待されている　抗アンドロゲン作用については、前立腺肥大、前立腺癌、脱毛との関連が報告されており、抑制効果が期待されている

で流動性が低く，物理的障壁として腸上皮を保護しており，宿主が栄養素を消化・吸収する小腸では薄く，多くの腸内細菌が常在する大腸では厚く形成されている。腸内細菌の代謝産物はムチン層に保持されている水のなかを単純拡散により腸上皮細胞表面に到達し，膜輸送体を介して細胞内に取り込まれ，一部はさらに門脈血中に移行して，肝臓を経て全身に運ばれる。多くは腸上皮細胞と肝細胞で代謝されてエネルギー源として利用されるが，いくつかの代謝産物については，細胞表面の受容体分子にリガンドとして作用し，また細胞内での標的分子に結合して生理作用を示すことが明らかにされている。一方，菌体や菌体構成成分，EPS等の微粒子や高分子はムチン層を拡散しにくく，ムチン層が薄い領域，あるいは飢餓や疾患，傷害等により薄くなった領域で腸上皮細胞

や管腔内まで突起を伸ばした樹状細胞と物理的に接触して，細胞の膜受容体を介してリガンド作用を発揮する．腸内細菌と宿主との生理的相互作用に関連する分子群の概要を表序-1～3にまとめた．

5. ヒトの腸内細菌叢

　ヒトの腸内細菌叢の研究の歴史は古く，1950年代に腸内細菌群を嫌気的条件で包括的に培養する方法が開発されたことに端を発し，腸内細菌学という新たな学問体系が確立された．詳しくは，わが国腸内細菌学の創始者である光岡による総説[14]を参照されたい．食物中やヒトの口腔内には相当数の細菌（生菌）が存在するが，胃内の低pHに保持されて粥状の半流動物（Chyme）として小腸に押し出されるまでに，大半が死滅する．小腸管腔内では膵液等により中性pHに戻り，大腸ほどではないが相当数の細菌が生息している．培養法により，管腔内容物1 g中に，十二指腸と空腸では10^3～10^4個程度，回腸では急激に増加して10^7～10^8個程度の細菌が検出される．大腸ではさらに4桁上がって10^{11}～10^{12}個程度の細菌が検出される[5]．近年のDNA塩基配列決定およびデータ解析技術の急速な進歩により，分離培養した単一種の細菌ではなく，集団としての細菌から抽出した全細菌ゲノムDNAの配列をまとめて決定し解析（メタゲノム解析）することで，細菌叢を構成する菌の種類や数，さらに機能的特徴を推定することが可能となってきた．ヒトの場合は腸管内容物を多くの個体から得ることは難しいため，排泄された糞便中の細菌叢を解析することにより結腸内の細菌叢を構成する菌種の分類が進められている[15]．腸管腔内常在菌は腸管粘膜上皮やムチン層と相互作用して定着と解離の動的平衡にあるものと推測され，また，メタゲノム解析では死菌のDNAも含まれるため，糞便中の細菌メタゲノム解析の結果は，大腸管腔内での生菌に関する情報を必ずしも正確には反映していないことを念頭に置く必要がある．

6. ヒト腸内細菌叢と食事因子

　ヒト糞便中の細菌メタゲノム解析研究は，急速に進んで多くの研究論文が報告されているが，ここでは先駆的な基盤研究と思われるいくつかの研究例を紹介する。

　EU（デンマーク，フランス，イタリア，スペイン）から22検体，アメリカから4検体，日本から13検体，合計39検体の個人糞便の細菌メタゲノム解析データを用いてヒト腸内細菌叢を調べ，優勢な細菌群やそれらの存在割合に基づく腸内細菌叢の類型が提案されている[16]。糞便検体を提供した被験者は多様であり，健常人に加え，糖尿病やクローン病の患者，肥満者や高齢者なども含まれている。乳児の糞便検体のデータは，不安定で特異的であるという理由で一部の解析からは除外されている。分類学上の門のレベルでの優勢な細菌群とその存在割合が推定されている。優勢な細菌門の上位5つについて概要を表序-4に示した。さらに3つの属に分類される細菌の数と優勢度の特徴によって33検体の腸内細菌叢が3つの型に分類できることが示された（表序-5）。この属のレベルでの細菌の存在数と割合による類型分け（腸内細菌叢型）は，公表されている154検体（アメリカ）の16S rRNA遺伝子（rDNA）配列解析に基づくデータセットや85検体（デンマーク）のメタゲノム解析に基づくデータセットを用いた場合にもよく再現できることから，腸内細菌叢と宿主や食習慣等との関連の研究に有用な指標のひとつとして期待される。

　この論文公表から半年ほど遅れて，アメリカの98人の健常人からの検体の16S rRNA遺伝子（rDNA）配列解析での細菌叢解析に基づく腸内細菌叢と宿主の長期食事パタンに関する調査データとの関連性を示す論文が公表された[17]。上記先行論文を参考に2つの属に着目して解析し，*Bacteroides*属が優勢な1型は，動物性のタンパク質と脂肪の摂取が日常的に多い食事パタンと，一方，*Prevotella*属が優勢な2型は，炭水化物の摂取が多い食事パタンと関連することが示された。2型の傾向は，菜食主義者でより顕著にみられている。さらに

表序-4 糞便細菌のメタゲノム解析により推定される数のうえで優勢なヒト腸内細菌群（門のレベル）*

数のうえで優勢な細菌（門のレベル）		糞便中の推定存在比 33人の平均値（%）（最小値〜最大値）	各門に分類される細菌
Firmicutes門	グラム陽性細菌群。バクテロイデス門とともにヒトの腸内において菌数，菌種数が最も多い	38.8（19.8〜65.6）	*Faecalibacterium*属 Lachnospiraceae科（属未同定）*Roseburia*属 *Ruminococcus*属
Bacteroidetes門	グラム陰性細菌群。ファーミキューテス門とともにヒトの腸内において菌数，菌種数が最も多い	27.8（0.1〜64.9）	*Bacteroides*属 *Prevotella*属 *Alistipes*属
Actinobacteria門	グラム陽性細菌群。ゲノムDNAのGC含量が高いグラム陽性細菌。「ビフィズス菌」や「放線菌」と総称される菌群もこの門に含まれる	8.2（1.1〜32.5）	*Bifidobacterium*属 *Collinsell*属
Proteobacteria門	グラム陰性細菌群。数多くの菌種からなる。代謝や生態も多様で，病原性細菌など臨床医学的に重要な菌が含まれる	2.1（0.2〜21.2）	*Escherichia*（大腸菌）属
Verrucomicrobia門	グラム陰性細菌群。海水，淡水，土壌の細菌や動物や原生生物の共生細菌など，多様な種が含まれる	1.3（0.0〜8.8）	*Akkermansia*属

*：33人のヒト（デンマーク，スペイン，イタリア，フランス，日本，アメリカ）糞便中の細菌メタゲノム解析：文献[16]より引用。

無作為に抽出された10人の被験者に対する高脂肪/低食物繊維と低脂肪/高食物繊維の食事を10日間摂取する介入試験が行われ，腸内細菌叢の経時的変動が解析された。食事介入開始後，1日目ですでに細菌叢の変動が検出されているが，腸内細菌叢の型を変えるほどの大きな変動は，10日間の介入の後も観察さ

表序-5　糞便細菌における3つの属の存在割合に基づくヒト腸内細菌叢の型（enterotype）[*1]

腸内細菌叢の型（enterotype）	3つの属（Bacteroides, Prevotella, Ruminococcus）のうち優勢な属	各enterotypeの特徴
1型（8/33人）	Bacteroides属　菌数は他の2つの型の3〜4倍程度	この型ではClostridium属とParabacteroides属も優勢な属として高頻度に同定されることがある。これらの属の細菌は、発酵により主として糖とタンパク質からエネルギーを獲得している。幅広い糖分解能を持ち、ガラクトシダーゼ、ヘキソサミニダーゼ、プロテアーゼに加え、解糖系とペントースリン酸経路の酵素の遺伝子が多く同定される。リボフラビン（ビタミンB$_2$）、パントテン酸、アスコルビン酸の合成系遺伝子群が多く同定される。別の研究により動物性の食品を多く摂取する食習慣との関連性が示された[*2]。
2型（6/33人）	Prevotella属　他の2つの型ではこの属の菌数は極めて少ない	この型ではDesulfovibrio属も優勢な属として高頻度に同定される。この属の細菌はPrevotella属細菌とともに相乗的に腸管の粘膜層のムチン糖タンパク質を資化する。Prevotella属はムチン分解細菌であり、Desulfovibrio属は脱硫酸作用により分解を加速すると考えられる。チアミン（ビタミンB$_1$）、葉酸の合成系遺伝子群が多く同定される。別の研究により菜食主義を含む植物性の食品を多く摂取する食習慣との関連性が示された[*2]。
3型（19/33人）	Ruminococcus属　他の2つの属に比べて菌数は1桁少ない	最も頻度が高い型で、Akkermansia属とMethanobrevibacter属も多く同定されることがある。Ruminococcus属とAkkermansia属はムチン糖タンパク質を分解できる種から構成されている。糖を取り込む膜輸送体遺伝子が濃縮されており、ムチン糖タンパク質に結合し分解して単糖、オリゴ糖を菌体内に取り込む能力を持つ。

[*1]：文献[16]より引用．　[*2]：文献[17]より引用．

れていない。食事パタンの変化による宿主側から腸内細菌叢への作用の変化等の間接的な影響も含め、腸内細菌叢の変動には複雑な因子の長期的な作用が関与していることを示唆している。その後、別のグループにより同様の短期間での食事介入試験が行われ、高脂肪/低食物繊維の食事により胆汁酸に抵抗性を持つ細菌が属のレベルで増加し、一方、低脂肪/高食物繊維の食事では植物性多糖の分解活性が高い細菌の増加が観察されている[18]。

表序-6 ヒト糞便細菌のメタゲノム解析により推定される数のうえで優勢な腸内細菌群（属のレベルのトップ10[*]）

優勢順位	ヒト腸内細菌叢での数のうえで優勢な属	上位分類（門）・グラム染色陽性・陰性	属内の細菌の一例およびその特性
1	Bacteroides属	Bacteroidetes グラム陰性	Bacteroides fragilis 腸内細菌叢を構成する常在優勢菌の一種。病原性は低いが，免疫機能感染抵抗力が低下すると日和見感染の原因菌となることもある
2	Escherichia（大腸菌）属	Proteobacteria グラム陰性	Escherichia coli 種内に多くの株があり多くは無害であるが，O157株のような強い病原性を示す株も存在する。腸内では数のうえでは少数派とする報告も多いが，この研究ではBacteroides属に次ぐ優勢な属と報告されている
3	Prevotella属	Bacteroidetes グラム陰性	Prevotella copri ヒト腸内Prevottella属の主要な細菌のひとつ。日本人の便から分離同定された。難消化性多糖の分解能が高い。糖を代謝してコハク酸や酢酸を生成する
4	Clostridium属	Firmicutes グラム陽性	Clostridium butyricum 酪酸菌の一種で，多糖を嫌気的に代謝（発酵）して酪酸を生成する
5	Klebsiella属	Proteobacteria グラム陰性	Klebsiella pneumoniae 腸管および口腔の常在菌で腸管内では通常は無害。気道，尿道など腸管外に移行すると，特に免疫機能が低下している場合には肺炎などの呼吸器感染症や尿路感染症を引き起こす
6	Bifidobacterium属	Actinobacteria グラム陽性	Bifidobacterium longum B. infantis, B. breveとともに乳児の優勢な腸内細菌。乳幼児から高齢者まで高い頻度で検出される腸内細菌のひとつ。乳幼児と高齢者では種のレベルでは異なる
7	Ruminococcus属	Firmicutes グラム陽性	Ruminococcus gnavus Ruminococcus属はセルロース分解能力を持ち，その多くは草食動物の消化管に常在するが培養には高い嫌気環境を必要とする。この種はヒト腸の常在菌であるが，腸管内での酸化ストレスへの抵抗性や炎症性腸疾患（inflammatory bowel disease：IBD）との関連性が示唆されている
8	Lactobacillus属	Firmicutes グラム陽性	Lactobacillus acidophilus 乳児の腸管内から分離同定された。成人や動物の腸管内や口腔などにも広く分布する常在菌。糖を嫌気的に代謝して乳酸を生成する。名称のアシドフィルスは酸を好むという意味で，酸性環境に耐性
9	Akkermansia属	Verrucomicrobia グラム陰性	Akkermansia muciniphila 健常なヒトの糞便から分離されたムチンを単一の栄養源として生育できる細菌。肥満や2型糖尿病患者において腸管内での数の減少が報告されている
10	Veillonella属	Firmicutes グラム陽性	Veillonella parvula ヒトの腸管や口腔に常在。グルコースやフルクトースなどの単糖を嫌気代謝できない。他の細菌の糖代謝産物の有機酸を炭素源として生育。主に乳酸を嫌気代謝して酢酸，プロピオン酸，炭酸ガスおよび分子状水素を生成する

[*]：全腸内細菌に占める推定割合の最高値はBacteroides属で80%，Veillonella属で30%程度。文献[18]より引用。

その後，複数のメタゲノム解析でのデータセットを統合して1,267人（デンマークとスペインの760人，中国の368人，アメリカの139人）からの検体を用いた大規模なヒト腸内細菌叢のメタゲノム解析研究が行われた[19]。解析したゲノム上の遺伝子コード領域配列は約1,000万で，質の高いデータであり，腸内細菌の属および種のレベルまでの存在割合の解析がなされている（表序-6）。また，腸内細菌の遺伝子転写産物の網羅的解析（メタトランスクリプトーム解析）で得られたRNA塩基配列は，高い割合でこれらのゲノム遺伝子コード領域配列にマップされることから[18]，メタゲノム解析データは生きて活動している腸内細菌をよく反映しているものと考えられる。国別の検体群間での比較では，デンマークの検体では乳酸菌を含むFirmicutes門が優勢であり，一方，中国の検体ではProteobacteria門が優勢となっている。遺伝子コード領域配列データにおいては，いくつかの栄養素の代謝系にかかわる遺伝子群に両群間で最も顕著な差異がみられており，これは食習慣，おそらくパンと乳製品およびビタミンの摂取量の差異によるものと推定されている。

7. ヒトの腸内細菌叢と宿主の健康

ヒトは雑食の動物である。ブタやネズミと同様に元は草食であった祖先から進化してきたと推測される。脳を発達させたヒトは，野生の動植物の狩猟や採取から農耕による穀物やイモ，マメなどを主食とするようになり，炭素源としてβ-グルカンからα-グルカンへのシフトが起こり，それに伴い消化管の構造も変化して盲腸が顕著に退化した。唾液・膵液の消化酵素により消化され，その消化産物を小腸で吸収し利用できるα-グルカンを手に入れたにもかかわらず，結腸は退化しないで残っており，結腸管腔内に生息する腸内細菌が難消化性糖類を代謝してその生物利用性を向上させたり，ビタミンを合成して供給したりして宿主に恩恵をもたらしている。一方，難消化性糖類主要代謝産物であるSCFAがリガンド活性や酵素阻害活性等のエネルギー源以上の多様な生理作用を持ち，神経系，内分泌系，免疫系等に作用して代謝や生体防御の恒常性に

寄与していることが明らかにされつつある。大腸とそこに生息する腸内細菌は，単に食物からのエネルギー源確保の増強のみならず，宿主の生理的恒常性の維持に対して本質的な役割を担っているものと推測される。腸管は閉鎖系であるため，腸内細菌は消化管上流から流れてくる食物の余り物や宿主の廃棄物にありつくという，宿主に従属的な立場にあり，相利共生とはいえ宿主が主導権を握っている。腸内細菌叢が「忘れ去られた臓器」と指摘されて，すでに10年以上が経過している[19]。臓器のような存在であると考える所以（ゆえん）が科学的根拠とともに示されつつある。食事パタンや食事習慣が健常な心身の維持や病態の改善に関与することは言うまでもないが，その機構の理解を目指して，腸内細菌叢の生態や病態も含めてさらに掘り下げて総合的に研究する必要がある。

文 献

1) Karasov W.H. and Douglas A.E. : Comparative digestive physiology. Compr Physiol 2013 ; 3 ; 741-783.
2) Walter J., Britton R.A. and Roos S. : Host-microbial symbiosis in the vertebrate gastrointestinal tract and the *Lactobacillus reuteri* paradigm. Proc Natl Acad Sci USA 2011 ; 108 ; 4645-4652.
3) D'Argenio V. and Salvatore F. : The role of the gut microbiome in the healthy adult status. Clinica Chimica Acta 2015 ; 451 ; 97-102.
4) Gritz E.C. and Bhandari V. : The human neonatal gut microbiome : a brief review. Front Pediatr 2015 ; 3 ; 17. doi : 10.3389/fped.2015.00017.
5) Sekirov I., Russell S.L., Antunes L.C. and Finlay B.B. : Gut microbiota in health and disease. Physiol Rev 2010 ; 90 ; 859-904.
6) Thangaraju M., Cresci G.A., Liu K. et al. : GPR109A is a G-protein-coupled receptor for the bacterial fermentation product butyrate and functions as a tumor suppressor in colon. Cancer Res 2009 ; 69 ; 2826-2832.
7) Kimura I., Inoue D., Maeda T., et al. : Short-chain fatty acids and ketones directly regulate sympa- thetic nervous system via G protein-coupled receptor 41 (GPR41). Proc Natl Acad Sci USA 2011 ; 108 ; 8030-8035.

8) Davie J.R.: Inhibition of histone deacetylase activity by butyrate. J Nutr 2003; 133; 2485S-2493S.
9) Furusawa Y., Obata Y., Fukuda S., et al.: Commensal microbe-derived butyrate induces the differentiation of colonic regulatory T cells. Nature 2013; 504; 446-450.
10) Arpaia N., Campbell C., Fan X. et al.: Metabolites produced by commensal bacteria promote peripheral regulatory T-cell generation. Nature 2013; 504; 451-455.
11) Tyrer P., Foxwell A.R., Cripps A.W. et al.: Microbial pattern recognition receptors mediate M-cell uptake of a gram-negative bacterium. Infect Immun 2006; 74; 625-631.
12) Furrie E., Macfarlane S. and Thomson G.: Toll-like receptors-2, -3 and -4 expression patterns on human colon and their regulation by mucosal-associated bacteria. Immunology 2005; 115; 565-74.
13) Hajishengallis G. and Lambris J.D.: Microbial manipulation of receptor crosstalk in innate immunity. Nat Rev Immunol 2011; 11; 187-200.
14) 光岡知足:ヒトフローラ研究 —現在と将来. 腸内細菌学雑誌 2005; 19; 179-192.
15) 平山和宏:ヒトの腸内菌の分類に関する総論. 腸内細菌学雑誌 2016; 30; 5-15.
16) Arumugam M., Raes J., Pelletier E. et al.: Enterotypes of the human gut microbiome. Nature 2011; 473; 174-180.
17) Wu G.D., Chen J., Hoffmann C. et al.: Linking long-term dietary patterns with gut microbial enterotypes. Science 2011; 334; 105-108.
18) David L.A., Maurice C.F. and Carmody R.N.: Diet rapidly and reproducibly alters the human gut microbiome. Nature 2014; 505; 559-563.
19) O'Hara A.M. and Shanahan F.: The gut flora as a forgotten organ. EMBO Rep 2006; 7; 688-693.

第1編

境界組織における
クロストーク

第1章　宿主―腸内細菌の相利共生関係を支えるムチン
　　　　　　　　　　　　　　　　　　　　　　（森田達也）
第2章　腸粘膜組織における生理的炎症
　　　　―オリゴ糖摂取時の腸管IgA分泌応答に関連して
　　　　　　　　　　　　　　　　　　（源田知美・森田達也）
第3章　食物繊維による腸管タイトジャンクションバリアへの作用
　　　　　　　　　　　　　　　　　　　　　　（鈴木卓弥）

　第1編では，境界組織におけるクロストークを取り上げた。腸管粘膜は表皮と同様に外界との接点に位置しており，機械的・化学的刺激や無数の外来抗原，細菌等の異物に曝されている。そのため，腸管粘膜は物理的・化学的および免疫学的バリアによって保護されている。物理的バリアには腸上皮を覆うムチン層と上皮細胞の接着装置であるタイトジャンクション（TJ）がある。大腸上皮は上下2層に分かれ，下層は強固なゲル層を形成し細菌の接着を妨げているが，管腔内に拡散している上層のムチンは腸内細菌の栄養因子となる。また，腸管の粘膜固有層から管腔内に分泌されるIgAは，ムチン層に留まることで共役的に細菌，ウイルス，食事抗原等の侵入を阻止する強力な免疫学的バリアである。
　第1章では，内因性食物繊維としてのムチンが大腸での短鎖脂肪酸（SCFA）産生に貢献する割合を重視する著者が，「ムチンを介した宿主と腸内細菌の相利共生関係」の意義を提案し，ムチン摂取時のSCFA産生量を解析した結果を

紹介するとともに，ムチン糖鎖末端の硫酸化糖capping比率が腸内細菌による資化性に及ぼす影響，各ムチン構成糖の腸内細菌による特異的発酵代謝経路についても言及している。

腸管は全末梢リンパ球の約60％が集積した最大の免疫器官であり，常に軽微な炎症（生理的炎症）が引き起こされた状態であると言える。第2章では，難消化性オリゴ糖を摂取した時に認められる腸管IgA分泌応答について，著者らはその短期摂取と腸内細菌の適応が完了した長期摂取に分けて，腸粘膜固有層のIgA形質細胞やIgAの経細胞輸送にかかわるポリイムノグロブリン受容体（pIgR）の動態を，発酵代謝産物，腸内細菌叢および腸管透過性等の観点から分子生物学的手法を交え，詳細，かつ慎重に解析した結果を紹介している。またそれ以外にも，フラクトオリゴ糖（FOS）摂取初期に観察される腸管IgA分泌促進作用は，dysfermentation → disbiosisに端を発した腸上皮ムチン層の崩壊により惹起された粘膜炎症に起因すると推定している。

腸管バリア機能の低下が肥満，糖尿病等の代謝疾患を惹起する要因のひとつであることに疑いの余地はない。従来の研究は，腸管腔内からのリポ多糖（LPS）の流入とこれを阻止するTJの役割を中心に展開されてきた。第3章において著者が議論しているように，酪酸がTJ関連タンパク質の発現を上方修正したとする報告は多い。酪酸が大腸上皮細胞の酸素消費量を増すことで誘導される低酸素状態は，HIF-1（hypoxia-inducible factor）の安定化を介して，その下流域のTJ関連タンパク質の発現を高めるとされる。酪酸はヒストン脱アセチル化酵素阻害により癌細胞にアポトーシスを誘導するが，これは正常な大腸上皮細胞でも起こりうる。このため上皮細胞は酪酸を優先的に利用しているかのようである。大腸上皮のホメオスタシスを鑑みた時，一連の議論に飛躍があるとは思われない。さらに著者は，大腸代謝産物であるアンモニアやタンパク性腐敗化合物の濃度上昇が慢性腎障害の進展に関与することから，これら代謝産物のTJに対する影響とこれを予防する発酵性食物繊維の役割を，SCFA産生と腸内細菌叢の修飾を軸に議論している。

（森田達也）

第1章　宿主―腸内細菌の相利共生関係を支えるムチン

森田達也[*]

1. はじめに

　腸管の杯細胞から分泌されるムチンは高分子糖タンパク質であり，腸上皮を覆う非特異的バリアを形成することで，上皮への物理的刺激や微生物感染を防ぐ役割を持つが，近年ではこれらの古典的役割に加え，約40兆個と言われる腸内細菌と宿主との共生を支える因子としても注目されている[1]。ムチンは高密度に糖鎖化されており小腸では難消化性であるが，大腸では腸内細菌の生息環境を提供すると同時に発酵基質としても利用される。消化管ムチンはヒトやブタ，ラットにおいても，種を問わず糖とタンパク質の比がおよそ4：1であり，発酵基質としての炭水化物（C）/窒素（N）比としては好都合である[2]。事実，食物繊維を含まない成分栄養剤を摂取したラットでも，盲腸には常に40 mM前後の短鎖脂肪酸（short-chain fatty acid：SCFA）が検出される。また，筆者らは食物繊維の物性と小腸杯細胞応答との関連性解析の一環で（『ルミナコイド研究のフロンティア』建帛社，2010年を参照されたい），消化管腔内で嵩効果のみを持つモデル素材として発泡スチロール粉末をラットに摂取させたところ，小腸杯細胞数は対照の1.5倍に増加し，全小腸管腔内のムチン量も同程度の増加を示した。この時，盲腸内容物のSCFA濃度は対照に比べ有意に増加し，特に酪酸濃度は100％の増加を示していた[3]。つまり，盲腸へのムチン流入量の増加は効果的にSCFA濃度を高めたと考えられる。

　Stephenらは回腸末端から回収されるヘキソサミン量から，ヒトでは絶食下でも1日当たり3～5gのムチンが大腸に流入すると推定している[4]。現在の

---

[*] 静岡大学学術院農学領域応用生命科学系列

20　第1章　宿主―腸内細菌の相利共生関係を支えるムチン

ところ，大腸で分泌されるムチン量に関する情報はないが，わが国における食物繊維の摂取量が12 g/日前後であることを勘案すれば，内因性食物繊維としてのムチンが大腸でのSCFA産生に貢献する割合は無視できないと考えられる。本章では，主にブタ胃粘膜ムチン，ラット消化管ムチンを用いて，ムチン摂取が大腸SCFA量およびSCFAパタン，さらに腸内細菌叢に及ぼす影響をムチン糖鎖から解析した結果を紹介する。あたかも，「宿主はムチンを内因性食物繊維として腸内細菌に供給することで増殖・代謝を促し，一方，腸内細菌は発酵産物として大腸上皮細胞のエネルギー源であるSCFAを供給する相利共生関係」が成立しているかのようである。

2．ムチン糖鎖とムシナーゼ(ムチン分解)活性

腸管杯細胞から分泌されるムチン（主にMuc 2）は巨大糖タンパク質で，そのモノマーは約2.5 MDaと推定されており，さらに重合（di-sulfide 結合）することで100 MDaにも達すると報告されている[5]。図1-1に示すように，ムチンはセ

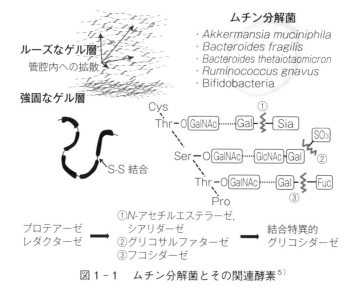

図1-1　ムチン分解菌とその関連酵素[5]

2. ムチン糖鎖とムシナーゼ（ムチン分解）活性

リン，トレオニン，プロリンを主体としたアミノ酸の繰り返しドメインから構成されるコアタンパク質にN-アセチルガラクトサミン（N-acetylgalactosamine：GalNAc），N-アセチルグルコサミン（N-acetylglucosamine：GlcNAc），ガラクトース（galactose：Gal），フコース（fucose：Fuc），シアル酸（sialic acid：Sia）が10個前後の糖鎖として結合したもので，糖鎖末端にはFuc，Siaあるいは硫酸化糖を配している。また，いずれの糖鎖もコア部分にGalNAcを持ち，セリンまたはトレオニンの水酸基とO-グリコシド結合している。ヒト消化管では，現在20種を超えるムチン分子種が報告されているが，分泌型ムチンでは量的にMuc 2（腸管）やMuc 5 AC（胃）の占める割合が高い。腸上皮に分泌されたMuc 2ムチンは，膨潤して3,000倍以上の体積となり，三次元の網目構造を取っている。大腸上皮のムチンは2層に分かれ，下層は明確な網目構造が重なり合った強固なゲル層を形成するが，上層では宿主および細菌のプロテアーゼやレダクターゼによってムチンは管腔内に拡散し，ルーズなゲル層へと移行する[5]。この上層のムチンは，小腸から流入するムチンとともに腸内細菌の発酵基質となる。

腸内細菌によるムチン糖鎖の分解は，通常，シアリダーゼ（シアル酸アセチルエステラーゼを含む），グリコサルファターゼおよびフコシダーゼにより糖鎖末端から進行し，その後，結合特異的なグリコシダーゼ（ガラクトシダーゼ，ヘキソサミニダーゼなど）によって単糖を遊離する。ムチン糖鎖分解に関連する一連の酵素を複数あるいはすべてを備えている"ムチン分解菌"には，*Akkermansia muciniphila*, *Bacteroides fragilis*, *Bacteroides thetaiotaomicron*, *Ruminococcus gnavus*, *Bifidobacterium bifidum*などが知られているが[6]，サルファターゼはムチン糖鎖分解の律速になると考えられている[7]。

図1-2はラットの盲腸内容物からムチン画分を調製し，これを基質にラット新鮮便を酵素源とした時のムシナーゼ活性を測定した結果を示している。ムチンは対照飼料，6％フルクトオリゴ糖（fructooligosaccharide：FOS）添加飼料または抗生剤添加飼料を摂取させたラットから調製した。対照飼料では腸内細菌によるムチン糖鎖の分解が進むため，ムチン画分当たりのO-結合性糖鎖

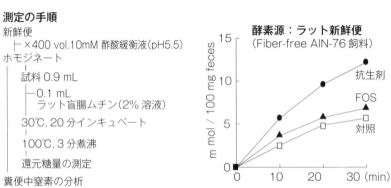

ムチンの糖鎖組成	ラット		
	対照	FOS	抗生剤
O-結合性糖鎖当量(nmol/mg)	50	95	425
硫酸根(nmol/mg)(capping比率,%)	40(80%)	50(53%)	26(6%)
シアル酸(nmol/mg)(capping比率,%)	12(24%)	23(24%)	201(47%)
糖鎖末端(capping比率,%)	>100%	77%	53%

図1-2 ラット盲腸から調製した各ムチン画分のムシナーゼ基質としての評価
ムシナーゼ活性は,$n=3$の平均値を示す。

当量は低い値を示すが,抗生剤飼料では腸内細菌の活動が抑制されるため高値を維持している。一方,FOS飼料では極端な乳酸発酵によるpH低下とディスバイオーシス(dysbiosis)によりムチン糖鎖の分解は部分的に抑制され[8],O-結合性糖鎖当量は中間値を示していた。ムシナーゼ活性(反応液中に遊離した還元糖量)は,反応に用いた基質が抗生剤飼料>FOS飼料>対照飼料の順に高く,それらの活性はムチン糖鎖末端がシアル酸よりも硫酸化糖でキャップされる割合と逆相関しており,従来の人工基質を用いた時の知見を再現していた[7]。サルファターゼはムチン糖鎖分解の律速になるのである。

3．ムチンの消化管内動態と*in vivo*での資化性

（1）ムチンの消化管内動態

はじめに述べたように，成分栄養剤を摂取したラットでも盲腸には常に40 mM前後のSCFAが検出される。そこで，消化管部位別に1日当たりのムチン分泌量を測定することで，大腸でのムチン分解量を推定した。図1-3に示すように，正常ラット（$n=24$）に5％セルロース（非発酵性）を含む対照飼料（AIN-76準拠）を10日間摂取させ，半数のラットには蒸留水を，他の半数には抗生物質カクテル（ベンジルペニシリン50 U/mL，ネオマイシン2 mg/mL，セフォペラゾンナトリウム0.5 mg/mL）を飲料水として与えた。さらに，外科的に小

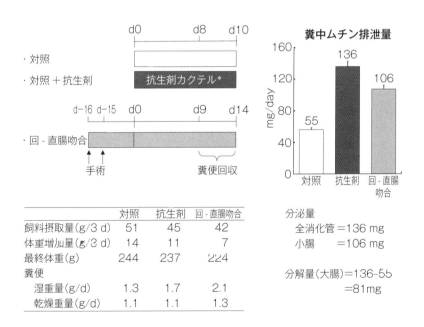

図1-3　ラットにおけるムチンの消化管内動態
平均値±標準誤差（$n=12$）。

腸の末端を直腸に吻合した回-直腸吻合ラット（$n=12$）を設け，対照飼料を蒸留水とともに10日間摂取させた。試験終了直前の3日間糞便を採取し，Komuraらの方法[8]に準じ糞便中に排泄されるムチン量を測定した。抗生剤処置群では，盲腸内容物および糞便に細菌代謝産物（有機酸）は検出されず，消化管内に分泌されたムチンはほぼ完全に回収されたと考えられるので，ラットの消化管には1日当たり136 mgのムチンが分泌されたことになる。一方，回-直腸吻合ラットの糞便は小腸通過物とみなせるので，小腸で分泌されたムチンは106 mgで，両群の差から大腸でのムチン分泌量は30 mgとなる。また，対照群と抗生剤処置群の差から，大腸でのムチン分解量は少なくとも81 mgと推定された。ただし，抗生剤処置群では対照群に比べ，盲腸・結腸部の杯細胞数が10％前後減少することや，これらの組織ではMuc 2 mRNA発現量が半減することから（同様の現象は無菌ラット，マウス[9]でも認められる），実際に大腸で分解されるムチン量は，推定値に比べさらに多いと考えられる。

（2）in vivoにおけるムチンの資化性とSCFA産生量

試験には市販のブタ胃粘膜ムチン（PM）を用い，これを生理食塩水に懸濁してpHを7.5に調節し，濾過後，濾液に終濃度60％になるようエタノールを加え，-30℃で一晩放置して得られた沈殿画分を調製し，これを凍結乾燥したものを試料とした。試験では，対照飼料に0.6％または1.2％ PMを添加した飼料をラットに14日間摂取させた（各群$n=6$，図1-4）。ラットの飼料摂取量を平均18 g/日とすれば，0.6％ PM飼料群のムチン摂取量は108 mg/日となり，先に求めた体重250 gのラット小腸由来ムチン量とほぼ一致する。PMを基質として12日目の新鮮便を用いムシナーゼ活性を測定したところ，飼料中へのPM添加量に応じたムシナーゼ活性の誘導が認められた。解剖時の盲腸内容物ムチン量（O-結合性糖鎖当量）は群間で差がなく，アンモニア濃度にも差がなかったことから，飼料中に添加したムチンは効果的に資化されたと考えられる。この時の盲腸内容物SCFA量は，対照群に比べ1.2％ PM群でおよそ40％の上昇を示し，酪酸に限れば100％の上昇が認められた。これらの結果は，先に筆者らが発泡

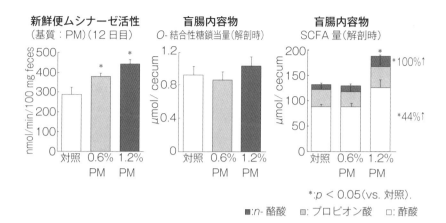

図 1-4　ブタ胃粘膜ムチンの in vivo における資化性と SCFA 産生量
平均値 ± 標準誤差（$n=6$）。*:対照との間に有意差あり（$p<0.05$）。

スチロール粉末をラットに摂取させた時の結果を再現していた。明らかに、ムチンは内因性の食物繊維として腸内細菌に利用され、その結果として SCFA 産生量を高める。

16S rRNA 遺伝子解析の結果（図 1-5-上段）、ムチン摂取時には Firmicutes 門の増加に伴い Bacteroidetes 門が減少し、α-多様性（種の多様性）に差は認められないが、Weighed UniFrac 解析による β-多様性ではムチン添加量に応じた一方向への変化が認められた。科レベルでは酪酸産生菌を多く含む Lachnospiraceae と Erysipelotrichaceae が増加し（図 1-5-下段）、1.2% PM 群では *Allobaculum stercoricanis*（1.6%→7.0%）、*Roseburia faecis*（1.0%→2.0%）の占有率の上昇が認められた。先に示したムチン分解菌を real time PCR で測定した結果、PM 摂取で増加傾向（1.2% PM で対照の 150%）を示したのは *Bacteroides thetaiotaomicron* のみであった（後述の 1.5% PM 飼料では有意な増加が観察された）。また、総菌数は PM 添加量に応じて増加する傾向を示していた。

26 第1章 宿主―腸内細菌の相利共生関係を支えるムチン

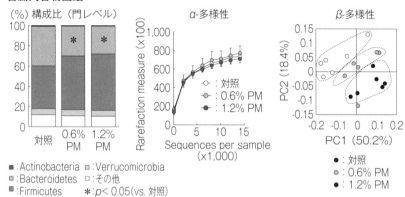

図1-5 ブタ胃粘膜ムチン摂取時の腸内細菌叢の変動
上段：盲腸内容物菌叢の構成比と多様性。
下段：酪酸産生菌の変動。対照群と1.2% PM群の対比を示す。

(3) シアル酸，フコース，N-アセチルグルコサミンの大腸発酵パタン

　上述のように，ムチン摂取はラット盲腸においてSCFA量，なかでも酪酸産生量を高める。そこで，ムチン糖鎖を構成する各単糖をラットに摂取させ，それぞれの糖の発酵パタンを観察した（各群$n=6$，図1-6）。ブタ胃粘膜ムチンの糖組成ではGlcNAcの割合が最も高く36%を占め，次いでGalNAc（27%），Gal（22%），Fuc（13%）の順で，Sia（2%）は最も低い。試験では，これらの単糖のなかで発酵代謝経路が異なると推定されるGlcNAc，FucまたはSiaを対

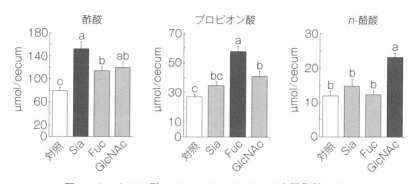

図1-6 シアル酸，フコース，GlcNAcの大腸発酵パタン
平均値±標準誤差（$n=6$）。異なるアルファベットの付いたデータ間には有意差が認められる（$p<0.05$）。

照飼料に1％添加した飼料を調製し14日間ラットに摂取させ，この時の盲腸内容物SCFA量を測定した。飼料摂取量，体重増加量は群間で差がなく，解剖時の盲腸内容物重量は対照群に比べ単糖添加群で有意に高く，内容物pHは単糖添加群で有意に低かった。その結果，この時の盲腸内容物SCFAでは，GlcNAcは酪酸を，Fucはプロピオン酸を特異的に増加させることが明らかになった。また，Siaの摂取では酢酸の上昇が顕著であった。

Englystらはヒト糞便を用い，デンプンの他にペクチン，キシラン，アラビノガラクタン等の食物繊維を構成する多糖の発酵性をバッチ培養で検討したところ，酪酸産生量はデンプンで格段に高かったことを報告している[10]。また，GlcNAcはグルコサミンを経てグルコースに，またはGlcNAc-6P → GlcN-6P経由でフルクトース6-リン酸（フルクトース-6P）に変換され解糖系で代謝されると推定されている[11]。基質供給過剰が生じない限りグルコースは酪酸に代謝されやすいのかもしれない。腸内細菌によるプロピオン酸生成経路にはコハク酸（*Bacteroides*, *Prevotella*, *Veillonella*で優勢），アクリル酸（*Megasphaera* spp., *Coprococcus catus*）およびプロパンジオール経路（*Ruminococcus obeum*, *Roseburia inulinivorans*, *Blautia*）が存在し，フコースやラムノースなどのデオキシ糖はプロパンジオール経路でプロピオン酸を生成しやすいことが報告され

表1-1 占有率上位の20菌種

	対照	Fuc	GlcNAc	Sia
Akkermansia muciniphila	14.7	18.2	1.4	11.2
Acetatifactor muris	6.9	1.2	1.5	1.6
Ruminococcus bromii	6.8	5.8	5.4	4.2
Porphyromonas pogonae	6.6	10.2	11.1	8.0
Blautia faecis	5.2	12.8	8.7	8.5
Parabacteroides goldsteinii	4.3	2.7	2.5	6.5
Hungatella hathewayi	3.7	4.4	8.2	22.3*
Bacteroides acidifaciens	3.6	3.7	2.7	4.4
Bacteroides sartorii	3.2	1.6	3.2	2.7
Intestinimonas butyriciproducens	2.7	1.2	1.1	0.9
Parabacteroides distasonis	2.0	2.7	3.3	2.0
Clostridium clostridioforme	1.9	1.2	1.2	0.4
Clostridium saccharolyticum	1.7	0.7	0.9	0.5
Anaerocolumna xylanovorans	1.6	<0.1	0.7	0.2
Clostridium leptum	1.4	0.7	0.6	0.4
Lactobacillus animalis	1.3	1.6	1.4	0.7
Roseburia faecis	1.3	1.1	2.8*	3.6*
Roseburia intestinalis	1.2	0.9	1.9	0.7
Escherichia fergusonii	1.1	0.2	0.5	0.1
Blautia producta	1.1	1.7	2.1	0.9
Porphyromonas pasteri	1.0	1.5	1.0	0.9
Odoribacter splanchnicus	0.7	0.8	0.9	0.7
Blautia glucerasea	0.6	1.8*	1.0	0.4
Lactobacillus johnsonii	0.6	1.2	1.0	0.6
Allobaculum stercoricanis	0.6	0.8	2.8*	0.4
Barnesiella viscericola	0.6	0.6	1.0*	0.7
Gemmiger formicilis	0.3	1.0	0.2	0.3
Eubacterium tortuosum	0.3	0.6	4.5*	0.6
Anaerobium acetethylicum	0.2	0.1	1.5*	0.1
Clostridium disporicum	<0.1	<0.1	<0.1	0.7

＊：対照との間に有意差あり（$p<0.05$）。

ている[12]。表1-1は盲腸内容物の16S rRNA遺伝子解析の結果から，各群で占有率（構成比）の高い上位20菌種を示している。対照群に比べFuc群ではプロパンジオール経路を持つ*Blautia*属が一様に増加しており，特に*Blautia glucerasea*の増加は有意であった。Sia群では*Hungatella hathewayi*と*Roseburia faecis*が有意な増加を示したが，前者は酢酸産生菌であり[13]，後者は酢酸資化菌でもある[14]。一方，盲腸内酪酸濃度の上昇が顕著であったGlcNAc群では，alternative 経路（acetyl CoA-butyryl CoA transferase）で酪酸を産生する

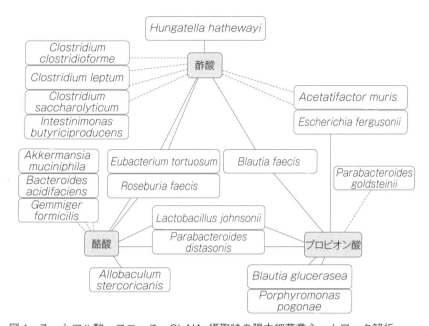

図1-7　シアル酸，フコース，GlcNAc摂取時の腸内細菌叢ネットワーク解析
表1-1に示す占有率上位20菌種を対象に，相関関係Rho >0.35を図示した。実線は正，破線は負の相関を示す。

Roseburia faecis，*Eubacterium tortuosum*の有意な増加が認められた。興味深いことに，フルクトース-6Pからグルコサミン-6Pへの変換経路を欠いており[11]，したがって，その増殖にはGlcNAcが必須である*Akkermansia muciniphila*はGlcNAc群で激減していた。図1-7には占有率上位20菌種を対象にネットワーク解析した結果を示している（相関関係，Rho >0.35を対象とした）。GlcNAc摂取時，*Hungatella hathewayi*，*Blaucia faecis*が放出した酢酸は*Roseburia faecis*，*Eubacterium tortuosum*がクロスフィードすることで酪酸に変換されたと考えられる。また，*Allobaculum stercoricanis*はPM摂取時にも有意な増加が認められた酪酸産生菌であるが，その産生経路については不明である。

4. *Akkermansia muciniphila*を特異的に誘導するエイ由来ムチン

これまでの試験結果から、過去に報告されている食物繊維やオリゴ糖に比べても、発酵基質としてのムチンは効果的に大腸SCFA量を高めることが明らかである。そこで、筆者らは食事成分として利用可能な天然のムチン素材の検索を進めてきた。この過程において、エイの皮および体表の粘質物から調製したムチンには*Akkermansia muciniphila*を特異的に誘導する作用があることを見いだしたので紹介する。

(1) エイムチンの糖鎖構成とムシナーゼ活性

先に検討したムチン糖鎖とラット新鮮便によるムシナーゼ活性の関係から、ムチン糖鎖末端が硫酸化糖によりキャップされている割合（capping比率）が高い場合、ムシナーゼ活性は低くなると考えられる。図1-8には、ブタ胃粘膜ムチンに加え、無菌ラットの糞便から抽出したムチンおよびエイムチンの糖鎖分析結果とムシナーゼ基質としての評価結果を示している。エイムチンは、他のムチンに比べ硫酸化糖によるcapping比率が倍以上に高いことが特徴であり、Sia分子種ではヒト型ムチンと同様にグリコリルシアル酸（NeuGc）をまったく含まない点でブタやラットムチンとは対照的である。また、ブタ胃粘膜ムチンの構成糖に比べ、ラットムチンではSia、エイムチンではGalNAcとFucの割合が高い。予想したとおり、capping比率が高いエイムチンを基質とした時ムシナーゼ活性は、他のムチンに比べ極端に低い値を示した。

(2) *in vivo*におけるエイムチンの資化性と*Akkermansia*誘導能

エイムチンの*in vivo*における資化性を評価するため、試験では、対照飼料に1.5%エイムチン（EM）または1.5%ブタ胃粘膜ムチン（PM）を添加した飼料をラットに14日間摂取させた（$n=6$）。試験期間中の飼料摂取量や体重増加量は群間で差がなく、試験終了時の盲腸内容物重量は対照群（2.7 g）に比べEM

4. Akkermansia muciniphilaを特異的に誘導するエイ由来ムチン

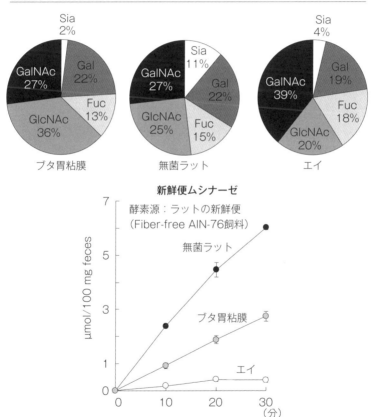

図1-8 ブタ，ラットおよびエイムチンの糖鎖構成とムシナーゼ基質としての評価
ムシナーゼ活性は，$n=3$の平均値を示す。

とPM群でともに25％前後増加し有意に高い値を示していた。一方，O-結合性糖鎖当量として求めた盲腸内容物ムチン含量は，対照群（0.5 μmol/g）とPM群

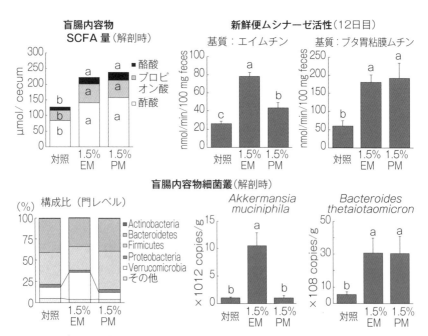

図1-9 ブタ胃粘膜ムチンとエイムチンの in vivo における資化性，SCFA産生量および腸内細菌叢の変動

平均値±標準誤差（$n=6$）。異なるアルファベットの付いたデータ間には有意差が認められる（$p<0.05$）。

（0.5 μmol/g）で差がなく，先の結果と同様にPMは腸内細菌によって効果的に資化されることが確認されたが，EM群（2.3 μmol/g）では対照群の4倍以上のムチン含量を示していた。

図1-9-上段に示すように，EMとPM群の盲腸内容物SCFA量は酢酸，プロピオン酸および酪酸のすべてで対照群に比べ有意に高い値を示したが，対照群に対する増加率でみると，酢酸ではPM群（82%）vs. EM群（63%），プロピオン酸ではPM群（69%）vs. EM群（85%），酪酸ではPM群（137%）vs. EM群（81%）であり，酢酸と酪酸はPM，一方，プロピオン酸はEM摂取による増加効果が特徴的である。先にGlcNAcやFucを摂取させた時，GlcNAcでは酪酸，Fucではプロピオン酸の生成が顕著であったが，PMとEMの発酵パタンもムチン糖鎖構成を一部反映しているようである。PMを基質とした時の新鮮便ムシ

ナーゼ活性は，対照群に比べPM群とEM群で同等の有意な上昇を示したが，EMを基質とした時にはEM群でのみ有意な上昇が認められた。ただし，誘導後のムシナーゼ活性値からも明らかなように，EM基質の活性値はPM基質の半分以下である。また，EM群の盲腸内容物ムチン残存量からもEMの*in vivo*での資化性はPM群に比べかなり低いことがわかる。

16S rRNA遺伝子解析の結果，EM摂取によるα-多様性の変化（低下）は認められなかったが，EM摂取はBacteroidetesとFirmicutes門の圧縮とともにVercomicrobia門の顕著な上昇をもたらした（図1-9-下段）。real-time PCRによる菌数測定でも，EM摂取は対照に比べ*Akkermansia muciniphila*を10倍以上，*Bacteroides thetaiotaomicron*を5倍以上に増加させることが確認された。一方，PM摂取では先の結果と同様に*Bacteroides thetaiotaomicron*のみ増加させた。硫酸化糖による糖鎖末端のcapping比率が高いEMは，腸内細菌による資化性が低い。その一方で，ムチン糖鎖分解の律速となるサルファターゼ活性を強く発現する*Akkermansia*が特異的に誘導されたものと考えられる。

5．おわりに

一連の試験結果から明らかなように，ムチンは内因性の食物繊維として腸内細菌によって利用され，その結果として大腸内のSCFA量を高める。その作用は，過去に報告されている食物繊維やオリゴ糖に比べてもいっそう効果的で，特に酪酸の産生を高める。一定の栄養状態が保証された環境下では（ムチン合成にはモノマー当たり>43,000 ATPを要するし，コアペプチドの構成アミノ酸に占める必須アミノ酸・トレオニンの割合は30％を超えるのである），宿主の腸粘膜から分泌されたムチンは腸内細菌の栄養因子として機能し，腸内細菌はSCFAの放出により上皮細胞にエネルギー供給すると同時に，杯細胞からのムチン分泌を促進する[15]という循環が継続していると考えられる。第2編 第6章において山田らは，潰瘍性大腸炎（UC）患者の糞便中SCFA，特に酪酸濃度は糞便中ムチン量と負の相関を示すことに言及している。UC病態は，ある意味，ムチン

を介した宿主-腸内細菌の相利共生関係の破綻を反映しているのかもしれない。現在，この仮説を検証中である。

　腸内細菌叢の解析が飛躍的に進歩した現在，糖尿病や脂肪肝などの代謝疾患や炎症性腸疾患，さらに自閉症，アルツハイマー病の発症に至るまで，腸内細菌―宿主のクロストークから理解しようとする試みが盛んである。ひとつの端緒として*Akkermancia*の役割が注目されているが，前臨床，臨床試験ともにpros & consが混在しており，結論は出ていないようである[16]。今回，筆者らがEMに見いだした効果は，*Akkermancia*の可能性を評価するためのよいプローブであると考えられる。

文　献

1) Marcobal A., Southwick A.M., Sonnenburg J.L. et al.： A refined palate： bacterial consumption of host glycans in the gut. Glycobiology 2013；23（9）；1038-1046.
2) Morita T., Kasaoka S. and Kiriyama S.： Physiological functions of resistant proteins： proteins and peptides regulating large bowel fermentation of indigestible polysaccharide. J AOAC Int 2004；87（3）；792-796.
3) Tanabe H., Ito H., Morita T. et al.： Dietary indigestible components exert different regional effects on luminal mucin secretion through their bulk-forming property and fermentability. Biosci Biotechnol Biochem 2006；70（5）；1188-1194.
4) Stephen A.M., Haddad A.C. and Phillips S.F.： Passage of carbohydrate into the colon. Direct measurements in humans. Gastroenterology 1983；85（3）；589-595.
5) Hansson G.C. and Johansson M.E.： The inner of the two Muc2mucin-dependent mucus layers in colon is devoid of bacteria. Gut Microbes 2010；1（1）；51-54.
6) Tailford L.E., Crost E.H., Kavanaugh D. et al.： Mucin glycan foraging in the human gut microbiome. Front Genet. 2015；6：81.
7) Corfield A.P., Wagner S.A., Clamp J.R. et al.： Mucin degradation in the human colon： production of sialidase, sialate *O*-acetylesterase, *N*-acetylneuraminate lyase, arylesterase, and glycosulfatase activities by strains of fecal bacteria.

Infect Immun. 1992；60（10）；3971-3978.
8) Komura M., Genda T, Morita T. et al.： A short-term ingestion of fructo-oligosaccharides increases immunoglobulin A and mucin concentrations in the rat cecum, but the effects are attenuated with the prolonged ingestion. Biosci Biotechnol Biochem 2014；78（9）；1592-1602.
9) Kleessen B., Hartmann L. and Blaut M.： Fructans in the diet cause alterations of intestinal mucosal architecture, released mucins and mucosa-associated bifidobacteria in gnotobiotic rats. Br J Nutr 2003；89（5）；597-606.
10) Macfarlane G.T. and Cummings J.H.： The colonic flora, fermentation, and large bowel digestive function. In The Large Intestine – Physiology, Pathophysiology, and Disease, Phillips S.F., Pemberton, J.H. and Shorter R.G.（ed.）, Raven Press, New York, 1991, p51-92.
11) van der Ark K.C.H., Aalvink S., de Vos W.M. et al.： Model-driven design of a minimal medium for *Akkermansia muciniphila* confirms mucus adaptation. Microb Biotechnol. 2018；11（3）；476-485.
12) Reichardt N., Duncan S.H., Flint H.J2. et al.： Phylogenetic distribution of three pathways for propionate production within the human gut microbiota. ISME J 2014；8（6）；1323-1335.
13) Kaur S., Yawar M., Kumar P.A. et al.： *Hungatella effluvii* gen. nov., sp. nov., an obligately anaerobic bacterium isolated from an effluent treatment plant, and reclassification of *Clostridium hathewayi* as Hungatella hathewayi gen. nov., comb. nov. Int J Syst Evol Microbiol 2014；64；710-718.
14) Louis P. and Flint H.J.： Diversity, metabolism and microbial ecology of butyrate-producing bacteria from the human large intestine. FEMS Microbiol Lett 2009；294（1）；1-8.
15) Barcelo A., Claustre J., Moro F. et al.： Mucin secretion is modulated by luminal factors in the isolated vascularly perfused rat colon. Gut 2000；46（2）；218-224.
16) Derrien M., Belzer C. and de Vos W.M.： Akkermansia muciniphila and its role in regulating host functions. Microb Pathog. 2017；106；171-181.

第2章　腸粘膜組織における生理的炎症
―オリゴ糖摂取時の腸管IgA分泌応答に関連して

源田知美[*1]，森田達也[*2]

1. はじめに

　自己を外界から隔離することは，生命体がアイデンティティを保つための必須条件であり，そのためわれわれの体は表皮と粘膜から成るバリアを形成している。なかでも絨毛構造を持つ腸管粘膜はテニスコート1.5面分の面積があり，これは皮膚面積の200倍に相当する。粘膜に沿って並んでいる1層の腸上皮細胞は，栄養素の吸収という生命の維持に不可欠な機能を司る一方で，食事とともに摂取される病原菌やウイルス，さらには40兆個にも及ぶとされる腸内常在細菌の侵入を防ぐというバリア機能の中心を担っている。腸上皮細胞のひとつであるパネート細胞（小腸に限局）から分泌される抗菌ペプチドや，杯細胞から分泌される高粘性の糖タンパク質であるムチンは，腸管においてそれぞれ化学的および物理的バリアを形成している。さらに腸管は，全末梢リンパ球の約60%が集積した最大の免疫器官であり，腸管膜リンパ組織と呼ばれる組織群を構成し，絶えず曝露される外来抗原に対して寛容と防御機構の均衡を保ちながら恒常性を維持している。換言すれば，腸管は常に軽微な炎症（生理的炎症）が引き起こされた状態であると考えられる[1]。腸管免疫系の中心的役割を果たしているのが免疫グロブリンA（immunoglobulin A：IgA）である。腸管へ分泌されたIgAは，腸上皮を覆うムチンと共同して病原体やアレルゲンの侵入阻止，病原体毒素の中和などに働く。

　これまでにも腸管免疫系を調節する食事因子として，乳酸産生菌やフルクトオリゴ糖（fructooligosaccharides：FOS）などの難消化性オリゴ糖類，腸内細菌

[*1] 静岡大学創造科学技術大学院，[*2] 静岡大学学術院農学領域応用生命科学系列

による発酵代謝産物等の関与が報告されている。食物繊維摂取による腸管へのIgA分泌促進に関する最初の報告はKudoh, Innamiらによるもので[2]、発酵性食物繊維を摂取したラットでは盲腸内容物IgA濃度が増加し、IgA濃度は盲腸内容物pHと負の相関を、また盲腸粘膜固有層のIgA形質細胞数は盲腸内容物乳酸濃度と正の相関を持つことを示した。その後、FOSやガラクトオリゴ糖（galactooligosaccharide：GOS）などの難消化性オリゴ糖を5～7%添加した飼料をマウスおよびラットに与えた時、糞便中のIgA濃度が有意に上昇することが複数報告されてきた[3-5]。これらの報告では、いずれもFOS, GOS摂取によるIgA分泌促進作用は一過性の応答であり、その作用機序はオリゴ糖自体あるいはオリゴ糖摂取により誘導された乳酸産生菌によるパイエル板を介した特異的免疫応答であると推測されている。その後、ItoらもFOSを2週間与えたラットでは盲腸IgA濃度が上昇すること、この時盲腸IgA濃度は盲腸乳酸産生菌数、乳酸濃度および盲腸pHと高い相関を示すことを報告している[6]。果たして、これらのオリゴ糖による消化管へのIgA分泌促進作用は、乳酸産生菌を介した特異的経路によってもたらされたものであるのか、それとも軽微な炎症に対する生理的応答であるのか、この疑問をFOSを用いて検証した経過を紹介したい。

2. FOS摂取時の大腸発酵パタンとIgA分泌応答との関連性

　動物実験においてオリゴ糖の摂取が消化管内および糞中のIgA量を増加させたとする報告は数多くあるが、これらの報告はいずれも摂取期間が4週間前後と短期間であり、オリゴ糖摂取期間とIgA分泌促進効果との関連性は十分に議論されていなかった。一方、Le Blayらは、長期間（27週間）FOSを摂取させたラットでは、短期摂取時（2週間）で観察された盲腸内容物乳酸濃度の上昇および乳酸菌増殖効果が消失することを報告している[7]。はじめに述べたよう

に，IgAは乳酸および乳酸産生菌との関連性が指摘されていることから，Le Blayらの研究結果は，FOS摂取時の盲腸内容物IgA濃度が期間に応じて大きく変動する可能性を示唆している。そこで筆者らは，FOS摂取期間とラット盲腸発酵パタンおよびIgA濃度との関連性について検討を行った。

（1）FOS摂取期間と大腸発酵パタン

試験では，精製飼料に6％FOSを添加した飼料をラットに1，2，4および8週間摂取させ，各摂取期間における盲腸内容物有機酸濃度，乳酸菌数，pHの測定を行った[8]。その結果，FOS摂取期間中の有機酸パタン，pHおよび乳酸菌数は，Le Blayらの報告とまったく同様に推移した（図2-1）。すなわち，FOS摂取初期では，盲腸乳酸およびコハク酸濃度の上昇とpHの低下，乳酸菌数の増加に特徴づけられていた。一方，FOSを長期間摂取した時には，乳酸，コハク酸の蓄積は解消され，短鎖脂肪酸（short-chain fatty acid：SCFA）濃度が上昇するとともに内容物pHも弱酸性へと回復した。

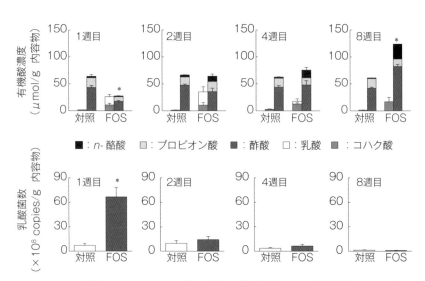

図2-1　FOS摂取によるラット盲腸内容物有機酸濃度および乳酸菌数の経時的変化
平均値±標準誤差（$n=6$），＊：対照との間に有意差あり（$p<0.05$）。

比較的多量のオリゴ糖を摂取した時，その初期の大腸内環境は，乳酸およびコハク酸の蓄積と内容物pHの低下，乳酸産生菌の増殖に特徴づけられるが，これには腸内細菌によるオリゴ糖の資化速度が関与している。FOSのような資化速度の極めて早い基質が多量かつ急速に大腸内に流入した時，腸内細菌のエネルギー代謝は基質レベルのリン酸化（EMP経路）に依存する。この時NAD$^+$（nicotinamide adenine dinucleotide）が大量に消費されるため，このNAD$^+$の再生経路としてピルビン酸から乳酸およびコハク酸への代謝が亢進する[9]。その結果，FOS摂取初期には高濃度の乳酸およびコハク酸が観察される。これらの有機酸は大腸内のpHを著しく低下させ，またこのような低pH環境下では，低pH耐性を持つ乳酸産生菌がいっそう優勢になり，乳酸産生は助長される。一方，FOSを長期間摂取した時には，乳酸およびコハク酸の蓄積は解消され，SCFA濃度が上昇するとともに内容物pHも弱酸性へと回復する。乳酸およびコハク酸は腸内細菌の中間代謝産物であり，これらは再度ある種の腸内細菌に取り込まれ最終代謝産物であるSCFAにまで代謝される。FOSの長期摂取時には，低pH環境に次第に適応した細菌種が盲腸内に蓄積した乳酸およびコハク酸を資化し，SCFA産生を促したと考えられる。いわゆる「metabolite cross-feeding」が成立した状態である。

（2）FOS摂取期間とIgA分泌応答

上述のようにFOS摂取時のラット盲腸内環境は摂取期間により大きく異なる。この結果は，FOS摂取時の盲腸IgA濃度も，摂取期間の延長に伴い変動する可能性を示唆している。そこで筆者らは，上記試験において摂取期間中の盲腸IgA濃度の測定を行い，同時に盲腸粘膜固有層のIgA形質細胞をフローサイトメトリーで，ポリイムノグロブリン受容体（polymeric immunoglobulin receptor：pIgR）遺伝子発現量をリアルタイムPCRで解析した[8]。その結果，盲腸IgA濃度は1週間で最も高く，2週間でも有意に高い値を示したが，摂取期間の延長に伴い減弱し，8週間では対照と同等になった（図2-2）。つまり，FOS摂取による盲腸IgA濃度の上昇は一過性の応答であることが明らかとなった。とこ

ろで，管腔内のIgAは粘膜固有層のIgA形質細胞により産生・分泌され，上皮細胞の基底膜に発現しているpIgRと結合し（IgA-pIgR複合体）輸送小胞により細胞内に移動し，トランスサイトーシスにより管腔側に輸送される。つまり，管腔内のIgA量はIgA形質細胞によるIgA産生・分泌とpIgRによる管腔へのIgA輸送の双方により調節されている[10]。FOS摂取による盲腸粘膜固有層のIgA形質細胞数は盲腸IgA濃度の高まる1, 2週目でのみ有意に高い値を示し，8週目では対照と差がなくなるが，これは摂取期間の延長に伴い対照の値が上昇したことに起因していた（図2-2）。一方，盲腸粘膜pIgR mRNA発現量は，IgA形質細胞数と同様に1, 2週目でのみ有意に高い値を示すものの，8週目で

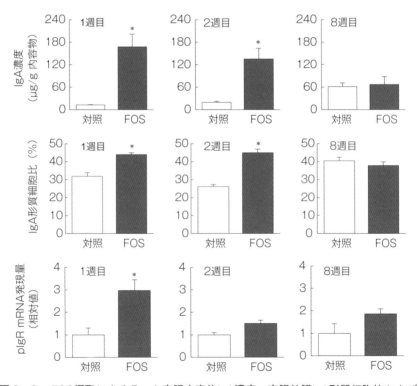

図2-2　FOS摂取によるラット盲腸内容物IgA濃度，盲腸粘膜IgA形質細胞比およびpIgR mRNA発現量の経時的変化
　平均値±標準誤差（$n=6$），*：対照との間に有意差あり（$p<0.05$）。

は対照レベルにまで低下していた(図2-2)。この結果は，IgA形質細胞数だけが上昇しても盲腸内へのIgA分泌量は増加しないことを示しており，FOS摂取初期のIgA分泌促進にはpIgR mRNA発現量の上昇が決定的な要因であることを意味している。また従来のラットやマウスを用いた動物試験において，オリゴ糖の摂取は腸管でのIgA分泌を高めると報告されているが，これらの報告ではいずれも，オリゴ糖やオリゴ糖摂取により増殖した乳酸産生菌の菌体成分が，小腸パイエル板を介して管腔へのIgA分泌を促進した可能性があることを示唆している[3-5]。一方，筆者らはFOSの主な作用部位である大腸（盲腸）に焦点を当て，FOS摂取初期には盲腸IgA濃度が著しく高まることを見いだした。盲腸内容物中のIgA量を考える時には，盲腸での分泌に加え小腸からの流入量を考慮する必要があるし，さらには大腸内容物pHおよび菌叢の変化によるIgA分解速度の相違も盲腸IgA量に影響を与えると考えられる。しかしながら，Itoらは6％FOS飼料をラットに2週間与えた時，全小腸内容物中のIgA量に差がなかったことを報告している[6]。また本試験において盲腸内容物を嫌気条件下，37℃で6時間インキュベートした時のIgA分解速度にも差がなかった。したがって，本試験で観察されたFOS摂取による盲腸IgA濃度の上昇は，大腸での分泌促進を反映した結果と考えるのが妥当である。小腸のパイエル板と同様に，大腸においてもシーカルパッチや孤立リンパ小節などの腸管関連リンパ組織が存在しており，FOSの摂取はこれらの組織においてIgA誘導を惹起したと考えられる。

3. FOS摂取によるIgA分泌促進機序の解析

(1) FOS摂取初期のIgA分泌促進作用

　FOS摂取初期（7日目）では盲腸内容物IgA濃度の上昇，盲腸粘膜pIgR mRNA発現量の有意な増加に加え，IgA形質細胞数が有意に増加していた。未分化のB細胞がT細胞依存性経路によりIgA形質細胞へと成熟するには，一般

的に抗原侵入後2週間程度を要することが知られている。したがって，FOS摂取7日目のIgA形質細胞数の増加はT細胞非依存性経路によってもたらされた可能性が高いと考えられる。そこで筆者らは，精製飼料に6％FOSを添加した飼料をラットに3日間および7日間摂取させ，盲腸IgA濃度，盲腸粘膜固有層IgA形質細胞数および盲腸粘膜pIgRタンパク質を追跡することで，FOS摂取初期における盲腸IgA分泌応答の作用機序の解析を試みた[11]。

その結果，盲腸IgA濃度はFOS摂取3日目からすでに有意な増加が認められ，この時盲腸粘膜IgA形質細胞数に群間で差は認められなかったものの，盲腸粘膜pIgR mRNA発現量およびpIgRタンパク質は有意に，あるいは上昇する傾向を示していた（図2-3）。このことから，pIgRがFOS摂取3日目での盲腸IgA濃度を左右する要因であると推定された。一方，FOS摂取7日目での盲腸

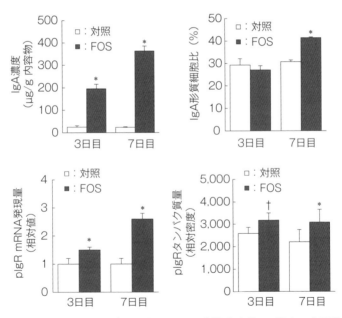

図2-3 FOS摂取3日および7日目のラット盲腸内容物IgA濃度，盲腸粘膜IgA形質細胞比，盲腸粘膜pIgR mRNA発現量およびタンパク質量

平均値±標準誤差（$n=14$；IgA, $n=6$；IgA plasma cells, $n=4$；pIgR），＊：対照との間に有意差あり（$p<0.05$），†：対照との間に有意傾向あり（$p<0.1$）。

IgA濃度は，3日目に比べさらに高値を示した。FOS摂取7日目では盲腸粘膜IgA形質細胞数，pIgR mRNA発現量およびpIgRタンパク質量すべてが有意に上昇しており（図2-3），これが3日目と7日目の盲腸IgA濃度の差を反映していると考えられた。つまり，FOS摂取による盲腸IgA濃度は，IgA形質細胞とpIgRタンパク質の双方の増加が観察される摂取後1週間でピークを迎えると考えられた。先に述べたように，IgA形質細胞の成熟過程はT細胞依存性および非依存性経路に大別される[12]。T細胞依存性経路では，樹状細胞の抗原提示により活性化されたT細胞がCD40リガンドを介してB細胞のIgA形質細胞への分化を誘導する。この経路での抗体産生には抗原侵入後2週間程度を要することが知られており，抗原特異性の高いIgAが産生される。一方，T細胞非依存性経路では，粘膜組織に侵入した抗原を樹状細胞や上皮細胞（基底膜側に発現するToll様受容体によって）が捕捉することで，これらの細胞からB細胞活性化因子（BAFF）やTNFスーパーファミリーのひとつであるAPRILおよびレチノイン酸が放出され，T細胞を介さずにB細胞は直接IgA形質細胞へと誘導される[13]。この経路では抗原侵入後3日という極めて早い時期から抗体産生が行われることが知られており，抗原特異性の低いIgAが産生される。すなわち，T細胞非依存性経路は，T細胞依存性経路による抗体産生が機能するまでの間，急性期の炎症に対する免疫応答としての役割を担っている。したがって，FOS摂取7日目で観察された盲腸粘膜IgA形質細胞数の増加は，その期間を考慮するとT細胞非依存性経路に由来すると考えられる。さらに同条件下で盲腸粘膜BAFFおよびAPRIL mRNA発現量を測定した時，盲腸粘膜IgA形質細胞数の増加に先行して，FOS摂取3日目からすでに有意な発現上昇が認められた（図2-4）。FOS摂取3日目でのこれらの遺伝子発現の上昇が，その後7日目でのT細胞非依存性経路を介したIgA形質細胞数の増加に寄与したと推測される。

pIgRによる管腔へのIgA輸送は先に述べたように，IgA-pIgR複合体がトランスサイトーシスにより上皮細胞管腔側へと移送されることによる。そこでpIgRの細胞外領域が切断され，一部が分泌片としてIgAと結合し，分泌型IgAとして管腔内に分泌される。IgA輸送が行われるごとに1つのpIgR分子が消費

されることからも、管腔内IgA濃度の調節にはpIgR発現の制御が重要な役割を果たすことは明らかである。従来の粘膜免疫研究から、pIgRは宿主の免疫担当細胞から放出される各種サイトカインによる間接的な作用により調節されていることが知られている。すなわち、主にヘルパーT細胞から分泌されるIFN-γおよびIL-4や、主にマクロファージから分泌されるTNF-αなどの炎症性サイトカインは、それぞれ上皮細胞に発現する個々のレセプターに作用し、IFN-γはSTAT1経路、IL-4はSTAT6経路、TNF-αはNF-κB経路を介してpIgR発現をup-regulateすることが、HT-29細胞を用いた*in vitro*試験により報告されている[14-16)]。また近年では、炎症性サイトカインの一種であるIL-17とpIgR発現との関連性についても報告されており、Caoらは、IL-17受容体欠損マウ

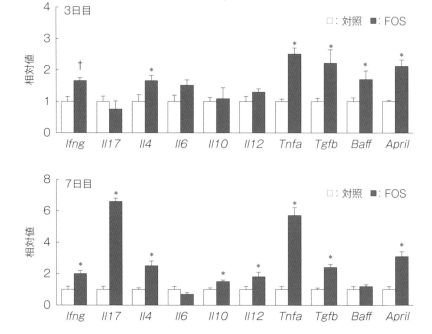

図2-4 FOS摂取3日および7日目のラット盲腸粘膜サイトカインプロファイル
平均値±標準誤差 ($n=8$),　*：対照との間に有意差あり ($p<0.05$),　†：対照との間に有意傾向あり ($p<0.1$)。

スでは小腸および大腸でのpIgR発現量が有意に低下し，この時糞便中IgA濃度も有意に低下したことを報告している[17]。本試験でもFOS摂取3日目では，pIgR mRNAの有意な発現上昇とともに，IFN-γ，IL-4およびTNF-α mRNAの有意な発現上昇または上昇傾向が認められた（図2-4）。一方，盲腸IgA濃度の顕著な増加が認められたFOS摂取7日目では，pIgR mRNA発現量はいっそう高まり，この時3日目で認められた炎症性サイトカイン（IFN-γ，IL-4およびTNF-α mRNA）に加えIL-17 mRNAの有意な発現上昇が認められた（図2-4）。つまりFOSの摂取は各種免疫応答を惹起し炎症性サイトカインの分泌を高めることで，pIgR mRNA発現量およびpIgRタンパク質の増加を促したと考えられる。

（2）IgA分泌促進と粘膜炎症との関連性

これまでの腸管IgA分泌応答の議論とは独立して，FOSのような資化性の高いオリゴ糖や発酵性食物繊維をマウスやラットに与えた時，腸管透過性が亢進することが報告されている。Schepensらはラットに6%FOS飼料を10日間摂取させた時，同時に摂取したCr-EDTAの尿中排泄量が有意に上昇することを報告している[18]。またPetersenらはマウスに10%のFOSまたはキシロオリゴ糖を含む飼料を3週間摂取させた時，腸間膜リンパ節（mesenteric lymph nodes：MLN）へのサルモネラ菌透過が有意に上昇したことを報告している[19]。これらの報告と，先に筆者らが報告したIgA分泌応答の結果とを勘案すると，意外にも，オリゴ糖摂取初期で観察される盲腸IgA濃度の上昇は，従来から考えられていた乳酸産生菌に対する特異的免疫応答を介した免疫バリア機能の増強ではなく，むしろ軽度な粘膜炎症に対する生理的応答である可能性が考えられる。そこで筆者らは「FOS摂取初期に認められるIgA分泌促進は，腸管透過性の亢進に起因する粘膜炎症に対する生理的応答である」との仮説を立て，その検証を行った。試験では，精製飼料に6%FOSを添加した飼料をラットに9日および58日間摂取させ，盲腸IgA濃度に加え，尿中Cr-EDTA排泄率を指標とした腸管透過性，MLNへの細菌透過量，盲腸組織中ミエロペルオキシダーゼ

(myeloperoxidase：MPO）活性および各種炎症性サイトカインの盲腸粘膜遺伝子発現量の測定を行うことで，FOS摂取時の盲腸IgA分泌応答と粘膜炎症との関連性を解析した[11]。

その結果，FOS摂取9日目では盲腸IgA濃度の有意な増加と同時に，尿中Cr-EDTA排泄率およびMLNへの細菌透過量の有意な増加が観察された（図2-5）。Cr-EDTAは一般に腸管全体における透過性マーカーとして知られているが，Van der MeerらはFOS摂取時には小腸の透過性マーカーであるマンニトールおよびラクツロースの尿中排泄率には変化が認められず，Cr-EDTAの尿中排泄率のみ有意に上昇したことを報告している[18]。また本試験において摘出した5つのMLNは，漿膜下組織へのエバンスブルー注入によってすべて盲腸あるいは結腸に帰属していることを確認している。つまり，FOS摂

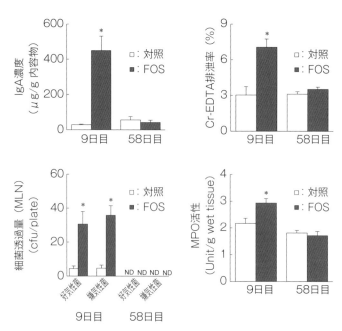

図2-5　FOS摂取9日および58日目の盲腸内容物IgA濃度，尿中Cr-EDTA排泄率，MLNへの細菌透過量および盲腸粘膜MPO活性
平均値± 標準誤差（$n=6$），＊：対照との間に有意差あり（$p<0.05$）。

取初期では大腸での透過性が亢進している状態であることが示された。さらにFOS摂取9日目の盲腸粘膜では，MPO活性の有意な上昇が認められた（図2-5）。一方，FOS摂取58日目では，盲腸IgA濃度は対照レベルにまで低下し，同時にFOS摂取9日目で観察された一連の変動はすべて消失した（図2-5）。これらの事象から，FOS摂取によるラット盲腸IgA分泌促進作用は，急性期の軽度粘膜炎症に対する生理的応答であると考えられる。

一方，先の試験でも観察されたように，FOS摂取初期には乳酸産生菌の増殖効果による腸内細菌叢の変動が予想される。そこでFOS摂取時の腸内細菌叢の変化について，次世代シークエンサーを用いた16S rRNA遺伝子の網羅的解析を行った。その結果，FOS摂取9日目では，Firmicutes門の占有率が有意に減少し，Bacteroidetes門および*Bifidobacterium*属を含むActinobacteria門の占有率が有意に増加していた（図2-6）。さらに，種の多様性を表すα-多様性はFOS群で有意に低下し，量的関係も含めた差異を表すβ-多様性は左方向へシフトしていた（図2-6）。つまり，FOS摂取初期の腸内細菌叢は種の多様性を

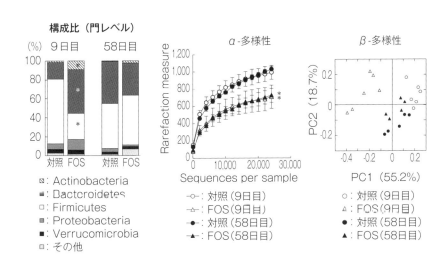

図2-6　FOS摂取9日および58日目の腸内細菌叢（盲腸内容物菌叢）の変動
　　平均値（$n=6$），＊：対照との間に有意差あり（$p<0.05$）。

著しく欠き，かつ構成バランスが崩れた一種のディスバイオーシス（dysbiosis）が成立した状態であることが示された。一方，FOS摂取58日目では対照により近似した構成比を示し，Firmicutes門の占有率は対照と同レベルにまで回復した（図2-6）。FOS長期摂取時の盲腸発酵パタンはSCFA濃度（特に酪酸濃度）の上昇に特徴づけられるが，酪酸産生菌の多くはFirmicutes門に属することが知られている。Firmicutes門のなかでも特に，*Eubacterium*属や*Anaerostipes*属の菌種は，乳酸を資化し酪酸産生に寄与することが知られており，これらの属はFOS摂取9日目では検出されなかったのに対し，58日目ではそれぞれ占有率0.2%および0.5%を示した。さらに*Erysipelotrichaceae*科や*Roseburia*属にも多くの酪酸産生菌が属しており，FOS摂取期間の延長はこれらの科および属の占有率を高めた（*Erysipelotrichaceae*科：2.5%→8.0%，*Roseburia*属：0.4%→7.5%）。しかしながらα-多様性は9日目と同様，依然として対照に比べ低く推移した。一方，β-多様性は9日目に比べ右方向へシフトし，対照レベルにまで回復していた（図2-6）。FOS摂取初期に低下した細菌叢の種の多様性は，摂取期間が延長しても回復しないことが明らかとなった。これは極端に低下した盲腸pHによるもので，Sonnenburgらの意図する「diet-induced extinction」[20]に相当するかもしれない。

（3）腸管透過性の上昇および粘膜炎症を惹起させる要因

これまでにも盲腸内容物の極端なpH低下やdysbiosisそれ自体が腸上皮細胞の透過性に及ぼす影響が検討されてきた。Caco-2 BBe細胞では，蛍光標識分子を指標とした時，培養液のpH低下（pH<6.0）に伴い透過性の亢進が認められたことや，抗生剤投与マウスでは，回腸粘膜におけるタイトジャンクション（tight junction：TJ）関連遺伝子の発現量が低下したことなどが報告されている[21, 22]。

そこで筆者らは，FOS摂取7日目での盲腸内環境が盲腸上皮細胞に及ぼす影響を，盲腸内容物自由水画分の細胞障害性，盲腸粘膜TJ関連遺伝子発現量およびタンパク質量の観点から解析した[11]。その結果，盲腸粘膜TJ関連遺伝子

発現量およびタンパク質量では，FOSの摂取によりZO-1，Claudin-3 mRNA発現量およびZO-1タンパク質量は予想に反し有意な増加を示した。また盲腸内容物自由水画分の細胞障害性を，トランスウェル上で培養したCaco-2細胞を用い，経上皮電気抵抗（transepithelial electric resistance：TER）の挙動から評価したところ，TER値は一過性（測定開始15分）にFOS群で有意に高値を示し（二次胆汁酸濃度と負の相関を示していた），その後60分まで対照と差がなかった。つまり，FOS摂取初期の粘膜炎症を盲腸粘膜のTJの変動や，盲腸内容物自由水画分がCaco-2細胞のバリア機能に及ぼす影響の違いから説明することはできなかった。

ところで第1章にて森田が述べているように，大腸上皮のムチンは2層の層状構造を形成しており，上皮組織に接する高密度の内層（stratified layer）と，低密度の外層（fluffy layer）に大別される。Johanssonらはマウス結腸を免疫組織学的手法により観察した時，細菌の付着が認められるのはfluffy layerのみで，stratified layerには細菌が存在しないことを報告している[23]。この結果は，stratified layerは細菌が上皮組織へ接着・透過するのを防ぐ防御層として機能していること意味している。FOS摂取7日目でのMLNへの細菌透過量の上昇を考慮すると，この時盲腸上皮のstratified layerには稀薄化あるいは崩壊などの形態変化が起きている可能性が考えられる。そこで筆者らは，FOS摂取による盲腸上皮ムチン層の形態変化について焦点を当てて検討を行った。なお，盲腸上皮ムチン層の形態変化については盲腸粘膜炎症の認められたFOS摂取7日目と炎症応答が消失した56日目において観察を行った[11]。実際には，内容物を含んだ丸ごとの盲腸組織をドライアイスアセトンで急速凍結させた後，カルノア固定したパラフィン切片をアルシアンブルー染色およびFISH-Muc2免疫染色に供した。またFOS摂取初期には，盲腸内容物滞留時間が延長していると予測される。高濃度の乳酸およびコハク酸は盲腸内容物の浸透圧を高め，腸上皮からの水分吸収速度を低下させることで盲腸の肥大化をもたらすと考えられるからである。盲腸内容物滞留時間の延長は盲腸粘膜炎症を増幅させる要因になると考えられるため，上記の解析に加え，経口投与したCr-EDTAの糞中累積

50　第2章　腸粘膜組織における生理的炎症

排泄率を測定することで消化管内容物移動速度の評価を行った。

　その結果，アルシアンブルー染色による7日目の盲腸組織切片の形態観察において，対照群では上皮細胞を覆う層状のムチン層が確認できたのに対し，FOS群ではこのムチン層を確認することができなかった（図2-7）。またFISH-Muc 2 免疫染色においても，対照群では上皮組織上にMuc 2 ムチン層が観察され，ムチン層が上皮組織と盲腸内容物中の腸内細菌とを隔てていることが確認できたのに

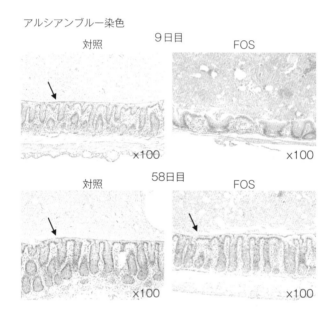

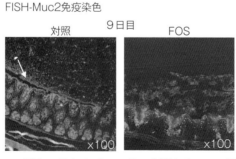

図2-7　FOS摂取9日および58日目の盲腸上皮ムチン層の形態観察

3. FOS摂取によるIgA分泌促進機序の解析

対し，FOS群では明確なMuc 2ムチン層を観察することができなかった（図2-7）。したがって，FOS摂取7日目に認められるムチン層の崩壊こそが上皮組織へ直接細菌を接触・透過させる原因になると考えられた。一方，56日目のFOS群では対照群と同様，上皮組織上にムチン層が形成されていた（図2-7）。Tsukaharaらはラットに10%FOS，5%セルロースまたは5%グアーガム飼料を7日間摂取させ，同様の手法により盲腸上皮ムチン層の観察をしたところ，ムチン層が観察されたのはセルロースおよびグアーガム群のみで，FOS群ではムチン層が消失していたことを報告している[24]。本試験7日および56日目での盲腸組織の観察結果およびTsukaharaらの報告を考慮すると，FOS摂取による盲腸上皮ムチン層の崩壊には，FOS摂取初期の急速発酵を介した盲腸内環境の激変が関与していると考えられる。Hanssonらは組換え体Muc 2ムチンを用いた*in vitro*試験において，Muc 2はpH 6以下の条件でインキュベートした時，時間に依存して非酵素的に分解され，この分解は5時間で最大に達することを報告している[25]。このMuc 2の分解はタンパク質C末端側に位置するアスパラギン酸-プロリン領域で起こり，同配列はラットMuc 2においても存在していることが明らかにされている。FOS摂取初期（～7日）での盲腸pHは5.5付近にまで低下することから，同様の作用機序により盲腸上皮Muc 2ムチン層が崩壊した可能性が示唆される。さらに糞中Cr-EDTA排泄率の測定結果から，FOSの摂取（10日間）は消化管内容物移動速度を有意に遅延させることが明らかとなった（図2-8）。単胃動物で結腸が発達していないラットでは，消化管内容物の移動はone-compartmentモデルが適用されると考えられるため[26]，FOS群での消化管内容物移動速度の差は盲腸内容物滞留時間を反映していると考えられる。つまり，低pH内容物の滞留がムチン層の崩壊を招いたと推定された。最近，Sonnenburgらは緩下剤であるポリエチレングリコール（polyethylene glycol：PG）をマウスに摂取させた時，腸内細菌種の激減（diet-induced extinction）と同時に近位結腸上皮のムチン層が完全に消失したことを報告している[20]。その機序については不明であるが，PGによる大腸内容物の浸透圧上昇がムチン層の崩壊につながったと推定している。

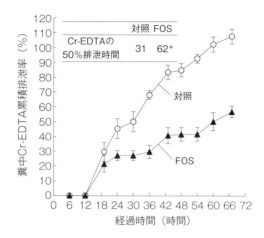

図2-8　FOS摂取10日目の糞中Cr-EDTA累積排泄率
平均値±標準誤差（$n=6$），＊：対照との間に有意差あり（$p<0.05$）。

　本章で紹介したFOS摂取時のIgA分泌応答と腸管透過性および粘膜炎症との関連性についてまとめる（図2-9）。ラットに6％FOS飼料を与えた時，その摂取初期（～7日）の盲腸内環境は，急速な発酵による乳酸およびコハク酸の蓄積とこれに伴う極端なpH低下（～pH 5.5），さらに腸内細菌叢の変動に特徴づけられ，異常発酵（dysfermentation）を介したdysbiosisが成立した状態を示していた。この時，盲腸組織では軽度な粘膜炎症が観察された。この粘膜炎症は，各種免疫応答を亢進させ，pIgRタンパク質の上昇とT細胞非依存性経路からのIgA形質細胞の産生を高めることで，結果として管腔へのIgA分泌を促進したと推定された。粘膜炎症の推定機序として，盲腸上皮組織を覆うムチン層の崩壊が関与している可能性が示唆された。このムチン層の崩壊には，盲腸pHの低下および内容物滞留時間の延長が関与していると考えられた。
　食物繊維やオリゴ糖をはじめとする難消化性糖類の発酵が多種多様な生理機能を発現するSCFAの生成を高めることは事実である。しかしながら，Cummings[27]やGoodladら[28]繰り返し指摘しているように，易発酵性基質の大量投与には注意が必要なのかもしれない。最近，過敏性腸症候群（irritable bowel syndrome：

3. FOS摂取によるIgA分泌促進機序の解析   53

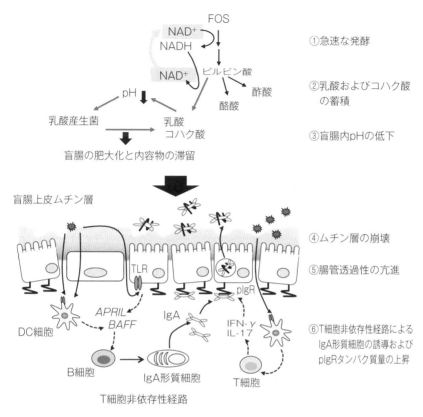

図2-9　FOS摂取初期（7日目）の盲腸内環境

IBS）患者への対処療法として，発酵性オリゴ糖や単糖類などの易発酵性糖類を完全に除去した低FODMAP食（low fermentable oligosaccharides, disaccharides, monosaccharides and polyols diet）が注目を集めている。作用機序は不明ながら，IBS患者では低FODMAP食の摂取が症状軽減に繋がることが報告されており，SCFAの過剰生成を抑制したり腸内ビフィズス菌数を減少させたりすること等が示されている[29]。IBSの発症には腸内細菌叢の菌種構成の変化や多様性の低下などdysbiosisの関与が指摘されているが，FOSのような易発酵性糖類の大量摂取はdysfermentationを惹起することでdysbiosisの状態をいっそう悪化させるのかもしれない。

4. おわりに

本章で紹介した一連の試験結果は、セルロース無添加の精製飼料を対照として、これにFOSを添加した時の粘膜炎症とIgA分泌応答の関連性について言及したものである。試験飼料に5％のセルロースを添加した時、FOS摂取による粘膜炎症とIgA分泌応答は減弱するし、また飼料中の脂質をコーン油から大豆油に変えた時にも同様の減弱が認められる[30]。セルロース添加はFOSの大腸発酵パタンには影響しないが、大腸内容物通過時間は確実に短縮される。つまり、大腸粘膜が極端に低下したpHと高浸透圧に曝露される時間は短縮され、その結果、粘膜炎症は軽微にとどまると考えられる。一方、コーン油は事実上、$n-6$脂肪酸（リノール酸）からのみ成り、炎症性プロスタグランジンであるPGE$_2$の産生を高める。$n-3$脂肪酸（α-リノレン酸）を含む大豆油ではPGE$_2$産生は抑制される。これらの観察結果も、FOS摂取初期に認められるIgA分泌促進が粘膜炎症を介した作用であることを裏づけている。

臨床試験ではプレバイオティクスが腸管免疫系に及ぼす効果は動物試験の結果と異なり、健常成人が被験者であればマイルドなようである。最近、Calderらのグループは二重盲検無作為化-比較対照クロスオーバー試験においてオリゴフルクトース強化イヌリン（8g/日）を4週間摂取させた時、認められた有意な変化は糞便中bifidobacteriaの増加のみで、IgAをはじめとする糞便、血液、唾液中の免疫指標に変化は認められなかったと報告している[31]。しかし対象が乳児の場合、「FOS/GOS」や「GOS/高重合度イヌリン」とプロバイオティクスとの併用は長期摂取時でも糞便中のIgA濃度を上昇させることが報告されている。興味深いことに、生後6か月の乳児を対象とした試験ではプロバイオティクスとGOSの摂取が糞便中のIgA濃度と糞便中の炎症マーカー（α-1アンチトリプシンおよびTNF-α）を上昇させ、両者間には高い相関が認められたと報告されている[32]。筆者らは現在、腸管免疫系の発達と成熟には生理的炎症が伴い、FOSの摂取はこれを早めているのではないかと考えている。

文 献

1) Fiocchi C. : What is "physiological" intestinal inflammation and how does it differ from "pathological" inflammation? Inflamm Bowel Dis 2008 ; 14 ; S77-78.
2) Kudoh K., Shimizu J., Wada M. et al. : Effect of indigestible saccharides on B lymphocyte response of intestinal mucosa and cecal fermentation in rats. J Nutr Sci Vitaminol (Tokyo) 1998 ; 44 (1) ; 103-112.
3) Nakamura Y., Nosaka S., Suzuki M. et al. : Dietary fructooligosaccharides up-regulate immunoglobulin A response and polymeric immunoglobulin receptor expression in intestines of infant mice. Clin Exp Immunol 2004 ; 137 (1) ; 52-58.
4) Sato T., Nakamura Y. and Ozawa O. : Effects of dietary galactooligosaccharides on immune system in mice. Nihon Eiyo Shokuryo Gakkai Shi 2008 ; 61 (2) ; 79-88.
5) Hosono A., Ozawa A., Kato R. et al. : Dietary fructooligosaccharides induce immunoregulation of intestinal IgA secretion by murine Peyer's patch cells. Biosci Biotechnol Biochem 2003 ; 67 ; 758-764.
6) Ito H., Takemura N., Sonoyama K. et al. : Degree of polymerization of inulin-type fructans differentially affects number of lactic acid bacteria, intestinal immune functions, and immunoglobulin A secretion in the rat cecum. J Agric Food Chem 2011 ; 59 (10) ; 5771-5778.
7) Le Blay G., Michel C., Blottière H.M. et al. : Prolonged intake of fructo-oligosaccharides induces a short-term elevation of lactic acid producing bacteria and a persistent increase in cecal butyrate in rats. J Nutr 1999 ; 129 (12) ; 2231-2235.
8) Komura M., Fukuta T., Genda T. et al. : A short-term ingestion of fructo-oligosaccharides increases immunoglobulin A and mucin concentrations in the rat cecum, but the effects are attenuated with the prolonged ingestion. Biosci Biotechnol Biochem 2014 ; 78 (9) ; 1592-1602.
9) Macfarlane S. and Macfarlane G.T. : Regulation of short-chain fatty acid production. Proc Nutr Soc 2003 ; 62 (1) ; 67-72.
10) Johansen F.E. and Kaetzel C.S. : Regulation of the polymeric immunoglobulin receptor and IgA transport : new advances in environmental factors that stimulate pIgR expression and its role in mucosal immunity. Mucosal Immunol 2011 ; 4 (6) ; 598-602.

11) Genda T., Sasaki Y. and Morita T.: Fructo-oligosaccharide-Induced Transient Increases in Cecal Immunoglobulin A Concentrations in Rats Are Associated with Mucosal Inflammation in Response to Increased Gut Permeability. J Nutr 2017；147（10）；1900-1908.
12) Pabst O.: New concepts in the generation and functions of IgA.Nat Rev Immunol 2012；12（12）；821-832.
13) Wei M., Shinkura R., Doi Y. et al.: Mice carrying a knock-in mutation of Aicda resulting in a defect in somatic hypermutation have impaired gut homeostasis and compromised mucosal defense. Nat Immunol 2011；12（3）；264-270.
14) Rincheval-Arnold A., Belair L., Cencic A. et al.: Up-regulation of polymeric immunoglobulin receptor mRNA in mammary epithelial cells by IFN-gamma. Mol Cell Endocrinol 2002；194（1-2）；95-105.
15) Schjerven H., Brandtzaeg P. and Johansen F.E.: Mechanism of IL-4-mediated up-regulation of the polymeric Ig receptor: role of STAT6 in cell type-specific delayed transcriptional response. J Immunol 2000；165（7）；3898-3906.
16) Schjerven H., Brandtzaeg P. and Johansen F.E.: A novel NF-kappa B/Rel site in intron 1 cooperates with proximal promoter elements to mediate TNF-α-induced transcription of the human polymeric Ig receptor. J Immunol 2001；167（11）；6412-6420.
17) Cao A.T., Yao S., Gong B. et al.: Th17 cells upregulate polymeric Ig receptor and intestinal IgA and contribute to intestinal homeostasis. J Immunol 2012；189（9）；4666-4673.
18) Schepens M.A., Rijnierse A., Schonewille A.J. et al.: Dietary calcium decreases but short-chain fructo-oligosaccharides increase colonic permeability in rats. Br J Nutr 2010；104（12）；1780-1786.
19) Petersen A., Heegaard P.M., Pedersen A.L. et al.: Some putative prebiotics increase the severity of Salmonella enterica serovarTyphimurium infection in mice. BMC Microbiol 2009；9；245.
20) Tropini C., Moss E.L. and Merrill B.D.: Transient osmotic perturbation causes long-term alteration to the gut microbiota. Cell 2018；173（7）；1742-1754.
21) Menconi M.J., Salzman A.L., Unno N. et al.: Acidosis induces hyperpermeability in Caco-2 BBe cultured intestinal epithelial monolayers. Am J Physiol 1997；272（5 Pt 1）；G1007-1021.

22) Wang H., Zhang W., Zuo L. et al.：Intestinal dysbacteriosis contributes to decreased intestinal mucosal barrier function and increased bacterial translocation. Lett Appl Microbiol 2014；58（4）；384-392.
23) Johansson M.E., Larsson J.M. and Hansson G.C.：The two mucus layers of colon are organized by the MUC2 mucin, whereas the outer layer is a legislator of host-microbial interactions. Proc Natl Acad Sci USA 2011；108；4659-4665.
24) Tsukahara T., Iwasaki Y., Nakayama K. et al.：An improved technique for the histological evaluation of the mucus-secreting status in rat cecum. J Nutr Sci Vitaminol 2002；48（4）；311-314.
25) Lidell M.E., Johansson M.E. and Hansson G.C.：An autocatalytic cleavage in the C terminus of the human MUC2 mucin occurs at the low pH of the late secretory pathway. J Biol Chem 2003；278（16）；13944-13951.
26) 坂口英：栄養研究における盲腸切除ラットの有用性. 日本食物繊維研究会誌 2003；7；1-12.
27) Elia M. and Cummings J.H.：Physiological aspects of energy metabolism and gastrointestinal effects of carbohydrates. Eur J Clin Nutr 2007；61；S40-74.
28) Goodlad R.A.：Fiber can make your gut grow. Nutrition 2007；23（5）；434-435.
29) Wilder-Smith C.H., Olesen S.S., Materna A. et al.：Fermentable Sugar Ingestion, Gas Production, and Gastrointestinal and Central Nervous System Symptoms in Patients With Functional Disorders. Gastroenterology 2018；155（4）；1034-1044.
30) 源田知美, 佐々木優太, 森田達也ほか：フラクトオリゴ糖摂取時の盲腸IgA分泌応答と腸管透過性との関連性について. 第68回日本栄養・食糧学会大会2014.
31) Lomax A.R., Cheung L.V., Calder P.C. et al.：β2-1 Fructans have a bifidogenic effect in healthy middle-aged human subjects but do not alter immune responses examined in the absence of an *in vivo* immune challenge：results from a randomised controlled trial. Br J Nutr 2012；108；1818-1828.
32) Kukkonen K., Kuitunen M., Haahtela T. et al.：High intestinal IgA associates with reduced risk of IgE-associated allergic diseases. Pediatr Allergy Immunol 2010；21（1 Pt 1）；67-73.

第3章　食物繊維による腸管タイトジャンクションバリアへの作用

鈴木卓弥[*]

1. 腸管バリアの構造と健康とのかかわり

　腸管上皮は，栄養素や機能性成分の消化・吸収を行うとともに，外界とのインターフェースとして，外来抗原や微生物などの侵入を制限するバリア機能を持つ。この腸管バリアは物理的バリアと化学的バリアにしばしば大別される。物理的バリアには，上皮細胞の刷子縁膜上の糖タンパク質の糖鎖に形成される糖衣，杯細胞から分泌されて腸上皮を被覆する粘液（ムチン）層，上皮細胞の接着装置であるタイトジャンクション（tight junction：TJ）がある。一方で，化学的バリアにはディフェンシン，RegⅢファミリータンパク質，リゾチームなど，パネート細胞が中心となって産生する抗菌ペプチド，粘膜固有層から産生・分泌されるIgA（immunoglobulin A）がある。上皮細胞が持つTJ構造は，Occludin，Claudin，JAM-A（junctional adhesion molecule-A）などの膜貫通型タンパク質と，ZO（zonula occludens），Cingulinなどの細胞内タンパク質に構成される巨大なタンパク質複合体である[1]（図3-1）。膜貫通型タンパク質の細胞外ドメインが隣接する細胞間で相互作用し，細胞間経路を通過しようとする異物に対するバリアを形成している。腸管TJ構造の損傷は炎症性異物の粘膜内への侵入を許すことから，過剰な免疫応答および慢性的な炎症状態につながり，炎症を基盤とした疾患の発症や進展に深くかかわる。TJを構成する分子のなかでも，Claudinファミリーは最も重要な分子群であり，現在までに27メンバーが同定されている。TJ構造は，腸管上皮だけでなく身体各部の上皮や内皮組織などに発現しているが，各Claudinメンバーの発現強度やパタン，

---

[*]　広島大学大学院統合生命科学研究科

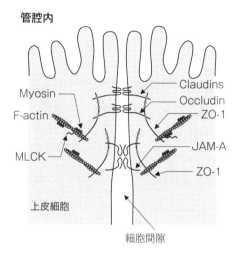

図3-1　腸管上皮のTJ構造

組合わせを変化させることにより，各バリアの性質や強度を多様化させているようである。腸管上皮では，Claudin-2，-3，-4，-7，-12，-14，-15が比較的高く発現し，腸管の部位，陰窩や絨毛の位置によっても差異があることが知られている[2,3]。

　食物繊維は，直接的あるいは腸内細菌による代謝などを通して，細胞の増殖，上皮の形態（絨毛の長さや陰窩の深さ），粘液の産生，刷子縁膜酵素の活性など，腸管機能に影響を及ぼすことが報告されているが，TJバリアへの影響については十分には理解されていない。本章では，発酵性の食物繊維を摂取した時の腸管TJバリアへ及ぼす影響，それにかかわる腸内細菌代謝産物（短鎖脂肪酸など）の作用について紹介する。筆者らによる大腸炎や慢性腎臓病のモデルマウスを用いた in vivo での試験，ラットの腸管組織や腸管上皮培養細胞を用いた in vitro の試験と併せて，他の研究グループによる研究報告を交えて議論したい。

2. 食物繊維の摂取と大腸炎マウスのTJバリア

　潰瘍性大腸炎は，大腸の粘膜にびらんや潰瘍を形成する炎症性疾患のひとつである。その原因は不明であるが，遺伝的因子と環境的因子が複雑に絡み合って，大腸局所での過剰な免疫応答を引き起こし，発症と炎症の持続に関与していると考えられている。この過程において，大腸上皮のバリアの損傷も重要な要因と考えられており，潰瘍性大腸炎はTJバリア機能とのかかわりが最も研究されている疾患のひとつである。実際に，潰瘍性大腸炎患者の病変部位では，Occludin，JAM-A，Claudin-3，-4，-7の発現減少が観察されている[4,5]。マウスやラットにデキストラン硫酸ナトリウム（dextran sodium sulfate：DSS）を飲水投与すると，大腸上皮の損傷を起こして炎症を誘導するため，潰瘍性大腸炎の動物モデルとして広く用いられている。筆者らは，水溶性食物繊維の物理化学的性質や腸内発酵性がどのようにDSS誘導性大腸炎に影響するのかを調べるため，DSS投与の5日前から，グアーガム由来の食物繊維とその部分加水分解物PHGG（partially hydrolyzed guar gum）をマウスに摂食させた[6]。グアーガムは，ガラクトマンナン構造を持つ水溶性の食物繊維で，その水溶液は高い粘性を示す（平均分子量 約300 kDa；1％溶液の粘度は2,000 mPa·s以上）。一方，PHGGは，グアーガムのマンノース主鎖をエンド-β-D-マンナナーゼにより部分的に切断して低分子化したものであり，その水溶液の粘性は低い（平均分子量 約20 kDa；5％溶液の粘度は約5 mPa·s）。しかし，グアーガムとPHGGの腸内細菌による資化性は，同程度に高い。グアーガムとPHGGの摂取は，その分子量の違いにかかわらず，DSS投与による体重の減少，糞便スコア（便性と血便の程度を数値化）の上昇，結腸長の短縮をほぼ同程度に改善し，大腸炎の進展を抑制した。反転腸管サック法により大腸上皮のTJ透過性を調べると，DSS投与は蛍光標識デキストランFD-4（平均分子量 約4.4 kDa）の透過速度を6倍程度上昇させたが，グアーガムとPHGGは，この上昇を明確に抑えた（図3-2-A）。また，これらの食物繊維の摂取は，DSS投与による血中LBP

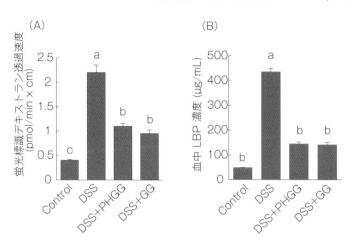

図3-2 大腸炎マウスの血中LBP濃度（A）と結腸透過性（B）への食物繊維摂取の影響

平均値±標準誤差（$n=6$）。同一のアルファベットを共有しない群間には有意差が認められる（$p<0.05$）。

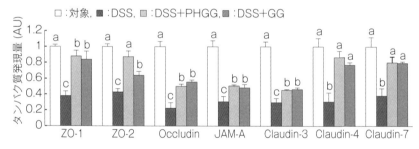

図3-3 大腸炎マウスのTJ発現への食物繊維摂取の影響

平均値±標準誤差（$n=6$）。同一のアルファベットを共有しない群間には有意差が認められる（$p<0.05$）。

(lipopolysaccharide-binding protein) 濃度の上昇も抑えた（図3-2-B）。体内に侵入したLPSは，主に肝臓で合成されるLBPと複合体を形成して血液中を循環するため，LBP濃度も腸管バリア損傷の指標となる。ウエスタンブロット法と蛍光免疫染色法により，TJ構成分子の発現と局在を観察すると，DSS投与によってZO-1，Occludin，Claudin-3，-4，-7の発現や局在が顕著に損傷していたが，グアーガムとPHGGの摂取はこれらの損傷を抑え，TJ構造を保護し

た(図3-3)。グアーガムとPHGGの腸内細菌による資化性は、マンノース鎖長の影響を多少受けるようであるが、いずれの摂取も多くの短鎖脂肪酸(short-chain fatty acid:SCFA)を産生し、それらが生理効果に深くかかわることが知られている。筆者らの実験においても、グアーガムとPHGGを摂取したマウスの糞中の酢酸、プロピオン酸、酪酸の濃度は、摂食開始5日目(DSS投与前)から高値を示し、さらにDSS投与による低下も抑制した。一連のデータから、グアーガムとPHGGによる腸管TJ保護作用には、水溶性食物繊維の持つ物性ではなく、それらの腸内発酵性がかかわると考えられた。

3. SCFAとTJバリア

　SCFAは腸内細菌の主要な代謝産物であり、食物繊維などの糖質から酢酸、プロピオン酸、酪酸が大量に産生される。グアーガムやPHGG摂取による腸管TJ保護作用には、これらSCFAの関与が考えられるが、*in vivo*の実験では、TJ機能にかかわりうる、他の代謝産物や腸内細菌叢の変化による影響と明確に区別することは困難である。そこで、ラットの盲腸組織を2層式のユッシングチャンバー装置に供し、粘膜側から生理的濃度比に近いSCFA(酢酸:プロピオン酸:酪酸=20:10:5, 40:20:10, 80:40:20 mM)を直接作用させて、TJバリアへの影響を観察した[7]。これらのSCFAは、TJバリア強度の指標である経上皮電気抵抗(transepithelial electric resistance:TER)を上昇させ、また上皮の細胞間経路を通過する蛍光色素Lucifer yellow透過速度を減少させた(図3-4)。同様の効果は、ヒト腸管上皮モデルであるCaco-2やT84細胞でも認められ、食物繊維の発酵によって産生するSCFAが腸管上皮のTJバリアを増強することが示された。SCFAのなかでも、酪酸によるTJバリア強化作用については複数の研究が報告されている。現時点ではいまだ統一的な見解は得られていないように感じるが、そのいくつかを紹介したい。Kellyらは、腸管上皮細胞がエネルギー源として酪酸を代謝する時、ミトコンドリアによる酸素消費量が増加し、その低酸素状態によって誘導される低酸素誘導因子1 (hypoxia-

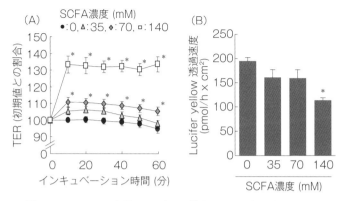

図3-4　ラット盲腸のTJバリア機能への短鎖脂肪酸の影響

平均値±標準誤差（$n=6$）。＊：$p<0.05$，各時間の0 mMに対して有意差が認められる。

inducible factor-1）依存的にTJバリアが高まることを報告している[8]。大腸粘膜内の酸素分圧は，管腔側の上皮に近いほど低く，固有層側ほど高くなることが知られているが，酪酸などのSCFAの産生がない無菌マウスでは，この酸素分圧のグラジエントが消失することも示されている。YanらとFengらは，離乳したブタへの摂食試験，ヒト腸管上皮Caco-2細胞，ブタ腸管上皮IPEC-J2細胞において，酪酸がAkt経路を介してClaudin-3発現を増加させることを報告している[9,10]。Ohataらは，酪酸がリポキシゲナーゼ発現を増加させ，その活性により生成するヒドロキシエイコサテトラエン酸を介してTJバリアを強化することを提案している[11]。また，TJの動的な構築（assembly）を観察する手法として，細胞外のカルシウムイオンを枯渇させてTJ構造をいったん解体（disassembly）し，カルシウムイオンを再供給させるカルシウムスイッチと呼ばれるアッセイ系がある。Caco-2細胞において，カルシウムイオンの再供給とともに酪酸を作用させると，プロテインキナーゼCβやAMPK（AMP-activated protein kinase）の活性化，ミオシン軽鎖のリン酸化の抑制により，TJの構築が促進することも報告されている[12,13]。一方で，酪酸に比べるとプロピオン酸や酢酸による効果の分子機序はほとんど解明しておらず，今後の課題と言える。

4. 食物繊維の摂取と慢性腎臓病マウスのTJバリア

腸管TJバリアの損傷によるエンドトキシンの流入は，血液を循環して各組織にも到達するため，腸管局所の炎症だけでなく全身性の炎症状態にもつながり，種々の疾患の発症や進展にかかわりうる。慢性腎臓病は，腎臓の障害が慢性的に続いている状態を指し，日本における患者数は1,330万人（20歳以上の成人の8人に1人）にのぼり[14]，新たな国民病とも呼ばれている。慢性腎臓病の進展には複数の要因がかかわるが，近年，腸内環境や腸管バリアの異常も重要な要素であることがわかりつつある。これは，体液中で上昇した尿毒症物質が腸管内に流出し，直接的あるいは腸内細菌による代謝を通して腸管バリアを損傷すると考えられている。この時，腸内細菌叢のディスバイオーシス（dysbiosis）も相互にかかわりうることから，腸管バリアを保護したり，腸内細菌叢を改善する食物繊維などの食品成分は，慢性腎臓病を効果的に予防・遅延できる可能性がある。一方で，以前より食物繊維や難消化性オリゴ糖の腎疾患患者への介入試験は，別の観点から実施されている[15]。腎臓の障害によって体内に蓄積する尿毒症物質は100種類近く報告されているが，そのうちのインドキシル硫酸やパラクレジル硫酸などは，腸内細菌の代謝を介して産生される。つまり，腸内細菌叢やその代謝を改善して，これらの尿毒症物質の産生を抑えようとする研究である。しかしながら，食物繊維による腸管バリアへの影響は十分にはわかっていない。マウスやラットにアデニンを含む食餌を摂取させると，その代謝物の2,8-ジヒドロキシアデニンが腎臓組織で結晶化・蓄積して腎機能を障害するため，慢性腎臓病モデルとして広く使用されている。このアデニン誘導性慢性腎臓病マウスは，血中の尿素やクレアチニンの顕著な上昇（図3-5），腎臓組織の炎症関連分子（TNF-α，IL-1β，IL-6など）や線維化関連分子（TGF-β，I型コラーゲンなど）の遺伝子発現量の上昇を示した[16]。このマウスにグアーガムとその部分分解物PHGGを3週間摂取させると，その糖鎖長の違いにかかわらず，これらの腎障害症状を改善した。慢性腎臓病

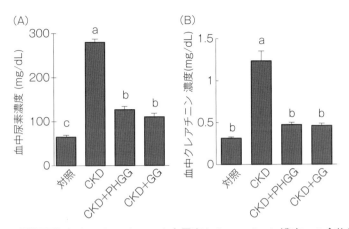

図3-5 慢性腎臓病（CKD）マウスの血中尿素とクレアチニン濃度への食物繊維摂取の影響

平均値±標準誤差（$n=6$-9）。同一のアルファベットを共有しない群間には有意差が認められる（$p<0.05$）。

マウスは，腸管バリアの指標である血中LBP濃度を7～8倍程度上昇させたが，グアーガムとPHGGの摂取は同程度に抑制した。この時ウエスタンブロット法と蛍光免疫染色法により大腸組織のTJ構造の発現と局在を観察したところ，慢性腎臓病マウスではZO-1，Occludin，Claudin-3，-4，-7の発現や局在が顕著に損傷していたが，グアーガムとPHGGの摂取はこれらの損傷を軽減していた（図3-6）。慢性腎臓病において，どのような機序で腸管TJ構造が損傷するのかはほとんどわかっていないが，慢性腎臓病マウスでは，その要因のひとつと推定されている尿素やアンモニアの盲腸内濃度が健常マウスの2～3倍程度に上昇し，グアーガムとPHGGの摂取はこれらの上昇を部分的に抑制していた。またグアーガムとPHGGの摂取は，SCFAの産生も増加させており，尿素やアンモニアの低下とともに，TJ構造の保護にかかわることが提案される。

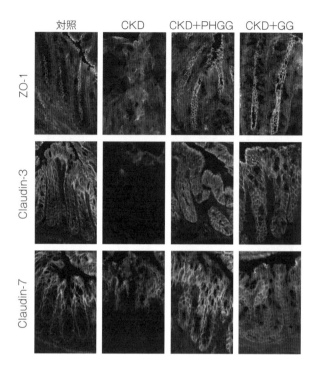

図3-6 慢性腎臓病（CKD）マウスの腸管TJ構造への食物繊維摂取の影響

5. 慢性腎臓病における腸管TJバリア損傷

　慢性腎臓病において，腸管バリア損傷がどのような機序で起きるのか，どの病期で起きるのか，どのように病態の進展にかかわるかなどはほとんど解明されていない。ただし，腸管バリア損傷が慢性腎臓病の初期要因ではないように思える。そもそも慢性腎臓病とは，特定の原因による疾患を定義するものではなく，腎臓機能が慢性的に低下している状態の総称である。原疾患によっても異なるかもしれないが，おそらく，少なくとも軽度の腎障害が先行し，それによる尿毒症物質の蓄積が腸管バリアや腸内細菌叢に影響して，腸管バリアの損傷と腎障害の進行の悪循環を引き起こすと考えられる。では，どのような尿毒

症物質がTJバリアを損傷するのであろうか。Vaziriらは，尿素とウレアーゼをヒト腸管上皮T84細胞に同時に作用させると，細胞の剥離，ZO-1とOccludinの減少を引き起こすことを見いだし，慢性腎臓病における腸管バリア損傷のモデルとして提案している[17]。このモデルは，体液中に蓄積した尿素が腸管内に流出すると，一部の腸内細菌が持つウレアーゼによってアンモニアに代謝されることから着想したようである。確かに，筆者らもこの腸管バリア損傷モデルを再現できたが，尿素からアンモニアが生成する時に細胞培地のpHが~0.5程度上昇していた。検討を重ねたところ，この急激なpHの上昇がバリア損傷に大きく寄与していることがわかった。このようなpH変動は*in vivo*では起きにくいことから，このバリア損傷モデルの妥当性には疑問が残る。そこで筆者らは，TJバリアを損傷させる要因を探る一環として，尿素，アンモニア，尿酸，馬尿酸，インドキシル硫酸，パラクレジル硫酸の6つの尿毒症物質による影響を調べた。すると，60 mMのアンモニアがCaco-2細胞のTERの低下とFD-4透過速度の上昇を引き起こし，TJバリアを損傷した[18]。この時の試験液のpHは7.4付近に調整しており，このバリア損傷はpHの変化によるものではない。健常なマウスやヒトでも，大腸内には一定量のアンモニアが常に産生されているが，生理的濃度に比較的近い30 mM程度までは明確なバリアの損傷は観察されなかったことから，腸管上皮は生理的濃度のアンモニアには耐性を持つ一方で，腎障害などの病態時にアンモニア濃度が上昇すると，腸管バリアが損傷すると考えられた。アンモニアによるバリア損傷の分子機序は十分にはわかっていないが，アンモニアを作用させたCaco-2細胞では，ZO-1，Occludin，Claudin-1，-3が細胞膜画分から減少しており，高濃度のアンモニアはTJ分子の細胞内局在を攪乱するようである（図3-7）。さらに，アンモニアを作用させる1時間前から生理的濃度比に近いSCFA（酢酸：プロピオン酸：酪酸＝7.5：2.5：1.25，15：5：2.5，30：10：5 mM）を作用させると，濃度依存的にアンモニアによるTERの低下とFD-4透過速度の上昇が抑えられた（図3-8）。食物繊維の発酵によって産生するSCFAは，アンモニアが引き起こす腸管バリア障害に対抗できる可能性がある。

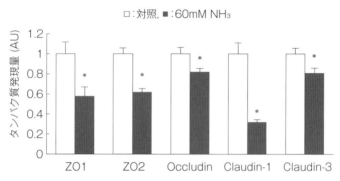

図3-7 腸管上皮のTJ発現へのアンモニアの影響

平均値±標準誤差（$n=6$）。＊：$p<0.05$，対照群に対して有意差が認められる。

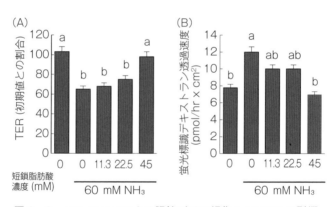

図3-8 アンモニアによる腸管バリア損傷へのSCFAの影響

平均値±標準誤差（$n=6\sim9$）。同一のアルファベットを共有しない群間には有意差が認められる（$p<0.05$）。

6. 慢性腎臓病と腸内フローラ

以前より，慢性腎臓病の患者やマウスの腸内細菌叢が健常人や健常マウスと異なることが報告されている。本節では，特に腸管バリアの調節に関連しそう

な知見について議論したい。ただし腸内細菌叢の変化は，ヒトと実験動物の違い，人種や疾患の進行度，食事（餌）条件などの影響を受けるため，現時点では必ずしも統一的な見解になっていないことは念頭に置かれたい。前節で，大腸内のアンモニア蓄積が腸管バリア損傷の要因の一部を担っている可能性を述べた。KEGG（Kyoto Encyclopedia of Genes and Genomes）によると，125科の菌群が尿素をアンモニアに代謝するウレアーゼを保有していることが報告されている。アメリカカリフォルニア大学のVaziriの研究グループは，末期の腎不全患者では19科の菌群が健常人よりも高値となり，そのうちの12科（*Alteromonadaceae, Cellulomonadaceae, Clostridiaceae, Dermabacteraceae, Enterobacteriaceae, Halomonadaceae, Methylococcaceae, Micrococcaceae, Moraxellaceae, Polyangiaceae, Pseudomonadaceae, Xanthomonadaceae*）がウレアーゼ保有菌であったと報告している[19]。中国の南方医科大学のJiangらは，健常人と比べて末期の腎不全患者において，5科のウレアーゼ保有菌（*Desulfovibrionaceae, Bacteroidaceae, Alcaligenaceae, Pseudomonadaceae, Pasteurellaceae*）が多かったことを報告している[20]。アデニン誘導性慢性腎臓病モデルマウスにおいても，*Desulfovibrionaceae*の占有率が上昇し，グアーガムとPHGGの摂取によって減少していた[18]。各実験により変化する菌群に違いはあるが，腎臓の障害による尿素の腸管流出に伴って，ウレアーゼ保有菌が増加し，TJバリアを損傷するアンモニア産生が高まるのかもしれない。一方で，腸管バリアの保全に重要な役割を持つSCFAの産生に関連する菌叢変化についても検討されている。酪酸の産生にかかわる遺伝子として，ブチレートキナーゼとブチリルCoA：酢酸CoAトランスフェラーゼが知られるが，慢性腎不全患者ではブチレートキナーゼ保有菌の*Lactobacillaceae, Prevotellaceae*の減少が認められている[19]。また，最も典型的な優良菌として知られ，酢酸を産生する*Bifidobacterium*が末期腎不全患者で減少することが日本と中国の研究グループにより報告されている[20]。慢性腎臓病モデルマウスでは，グアーガムとPHGGの摂取により*Bifidobacterium*の減少が改善されていた。慢性腎臓病の進展と腸内細菌叢の関連については，尿素の代謝，アンモニアの産生，尿毒症物質の産生，SCFAの産生および腸管バリアの調節などの観

点から，今後も議論が必要と思われる。

7. おわりに

　食物繊維の摂取と腸管TJバリアの制御について，筆者らの試験結果や他の研究グループからの成果を交えて紹介した。食物繊維の腸内細菌代謝により産生するSCFAが，腸管バリアの維持と保全にとって重要なメディエーターのひとつと考えられるが，その効果の分子機序はいまだ解明されていないことも多い。また，健常時と病態時における役割も区別して考える必要がある。腸内細菌叢およびその代謝産物がTJバリアの調節にかかわることは疑う余地はないが，膨大な種類の代謝産物のなかで研究が進んでいるものはSCFAや胆汁酸などに限定される。また，食物繊維の物理化学的な性質や直接的な効果も，現時点ではほとんど探索されていないようである。腸内細菌による代謝を受ける前および後に及ぼす影響を併せて理解することにより，腸管TJバリアの制御における食物繊維の役割の全貌を明らかにできると考えられる。

文　献

1) Suzuki T. : Regulation of intestinal epithelial permeability by tight junctions. Cell Mol Life Sci 2013 ; 70 ; 631-659.
2) Holmes J.L., Van Itallie C.M., Rasmussen J.E. et al. : Claudin profiling in the mouse during postnatal intestinal development and along the gastrointestinal tract reveals complex expression patterns. Gene Expr Patterns 2006 ; 6 ; 581-588.
3) Chiba H., Osanai M., Murata M. et al. : Transmembrane proteins of tight junctions. Biochim Biophys Acta 2008 ; 1778 ; 588-600.
4) Barmeyer C., Fromm M. and Schulzke J.D. : Active and passive involvement of claudins in the pathophysiology of intestinal inflammatory diseases. Pflugers Arch 2017 ; 469 ; 15-26.
5) Vetrano S., Rescigno M., Cera M.R. et al. : Unique role of junctional adhesion

molecule-a in maintaining mucosal homeostasis in inflammatory bowel disease. Gastroenterology 2008；135；173-184.
6) Hung T.V. and Suzuki T.：Dietary fermentable fiber reduces intestinal barrier defects and inflammation in colitic mice. J Nutr 2016；146；1970-1979.
7) Suzuki T., Yoshida S. and Hara H.：Physiological concentrations of short-chain fatty acids immediately suppress colonic epithelial permeability. Br J Nutr 2008；100；297-305.
8) Kelly C.J., Zheng L., Campbell E.L. et al.：Crosstalk between microbiota-derived short-chain fatty acids and intestinal epithelial HIF augments tissue barrier function. Cell Host Microbe 2015；17；662-671.
9) Feng W., Wu Y., Chen G. et al.：Sodium butyrate attenuates diarrhea in weaned piglets and promotes tight junction protein expression in colon in a GPR109A-dependent manner. Cell Physiol Biochem 2018；47；1617-1629.
10) Yan H. and Ajuwon K.M.：Butyrate modifies intestinal barrier function in IPEC-J2 cells through a selective upregulation of tight junction proteins and activation of the Akt signaling pathway. PLoS One 2017；12；e0179586.
11) Ohata A., Usami M. and Miyoshi M.：Short-chain fatty acids alter tight junction permeability in intestinal monolayer cells via lipoxygenase activation. Nutrition 2005；21；838-847.
12) Miao W., Wu X., Wang K. et al.：Sodium butyrate promotes reassembly of tight junctions in Caco-2 monolayers involving inhibition of MLCK/MLC2 pathway and phosphorylation of PKCβ2. Int J Mol Sci 2016；17；pii：E1696.
13) Peng L., Li Z.R., Green R.S. et al.：Butyrate enhances the intestinal barrier by facilitating tight junction assembly via activation of AMP-activated protein kinase in Caco-2 cell monolayers. J Nutr 2009；139；1619-1625.
14) 日本腎臓学会（編）：CKD診療ガイド2012, 東京医学社, 2012.
15) Ramezani A. and Raj D.S.：The gut microbiome, kidney disease, and targeted interventions. J Am Soc Nephrol 2014；25；657-670.
16) Hung T.V. and Suzuki T.：Dietary fermentable fibers attenuate chronic kidney disease in mice by protecting the intestinal barrier. J Nutr 2018；148；552-561.
17) Vaziri N.D., Yuan J. and Norris K.：Role of urea in intestinal barrier dysfunction and disruption of epithelial tight junction in chronic kidney disease. Am J Nephrol 2013；37；1-6.

18) 鈴木卓弥：腸腎連関と食物繊維-腸管バリアとの関わり．第72回日本栄養・食糧学会大会 講演要旨集, 2018, p172.
19) Wong J., Piceno Y.M., DeSantis T.Z. et al.：Expansion of urease- and uricase-containing, indole- and p-cresol-forming and contraction of short-chain fatty acid-producing intestinal microbiota in ESRD. Am J Nephrol 2014；39；230-237.
20) Jiang S., Xie S., Lv D. et al：Alteration of the gut microbiota in Chinese population with chronic kidney disease. Sci Rep 2017；7；2870.

第2編

腸内細菌の代謝産物を介したクロストーク

第4章 大腸内短鎖脂肪酸の吸収と代謝
　　　—^{13}C呼気分析法による解析
　　　　　　　　　　　　　　　　　　　　　　　（宮田富弘）
第5章 盲腸静脈血，門脈血，末梢血中濃度から予測する
　　　大腸内短鎖脂肪酸生成量
　　　　　　　　　　　　　　　　　　　　　　　（塚原隆充）
第6章 炎症性腸疾患における腸内代謝物の異常と
　　　そのメカニズム
　　　　　　　　　　　　　　　　　　　（山田恭央，長谷耕二）
第7章 大豆イソフラボン代謝産物エクオールと腸内細菌
　　　　　　　　　　　　　　　　　　　（石見佳子，東泉裕子）
第8章 大腸水素による*in vivo*レドックス制御とその生理的意義
　　　　　　　　　　　　　　　　　　　　　　　（西村直道）

　第2編では，食事成分や生体物質を基質にした腸内細菌の代謝産物を介し，宿主と細菌が相互に作用し，互いの代謝に影響を与えることで生じる生理変化について議論した。ヒトの大腸には体細胞数を凌駕する細菌が，地球上で最も高密度に存在する。大腸で細菌は常に栄養源を得られる一方，宿主も細菌から代謝産物を介して多くの恩恵を得ることにより，相利共生関係が成立している。大腸管腔内の酸素分圧は極めて低いため，嫌気性細菌を中心に生態系が形成さ

れ，ひとつの「組織」と呼べるような群集による代謝が成り立っている。代謝機能を考えれば，肝臓に匹敵するとも言われている。したがって，この「組織」の異常は生体に機能障害をもたらしうる。この「組織」を健全に保つことが健康の維持に不可欠と考えられる。「組織」と宿主とのクロストークはさまざまな方法で行われており，代謝産物，すなわち発酵産物はそのひとつである。

　大腸発酵産物と言っても多様であり，大腸であれば短鎖脂肪酸（SCFA），ガス成分（水素やメタンなど），アンモニアなどが代表的である。SCFAの宿主に対する生理作用は1990年代から盛んに行われ，大腸上皮のエネルギー源としての酪酸の役割や，酪酸の抗腫瘍活性などについて研究が進んできた。一方，近年SCFAによる免疫系の修飾が見いだされ，新しいSCFAの生理機能に関する研究が熱を帯びている。第4章から第6章ではSCFAに関係する内容を取り上げた。最初に安定同位元素を利用しSCFAのエネルギー代謝を簡便かつ非侵襲的に捉える方法を紹介し，その手法で解析したSCFAの生体利用性や今後の研究への可能性を議論した（第4章）。次に，大腸内容物のSCFA測定によるSCFA生成量の推定に潜む問題点を取り上げ，腸内細菌叢が食事変化等に適応する時間を要する点や大腸からSCFAが速やかに吸収される点に注意する必要性を解説し，SCFA生成量の推定に適した新規測定法を紹介した（第5章）。さらに，SCFAによる腸管バリア機能と免疫系の修飾について概説し，腸内細菌叢の攪乱や細菌によるムチン利用の変化に伴うSCFA生成の変化と炎症性腸疾患の関係について紹介し，議論した（第6章）。

　SCFA以外の発酵産物の研究は活況を呈するほどではないが，研究は進められており，それらが宿主に与える影響も無視できない。第7章では，腸内細菌によるイソフラボンからエクオールへの変換について概説した後，エクオールの骨代謝に及ぼす影響について実験動物とヒトを対象とした研究をもとに議論した。第8章では，これまでに何ら生理作用を有すると考えられていなかった分子状水素について取り上げ，大腸発酵で多量に生み出される分子状水素が*in vivo*でも還元性を発揮し，酸化ストレス軽減に寄与することを紹介した。

（西村直道）

第4章　大腸内短鎖脂肪酸の吸収と代謝
　　　　—^{13}C呼気分析法による解析

宮田富弘[*]

1. ^{13}C呼気分析法の概要

(1) はじめに

　酢酸（AA），プロピオン酸（PA），n-酪酸（BA）などの短鎖脂肪酸（short-chain fatty acid：SCFA）の生理作用については，in vitroあるいはin vivoでの多くの研究があり，それらは分子レベルで解明されてきている[1-4]。in vivoでのSCFAの吸収・代謝・体内動態についても，放射性同位体^{14}Cで標識したSCFAを用いた研究[5,6]が行われており，最近では安定同位体^{13}Cで標識したSCFAを用いた研究も増えてきている。このようなin vivoでの研究で用いられている手法のひとつに，^{13}C呼気分析法がある。^{13}C呼気分析法は，^{13}Cで標識された化合物（[^{13}C] 標識化合物）を投与した後，体内で生成し呼気に排泄された$^{13}CO_2$を回収して分析する。大腸内で生成したSCFAは，大腸から吸収された後，大部分がエネルギーとして消費されCO_2を生成する[1]。それゆえ，^{13}Cで標識されたSCFA（[^{13}C] SCFA）を用いて生成したCO_2を^{13}C呼気分析法で分析することで，in vivoでの大腸からのSCFAsの吸収や代謝などを明らかにできる。$^{13}CO_2$の測定法には，NMRやGC-MSを用いて^{13}Cを直接測定する方法や，赤外線吸光分析により呼気の$^{13}CO_2/^{12}CO_2$存在比の変化を測定する方法（$^{13}CO_2$赤外線吸光分析法）がある。このうち$^{13}CO_2$赤外線吸光分析法は，[^{13}C] 標識化合物の取扱いが容易であり，呼気を直接検体として利用できる簡便な方法として種々の臨床検査に応用されている。例えば，[^{13}C] 尿素呼気試験法はピロリ

[*]　川崎医療福祉大学医療技術学部臨床栄養学科

菌の感染診断法として確立している。また，適当な[^{13}C]標識化合物を用いることで胃排出能，消化や吸収，肝における代謝など，さまざまな生体機能を調べることも可能である[7,8]。ラットを用いた実験系での^{13}C呼気分析法も考案[9]されており，薬物の動態[9]やタンパク質必要量の推定に用いられている[10]。

筆者らは，ラットを用いた^{13}C呼気分析法により，*in vivo*での[^{13}C]SCFAsの大腸からの吸収や代謝について定量的な解析を試みたので紹介したい。

(2) [^{13}C]SCFAsを用いた^{13}C呼気分析法の一般的な指標

^{13}C呼気分析法では，投与した[^{13}C]標識化合物が消化管からの吸収，肝における代謝，肺からの排泄を経て$^{13}CO_2$として呼気中に現れ，呼気中$^{13}CO_2/^{12}CO_2$比が増加することを利用する。[^{13}C]標識化合物には，1位の炭素が^{13}Cで標識された[1-^{13}C]AA-Na，[1-^{13}C]PA-Naおよび[1-^{13}C]BA-Naを用いた。これらをそれぞれ生理食塩水に溶解して，[1-^{13}C]AA溶液（pH7.6），[1-^{13}C]PA溶液（pH7.7）および[1-^{13}C]n-BA（pH8.0）溶液を調製した。^{13}C呼気分析は，Uchidaらの方法[9]に準じた機器を用いて行った

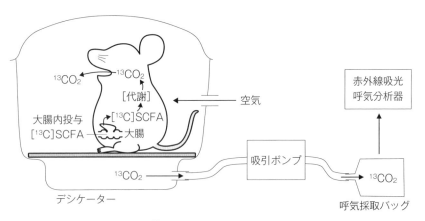

図4-1　^{13}C呼気分析と呼気収集装置の構成

[1-^{13}C]SCFAを投与したラットをデシケーターに入れ，デシケーター底部に溜まる呼気CO_2をポンプで吸引し，一定時間ごとに呼気採取バッグに収集した。呼気$^{13}CO_2$濃度は呼気赤外線分光分析装置で測定した。標準混合ガス（95% O_2/5% CO_2）を基準CO_2ガスとして，呼気中の$^{13}CO_2$の増加量（Δ$^{13}CO_2$‰）を測定した。

（図4-1）。[1-^{13}C] SCFAを投与したラットをデシケーターに入れ，デシケーター底部に溜まる呼気CO_2をポンプで吸引し，一定時間ごとに呼気採取バッグに収集した。呼気$^{13}CO_2$濃度は呼気赤外線分光分析装置で測定した。標準混合ガス（95% O_2/5% CO_2）を基準CO_2ガスとして，呼気中の$^{13}CO_2$の増加量（$\Delta^{13}CO_2$‰）を測定した。

図4-2-Aは，15 μmolの[1-^{13}C] PAを大腸内に投与した場合に得られた$^{13}CO_2$濃度の変化である。投与後直ちに呼気に$^{13}CO_2$が出現し，最大値に達した後は徐々に低下する。^{13}C呼気分析法では，$^{13}CO_2$濃度（$\Delta^{13}CO_2$‰）の最大値（C_{max}）とC_{max}に到達した時間（T_{max}）が，一般的な指標として用いられている。得られた$^{13}CO_2$濃度の変化グラフの曲線下面積（area under the curve：AUC，$\Delta^{13}CO_2$‰・L）は，排出された$^{13}CO_2$総量（≒$^{13}CO_2$まで代謝されたSCFAの総量）を反映しており，重要な指標となる。この図の縦軸を濃度の対数（Log）に変換して片対数グラフにすると，図4-2-Bになる。大腸内に投与したSCFAは徐々に吸収・代謝されてCO_2として排出されるので，曲線部分（0〜90分）は投与したSCFAの吸収・代謝（生成したCO_2の排泄も含む）を示す部分である。吸引速度が一定なので，$^{13}CO_2$の出現終了後（90〜240分）はほぼ直線となる。図中の直線A（破線）は，約90〜240分の実測値から外挿したものであり，デシケーターに蓄積した$^{13}CO_2$の除去を示している（消失相）。図中の直線B（○）は，直線Aから実測値を差し引いた値をプロットしたものである。この直線は，ラットから排泄されデシケーター内に出現する$^{13}CO_2$の推移を示しており（出現相），投与したSCFAの吸収・代謝を反映している。速やかに吸収・代謝される場合などはこのような直線になる。この直線より，投与したSCFAの吸収と代謝がほぼ終了し，生成した$^{13}CO_2$の大部分がラットの体外に排泄されるまでのおおよその時間が推定できる。なお，後で示すように直線にならない場合もある。

78　第4章　大腸内短鎖脂肪酸の吸収と代謝

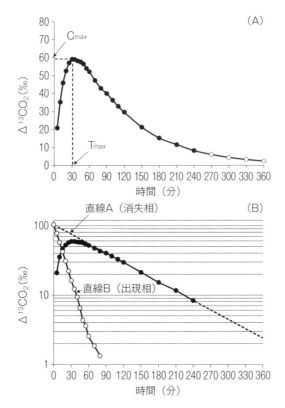

図4-2　[1-^{13}C] SCFAを投与後の$^{13}CO_2$濃度の変化と指標
A：プロピオン酸（PA）大腸内投与後の変化。●：実測値の平均値（$n=8$），○：外挿値（270〜360分）。
B：Aの片対数（Log）グラフ。$^{13}CO_2$濃度を対数（Log）変換した。

(3) ^{13}C回収率と代謝率の概算

1) ^{13}C 回 収 率

投与した［^{13}C］SCFAの代謝率を求めるためには，投与した［^{13}C］SCFAがすべて酸化された場合に生成する$^{13}CO_2$量（＝最大量）を反映した値が必要となる。しかし，本研究で用いた^{13}C呼気分析法ではそれを直接測定することができず，定量性に難がある。この問題を解決するために，次のような方法を考

案した．

　[1-^{13}C] SCFA は炭素1つのみが^{13}C であることから，完全に酸化された場合の [1-^{13}C] SCFAと生成した^{13}CO$_2$のモル比は1：1である．一方，[^{13}C] 重炭酸Na（[^{13}C] SB）は弱酸塩であり，硫酸のような強酸と反応させると^{13}CO$_2$が発生する（式①）．

$$2\,NaH^{13}CO_3 + H_2SO_4 \rightleftarrows 2\,Na^+ + SO_4^{2-} + 2\,H_2O + 2^{13}CO_2\uparrow \cdots\cdots ①$$

　式①より，投与した [^{13}C] SBと発生した^{13}CO$_2$のモル比は1：1である．同じモル量であれば，[1-^{13}C] SCFAが完全に酸化されて生成する^{13}CO$_2$量と [^{13}C] SBから生成する^{13}CO$_2$量は等しくなる．それゆえ，投与した [1-^{13}C] SCFA と同モルの [^{13}C] SBから生成する^{13}CO$_2$を基準（最大値）として比較することで，間接的ではあるが，体内に投与した [1-^{13}C] SCFAの^{13}C回収率を求めることができる．そこで，7.5 μmol，15 μmolおよび30 μmolの [^{13}C] SBをデシケーター内で0.2 M硫酸溶液と反応させ，発生する^{13}CO$_2$を測定し，それぞれのAUCから回帰式を求めた（図4-3-A，B）．例えば，15 μmolの [1-^{13}C] SCFA を用いた場合は，回帰式から算出した1,386‰・Lを最大^{13}C回収率（＝100％）として^{13}C回収率の概算に用いた．[1-^{13}C] SCFAの^{13}CO$_2$としての回収率（^{13}C回収率）は，以下の式②より得ることができる．

$$^{13}C回収率(\%) = (15\,\mu mol [1-^{13}C]SCFAを大腸内投与後のAUC/1,386) \times 100 \cdots\cdots ②$$

2）代　謝　率

　本研究で用いた^{13}C呼気分析法でも，投与した [1-^{13}C] SCFAの^{13}C回収率を求めることができ，定量的な解析が可能となった．しかし，血液中のCO$_2$はすべてが呼気中に排泄されるのではなく，一部は体液の炭酸平衡のために保持されたり，他組織で保持されたりする．例えば，ヒトでは血液中に投与されたSB由来のCO$_2$のうち，約20％が呼気に排泄されずに長く体内に留まる[11]．大腸内に投与した [^{13}C] SCFAの代謝率（≒^{13}CO$_2$生成率）を概算するには，血液中に存在する^{13}CO$_2$の呼気への排泄率を求めて，その値で^{13}C回収率を補正す

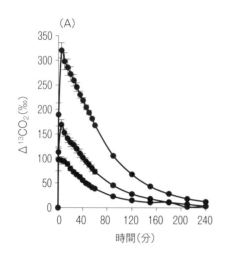
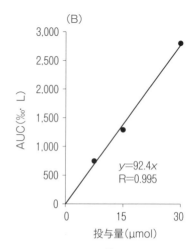

図4-3 ［^{13}C］重炭酸Na(SB)投与量と希硫酸との反応で発生した$^{13}CO_2$の用量応答
A：発生した$^{13}CO_2$の変化，B：SB投与量とAUCとの関係．
7.5 µmol，15 µmolおよび30 µmolの［^{13}C］SBをデシケーター内で0.2 M硫酸溶液と反応させ，発生する$^{13}CO_2$を測定した．平均値±標準誤差（$n = 4 \sim 8$）．

る必要がある．血液中の$^{13}CO_2$の呼気排泄率は，ヒトにおいて詳細に検討されている．静脈内投与した［^{13}C］SBの$^{13}CO_2$排泄率は，単回投与では52～79％であるが，炭酸平衡が保持されるようにゆっくりと連続的に静注した場合では70～94％と，より高値となる[12]．［^{13}C］SBの静脈内単回投与で$^{13}CO_2$排泄率が低くなる原因のひとつは，アルカローシスが生じるためである．ラットに［^{13}C］SBを静脈内あるいは腹腔内に投与したところ，$^{13}CO_2$排泄率は静脈内投与で53±4％，腹腔内投与で75±3％であった．静脈内投与した場合と腹腔内投与した場合の$^{13}CO_2$の呼気排泄率は，それぞれヒトで報告された単回投与の値と連続投与の値と近い．［^{13}C］SCFAの代謝率の概算にあたっては，アルカローシスを引き起こしにくく，より精度が高いと考えられる腹腔内投与の呼気排泄率（75％）を補正値として用いた．［^{13}C］SCFAsの代謝率を以下の式で算出した．

［^{13}C］SCFAsの代謝率(％) = (［^{13}C］SCFAsの^{13}C回収率/0.75)×100……③

2. ［1-¹³C］SCFAを大腸内投与後の［1-¹³C］の体内動態の解析

（1）投与後に排泄された¹³CO₂濃度の変化

　大腸内に投与した［1-¹³C］SCFA由来の［1-¹³C］の体内動態について検討した。大腸内へ直接投与するために，ラットに回腸瘻孔手術[13]を施し，精製飼料（AIN93Gに準拠）で飼育した。¹³C呼気分析の際は，前日の夕方（17：00）から絶食させた。［1-¹³C］SCFA溶液は，ゾンデを用いてラットの回腸造瘻部から大腸内に投与した。大腸内に15 μmolの［1-¹³C］AA，［1-¹³C］PAまたは［1-¹³C］BAを投与すると，C_{max}はAAやBAに比べてPAで有意に高値を示した（図4-4）。SCFAごとの¹³CO₂濃度を対数（Log）変換した片対数グラフが図4-5-A（［1-¹³C］AA），図4-5-B（［1-¹³C］BA）ならびに図4-2-B（［1-¹³C］PA）である。AA，PAおよびBAともに出現相は直線となった。これは，吸収と代謝組織への分布が速やかであることを示唆しており，大腸ではSCFAsの大部分が速やかに吸収されるというこれまでの知見と一致

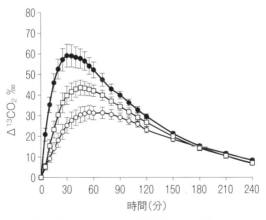

図4-4　［1-¹³C］SCFAを大腸内投与後の¹³CO₂濃度の変化

［1-¹³C］酢酸（○），［1-¹³C］プロピオン酸（●）あるいは［1-¹³C］酪酸（□）を大腸内に投与（15 μmol/0.2 mL/250 gBW）した。平均値±標準誤差（$n=8$）。

82　第4章　大腸内短鎖脂肪酸の吸収と代謝

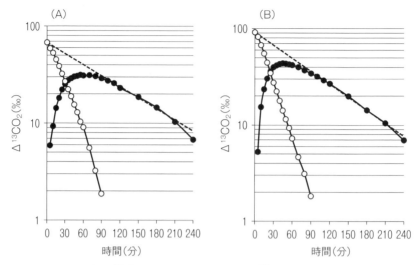

図4-5　[1-^{13}C] SCFAを大腸内投与後の$^{13}CO_2$濃度（Log）の変化
A：[1-^{13}C] 酢酸（AA），B：[1-^{13}C] 酪酸（BA），
●：実測値，○：出現相，---：消失相．
図4-4で用いた$^{13}CO_2$濃度を対数（Log）変換した．[1-^{13}C] プロピオン酸については図4-2-Bに示した．平均値（$n=8$）．

している[14]．また，AA，PAおよびBAの大部分が代謝されて$^{13}CO_2$出現が終了するまでの時間は，それぞれ125分，75分および110分と推定され，PAは他より約35〜50分ほど速い．これらの [1-^{13}C] SCFAのいずれも，投与量とC_{max}との間に直線的な用量依存性がある[15]．ラットの大腸内にはSCFAsが50〜80 mM前後で存在しており，その割合はAA：60〜75％，PA：15〜25％，BA：10〜15％である[14, 16]．大腸内の生理的な濃度範囲であれば，SCFAは速やかに吸収され，吸収後のSCFAの代謝能力も十分に余裕がある．

（2）大腸内投与した [1-^{13}C] SCFAの代謝率

AA，PAならびにBAの代謝率は，それぞれ50％，77％ならびに62％であった．（表4-1）．健常なヒトに [^{13}C]-SCFAを入れた結腸送達カプセルを投与して，AA，PAおよびBAの体内での代謝や変換がIR-MSを用いて定量的に解析されている[17]．結腸に投与後12時間以内に，PAの86％がCO_2に変換され，

表4-1 大腸内投与した［1-^{13}C］SCFAのC_{max}，AUC，呼気^{13}C回収率および代謝率

	C_{max}（‰）	AUC（‰・L）	^{13}C回収率（%）	代謝率（%）
酢酸（AA）	33.0±3.2[a]	524±43[a]	38±3[a]	54±4[a]
プロピオン酸（PA）	59.9±5.4[b]	806±41[b]	58±3[b]	83±4[b]
酪酸（BA）	45.0±3.3[c]	642±40[a]	46±3[a]	62±4[a]

それぞれ15 μmol/0.2 mL/250 gBWを大腸内に投与した。平均値±標準誤差（$n=6\sim8$）。[a~c]：データ間の有意差（$p<0.05$）を示す。

そのうち47%が呼気中に回収され，残りは重炭酸塩プールに保持された。AAは60%がCO_2に変換され，そのうち33%が呼気中に回収された。BAは33%がCO_2に変換され，そのうち18%が呼気中に回収された。AAやBAと比べてPAの代謝率が高いという傾向は，本実験の結果と一致している。AAやPAは，大腸上皮細胞に吸収された後，一部が上皮細胞によって消費され，大部分は門脈から肝臓に入る。PAが腸管糖新生によりグルコースに変換されることが明らかになっている[18]。大腸内に投与した［1-^{13}C］PAから生成された$^{13}CO_2$には，PAが消化管でグルコースに変換された後，グルコースの酸化過程で生じたCO_2も含まれているかもしれない。BAは大部分が大腸上皮細胞のエネルギーとして消費され，血液中にはほとんど流入しない[19]。大腸に投与した［1-^{13}C］BAから呼気に出現する$^{13}CO_2$のほとんどは，大腸上皮細胞での代謝で生成したと考えられる。

（3）吸収後の［1-^{13}C］SCFAの代謝動態

1）［1-^{13}C］SCFAの静脈内投与と腹腔内投与の比較

ラットに［^{13}C］AA，［^{13}C］PAあるいは［^{13}C］BAを静脈内投与した後，血中濃度はいずれも急激に上昇し30分以内に一定値に達する[20]。静脈に投与した［1-^{13}C］SCFAは急速に全身に分布することから，この時出現する$^{13}CO_2$は，［^{13}C］SCFAが血液中に分布した後の代謝（酸化）状況を反映している。しかし，大腸内から吸収されたSCFAは門脈に入り，大部分が肝臓で代謝され（初

表4-2 静脈内投与あるいは腹腔内投与した［1-^{13}C］SCFAのC_{max}，AUC，^{13}C回収率および代謝率

	投与	C_{max}(‰)	AUC(‰・L)	^{13}C回収率(%)	代謝率(%)
酢酸（AA）	iv	63.5 ± 0.6	695 ± 21	50 ± 2	67 ± 2
	ip	68.2 ± 0.5*	877 ± 40*	63 ± 3*	85 ± 4*
プロピオン酸(PA)	iv	78.1 ± 2.3	778 ± 18	56 ± 3	80 ± 5
	ip	95.0 ± 5.6*	1071 ± 50*	77 ± 4*	103 ± 5*

iv：静脈内投与，ip：腹腔内投与。それぞれ15 µmol/0.2 mL/250 gBWを投与した。平均値±標準誤差（$n = 5$），*：$p<0.05$（iv vs. ip）。

回通過効果），全身を循環する割合は小さい（体循環到達前消失）。これに対して，尾静脈に投与したSCFAは直後には肝臓を通過せず，全身を循環してから肝臓で代謝されるので初回通過効果が生じない。そこで，初回通過効果の影響を検討するために，［1-^{13}C］AAと［1-^{13}C］PAについて静脈内投与した場合と腹腔内投与した場合を比較した（表4-2）。腹腔内投与では，SCFAの大部分は消化管や腸管膜の毛細血管から吸収されて門脈に入るので，その結果は大腸から吸収されたSCFAの代謝を反映していると考えられる。腹腔内投与では，AAとPAのどちらもAUCや代謝率は静脈投与に比べて高くなった（表4-3）。静脈投与では肝臓での初回通過効果が反映されないので，SCFAの代謝率が低くなったと考えられる。

　腹腔内投与のAUCを用いて概算すると，［1-^{13}C］AAの代謝率は85％であった。門脈に入ったAAは内因性のAAと混ざり，その約70％以上が肝臓に取り込まれ，アセチル-CoAを経てTCA回路でCO_2となるが，すべてがエネルギーとなるのではなく，肝臓でさまざまな代謝物に変換される[1]。［1-^{13}C］PAの代謝率は，ほぼ100％であった。これは，PAの［1-^{13}C］のすべてが酸化されたことを示しており，大腸から吸収されたPAは肝臓での初回通過でほとんどが代謝されることを反映している。吸収したPAは肝臓で大部分が代謝され，末梢の血液中には低濃度でしか存在しない[21]。［1-^{13}C］PAは主に糖新生経路に入り代謝されるが，これについては後述の（6）でさらに考察する。一方，投与した［1-^{13}C］PAによる代謝亢進が，高い代謝率に寄与している可能性もある。PAが交感神経を刺激し，エネルギー消費が高まることが明らかにされている[22]。

表4-3 大腸内に投与した [1-^{13}C] SCFAの吸収率

	吸収率（％）
酢酸（AA）	60 ± 5
プロピオン酸（PA）	75 ± 4 *
酪酸（BA）	(62 ± 4)[1]

平均値±標準誤差（$n=8$），*：$p<0.05$（AA vs. PA）。
AAとPAの吸収率は，次式よりに算出した。
吸収率（％）=（大腸内投与でのAUC/腹腔内投与でのAUC）×100
[1]：BAの代謝率（表4-1）を吸収率と等しいとみなした。

（4）大腸内に投与した [1-^{13}C] SCFAの吸収率

　初回通過効果の影響を考慮すると，大腸内投与したAAやPAの吸収率を求めるには，腹腔内投与した [^{13}C] SCFAのAUCと比較することが望ましい。腹腔内投与した場合のAUCと大腸内投与した場合のAUCを比較すれば，大腸内に投与したSCFAのうち吸収されて全身循環に入り代謝されたSCFAの割合（生物学的利用率）がわかる。そして，それはほぼ吸収率と考えてよい。大腸内投与したAAおよびPAの吸収率は，それぞれ約60％と約75％となった（表4-3）。なお，BAは大腸上皮で消費されるので，大腸内に投与したBAの代謝率である約62％が吸収率とほぼ等しいと考えられる。^{14}Cで標識したAA，PAおよびBAを盲腸内に投与して呼気から回収された^{14}CO$_2$を測定した研究では，盲腸内に投与したSCFAのCO$_2$への代謝率は，24時間内で，AAとPAでは約70％，BAは約60％であった[5]。筆者らの実験では盲腸内に投与したSCFAは約120分までに代謝がほぼ終了しており，無麻酔下での吸収はかなり速いと考えられる。回腸瘻孔から投与した [^{13}C] SCFAは，盲腸上皮と盲腸内容物の間に流れ込むため，盲腸上皮との接触が速かったことが寄与している可能性もある。

（5）大腸内に投与した [1-^{13}C] PAと [2-^{13}C] PAの代謝率

　SCFAの [1-^{13}C] はカルボキシル基にあり，2位の炭素（以下 [2-^{13}C]）は

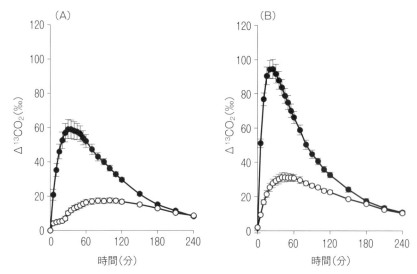

図4-6 大腸内投与あるいは腹腔内投与における [1-^{13}C] プロピオン酸 (PA) と [2-^{13}C] PAの^{13}CO$_2$濃度の変化
A:大腸内投与,B:腹腔内投与。
[1-^{13}C] PA (●) あるいは [2-^{13}C] PA (○) を投与 (15 μmol/0.2 mL/250 gBW) した。平均値±標準誤差 ($n=6$)。

表4-4 大腸内投与あるいは腹腔内投与した [2-^{13}C] プロピオン酸 (PA) のC$_{max}$, AUC, ^{13}C回収率および代謝率

投与経路	C$_{max}$(‰)	AUC(‰・L)	^{13}C回収率(%)	代謝率(%)
大腸内投与	19.4 ± 1.7	456 ± 34	33 ± 2	44 ± 3
腹腔内投与	32.3 ± 2.4*	652 ± 21*	47 ± 2*	63 ± 2*

それぞれ15 μmol/0.2 mL/250 gBWを投与した。平均値±標準誤差 ($n=6$), *:$p<0.05$。

アシル基にある。SCFAsの分子内の炭素は結合位置によって,代謝にどの程度の違いがあるのだろうか。標識位置の異なる [^{13}C] SCFAを用いれば,SCFA分子内の炭素の位置ごとのCO$_2$への代謝率を概算することができる。そこで,[2-^{13}C] PAを大腸内投与あるいは腹腔内投与し,[2-^{13}C] の動態を [1-^{13}C] PAと比較した (図4-6および表4-4)。[2-^{13}C] PAの大腸内投与では,^{13}CO$_2$の出現は [1-^{13}C] PAと比べて緩やかであり,AUCは有意に低値を

示した。腹腔内投与した場合も，［1-^{13}C］PAと比べて［2-^{13}C］PAではC_{max}とAUCが有意に低値を示した。［2-^{13}C］PAの大腸内投与の代謝率と腹腔内投与の代謝率は，それぞれ44％と63％であった。［1-^{13}C］と［2-^{13}C］は同一分子内にあるので，［1-^{13}C］SCFAの吸収率は［2-^{13}C］SCFAの吸収率と等しいはずである。大腸内に投与した［2-^{13}C］PAの吸収率は約70％と概算され，［1-^{13}C］PAの吸収率75％（表4-3）と数％の違いはあるものの，ほぼ近い値であった。それゆえ，大腸内投与した［1-^{13}C］PAと［2-^{13}C］PAの代謝率の違いは，吸収後のPAの炭素の結合位置による酸化の違いを反映していることになる。

（6）大腸内に投与した［1-^{13}C］PAと［2-^{13}C］PAの代謝動態

　吸収されたPAは，肝臓でスクシニル-CoAに変換されてTCA回路の中間体となる。低濃度のPAの投与であっても肝臓におけるTCA回路の中間体の濃度は2〜3倍に上昇し，糖新生は20〜100％増加する[23]。TCA回路では，スクシニル-CoAより生成するコハク酸は対称性のある構造をしているため，PA由来の［1-^{13}C］の一部はTCA回路で切り離されて$^{13}CO_2$になる。残りの［1-^{13}C］には，糖新生でのオキサロ酢酸からホスホエノールピルビン酸への変換でも切り離されて$^{13}CO_2$になる部分もある。さらに，ホスホエノールピルビン酸からピルビン酸への変換（リサイクル経路）も亢進しているので，一部はピルビン酸からアセチルCoAを経てTCA回路でも代謝される[23]。他方，糖新生に入ったPAの［2-^{13}C］の一部はリサイクル経路に入ってTCA回路で酸化され，残りの［2-^{13}C］はグルコースの炭素となって血中を循環して末梢組織に取り込まれ，その後の糖代謝過程で切り離されて$^{13}CO_2$となる。図4-7は，図4-6のグラフを片対数グラフにしたものである。［1-^{13}C］PAでは，大腸内投与（図4-7-A）と腹腔内投与（図4-7-A）のどちらも出現相がほぼ直線になっている。これは［1-^{13}C］PAの吸収と代謝が速やかであったことを示している。これに対して，［2-^{13}C］PAでは，大腸内投与（図4-7-C）と腹腔内投与（図4-7-D）ともに出現相が曲線になっている。［2-^{13}C］の酸化過程には，

88 第4章 大腸内短鎖脂肪酸の吸収と代謝

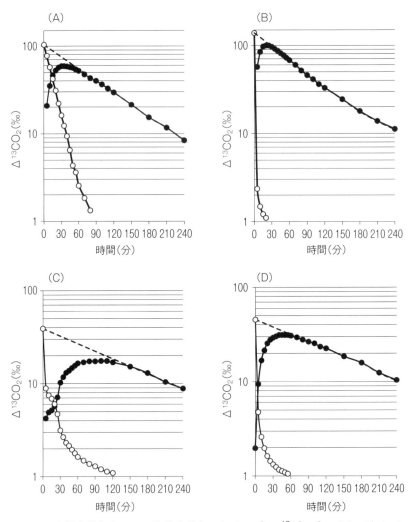

図 4-7 大腸内投与あるいは腹腔内投与における [$1-^{13}C$] プロピオン酸 (PA) と [$2-^{13}C$] PAを投与後の$^{13}CO_2$濃度 (Log) の変化
A：[$1-^{13}C$] PA（大腸内投与），B：[$1-^{13}C$] PA（腹腔内投与），C：[$2-^{13}C$] PA（大腸内投与），D：[$2-^{13}C$] PA（腹腔内投与）。
●：実測値，○：出現相，---：消失相。
図 4-5 で用いた$^{13}CO_2$濃度を対数 (Log) 変換した。平均値 ($n=8$)。

[1-^{13}C]と同じ吸収後に急速に分布し代謝される相と，[1-^{13}C]とは異なりゆっくりと分布し代謝される相があることを示唆している。これらの相は，それぞれ肝臓での急速な酸化と糖新生によりグルコースとなって末梢に取り込まれての酸化を反映していると考えられる。実際には，PAから生成したCO_2と糖新生経由のグルコースの酸化で生じたCO_2を厳密に区別することはできないが，[1-^{13}C] PAの代謝率と[2-^{13}C] PAの代謝率から大まかな代謝割合を概算した。[1-^{13}C] PAと[2-^{13}C] PAの吸収率の平均値から大腸内投与したPAの吸収率を約73％とみなすと，大腸内に投与したPAのカルボキシル基の約73％とアシル基の約46％がエネルギーとして消費され，アシル基の約30％弱が体内代謝物に入り体内に残存したことになる。グルコース以外の他の代謝産物に変換されるPAはほとんどないので，残存する[2-^{13}C]はグルコースとその代謝物に取り込まれていると考えられる。マウスでは，無麻酔下で盲腸内に投与した[2-^{13}C] PAの62％がグルコースに取り込まれる[24]。大腸内視鏡検査を実施した患者の大腸内に[1-^{14}C] PAおよび[2-^{14}C] PAを投与し，呼気に排泄された$^{14}CO_2$から測定した^{14}C回収率は，投与後6時間までにそれぞれ50％と32％であったことが報告されている[6]。

3. 大腸内環境を変化させた場合の大腸内に投与した[1-^{13}C] SCFAの代謝

(1) 摂　　食

摂食後のエネルギーが充足している状態において，大腸内に投与した[^{13}C] SCFAの吸収や代謝について検討した。前日の17：00から測定日9：00までを摂食時間とし，10：00に[^{13}C] SCFAを大腸内に投与して^{13}C呼気分析を行った（図4-8）。絶食させたラットと比較して，摂食させたラットではAAとBAのC_{max}およびAUCは有意に低値を示した。PAでは，C_{max}に差はないがAUCは有意に低値となった。摂食時の^{13}C回収率は，AAが29±3％，PAが51±2％，BAが36±1％であり，どのSCFAsにおいても絶食時と比較して摂食時で有意

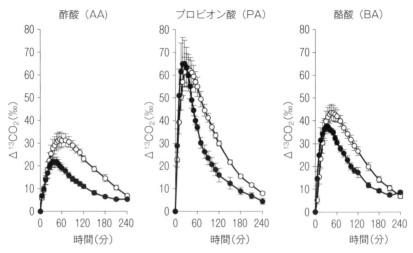

図4-8 絶食時と摂食時における[1-^{13}C]SCFAを大腸内投与後の$^{13}CO_2$濃度の変化

絶食時（○）あるいは摂食後（●）に，[1-^{13}C]SCFAを大腸内に投与（15 μmol/0.2 mL/250 gBW）した。平均値±標準誤差（$n=4 \sim 8$）。

に低かった。摂食時ではエネルギーが十分に補給されているため，投与された[1-^{13}C]SCFAがエネルギーとして消費される割合が小さくなったと考えられる。また，摂食により大腸内に流入する未消化物が増加し，腸内細菌によるSCFAsの生成が亢進する。大腸内のSCFAs量が増加したことにより，投与した[1-^{13}C]SCFAが希釈され，吸収量が低下したとも考えられる。盲腸内での腸内細菌によるSCFA間の相互変換による影響も考えられるが，腸内細菌によるAAとBA間の変換率は低く，AAやBAからPAへの変換はほとんどない[24]。また，血液中の$^{13}CO_2$の排泄率も摂食による影響を受ける。摂食時に[^{13}C]SBを腹腔内に投与した場合の$^{13}CO_2$の排泄率は65％であり，空腹時に比べて低かった。^{13}C呼気分析を用いて*in vivo*での評価を行う際には，測定のタイミングに注意が必要である。

（2）フルクトオリゴ糖（FOS）の摂取

易発酵性の難消化性糖質であるフルクトオリゴ糖（fructo oligosaccaride：

3. 大腸内環境を変化させた場合の大腸内に投与した［1-^{13}C］SCFAの代謝　91

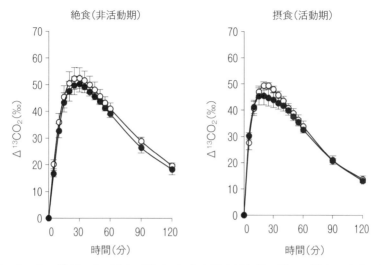

図4-9　［1-^{13}C］プロピオン酸（PA）を大腸内投与後の$^{13}CO_2$濃度の変化に及ぼすフルクトオリゴ糖（FOS）の影響

ラットに精製飼料（対照群：○）あるいは5％フルクトオリゴ糖飼料（FOS群：●）を与えて飼育した。2週間目の絶食時（非活動期：9:00～14:00）と摂食時（活動期：21:00～2:00）に，［1-^{13}C］PAを大腸内に投与（15 μmol/0.2 mL/250 gBW）した。平均値±標準誤差（$n=6$）

FOS）は，大腸内のSCFAの増加やpHの低下，腸内細菌叢の変化など,大腸内環境を著しく変化させる。大腸内でのSCFAの輸送はpHに依存している[25]。そこで,FOS摂取時のPAの吸収・代謝について検討した。回腸造瘻ラットに精製飼料（対照群）あるいは5％FOS飼料（FOS群）を与えて飼育し，2週間目に絶食時（非活動期：9:00～14:00）と摂食時（活動期：21:00～2:00）に，15 μmol［1-^{13}C］PAを大腸内投与して^{13}C呼気分析を行った。絶食時と摂食時ともにC群およびFOS群間で有意差がみられず，^{13}C回収率と代謝率にも差はなかった（図4-9）。FOS群では，SCFA総量の増加とともにコハク酸の著しい増加により有機酸総量が増加し，盲腸内pHも低下していたが，このような盲腸内環境の変化が*in vivo*でのPAの吸収や代謝に及ぼす影響は小さいようである。

（3）大腸内除菌

　SCFAの吸収・代謝に対する大腸内の腸内細菌の影響を検討するために，抗生物質で除菌を行った。回腸瘻孔を設置したラットに，抗生物質（ネオマイシ

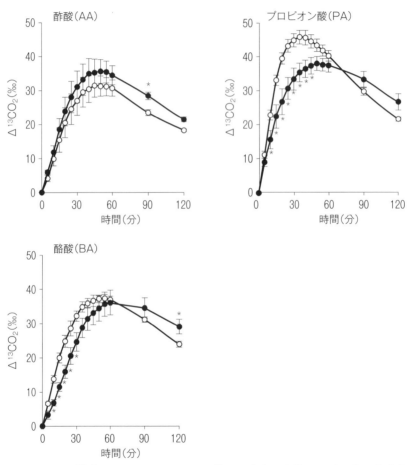

図4-10　[1-^{13}C] SCFAを大腸投与後の$^{13}CO_2$濃度の変化に及ぼす大腸内除菌の影響
　　　○：対照群，●：除菌群。
　　　ラットに抗生物質を溶解した飲料水を7日間与えて，大腸内を除菌した（除菌群）。[1-^{13}C] SCFAを大腸内に投与（15 μmol/0.2 mL/250 gBW）した。平均値±標準誤差（$n=5\sim6$）＊：$p<0.05$（対照群 vs. 除菌群）。

ン，セフォペラゾンナトリウム，ベンジルペニシリン）を溶解した飲料水を1週間与えて大腸内を除菌した（除菌群）。除菌後に［1-^{13}C］SCFAを大腸内投与した場合の^{13}C呼気分析の結果を図4-10に示した。［1-^{13}C］AAの^{13}CO$_2$の出現は，抗生物質を投与していない対照群と除菌群の間に有意な差はなかった。これに対して，［1-^{13}C］PAでは，対照群と比べて除菌群ではC_{max}に至るまでの^{13}CO$_2$の出現が低下した。［1-^{13}C］BAでも，除菌によって^{13}CO$_2$の出現がわずかではあるが低下した。BAはほとんどが大腸上皮細胞で酸化されるので，除菌により大腸上皮細胞がなんらかの障害を受けていたと推定される。PAを静脈内に投与した場合は除菌の影響は認められないので，PAの吸収・代謝速度の低下も大腸上皮細胞レベルで生じた可能性が高い。Donohoeらの研究[26]では，単離した無菌マウスの結腸上皮細胞を［1-^{13}C］BAを含む緩衝液でインキュベートして生成する^{13}CO$_2$は，通常マウスから単離した結腸上皮細胞と比較して30％減少した。無菌マウスの結腸上皮細胞では，ミトコンドリアの呼吸機能（β酸化，TCA回路，酸化的リン酸化など）に機能不全が生じてエネルギー産生が低下していた。さらに，無菌マウスの結腸上皮細胞にBAを添加するとそれらが回復した。抗生物質による除菌でも盲腸内容中のSCFA濃度は著しく低下していたので，大腸上皮細胞がエネルギー不足に陥り，機能的な障害が生じていた可能性がある。前述のように，PAの［1-^{13}C］もTCA回路を経て代謝されるので，大腸上皮細胞での機能不全がPAからの^{13}CO$_2$出現の低下に関係していると考えられる。

4. おわりに

動物実験での^{13}CO$_2$赤外線吸光分析を用いる^{13}C呼気分析法により，大腸内投与の場合と腹腔内投与の場合を比較することでSCFAsの大腸からの吸収率や代謝率（CO$_2$生成率）など，*in vivo*での体内動態を明らかにすることができた。さらに，PAの［1-^{13}C］と［2-^{13}C］では^{13}CO$_2$生成過程に違いがあることも確認した。もちろん，本研究で用いた^{13}C呼気分析から得ることができる結果

は大まかな概算値であり,精度が低いことは大きな弱点である。しかしながら,測定には熟練した技術もほとんど必要なく,簡便に$in\ vivo$レベルでの分析に供することができるというメリットは大きい。代謝過程でCO_2を生成する^{13}C標識化合物であれば測定可能であることから,SCFAと他の栄養素や代謝物との相互作用についても$in\ vivo$での定量的な評価ができる。現在では,^{13}Cが導入されたセルロースやヘミセルロース,イヌリンなどの食物繊維成分も市販(かなり高額である)されており,摂取した食物繊維のエネルギー評価などに応用することも不可能ではない。食物繊維(ルミナコイド)研究の発展に^{13}C呼気分析の寄与が期待される。

文　献

1) Den Besten G., van Eunen K., Groen A. K. et al.:The role of short-chain fatty acids in the interplay between diet, gut microbiota, and host energy metabolism. J Lipid Res 2013;54;2325-2340.

2) Byrne C.S., Chambers E.S., Morrison D.J. et al.:The role of short chain fatty acids in appetite regulation and energy homeostasis. Int J Obesity 2015;39;1331-1338.

3) Iwanaga T. and Kishimoto A.:Cellular distributions of monocarboxylate transporters:a review. Biomed Res 2015;36;279-301.

4) Koh A., De Vadder F. and Kovatcheva-Datchary P.:From Dietary Fiber to Host Physiology:Short-Chain Fatty Acids as Key Bacterial Metabolites. Cell 2016;165 (2);1332-1345.

5) Tokunaga T., Oku T. and Hosoya N.:Utilization and excretion of a new sweetener, fructooligosaccharide (neosuger), in rats. J Nutr 1989;119 (4);553-559.

6) Hoverstad T., Bohmer T. and Fausa O.:Absorption of short-chain fatty acids from the human colon measured by the $^{14}CO_2$ breath test. Scand J Gastroenterol 1982;17;373-378.

7) Braden B., Lembcke B., Kuker W. et al.:^{13}C-breath tests:Current state of the art and future directions. Dig Liver Dis 2007;39;795-805.

8) 石井敬基:安定同位体呼気試験の消化器疾患診断と治療効果への応用.

Radioisotopes 2014；63；567-584.
9) Uchida M., Endo N. and Shimizu K.：Simple and noninvasive breath test using ^{13}C-acetic acid to evaluate gastric emptying in conscious rats and its validation by metoclopramide. J Pharmacol Sci 2005；98（4）；388-95.
10) 高田和子：安定同位体を使用したヒトの栄養に関する研究. Radioisotopes 2015；64；475-488.
11) Spear M.L., Darmaun D., Sager B.K.et al.：Use of [^{13}C] bicarbonate infusion for measurement of CO_2 production. Am J Physiol 1995；26；E1123-1127.
12) Hoerr R.A., Yu Y.M., Wagner D.A. et al.：Recovery of ^{13}C in breath from NaH^{13}CO$_3$ infused by gut and vein：effect of feeding. Am J Physiol 1989；257；E426-438.
13) 宮田富弘, 中島昭：ラットの消化管手術手技2結腸切除，結腸瘻孔（造瘻）および回直腸吻合手. ルミナコイド研究 2013；17；41-46.
14) Engelhardt W.v.：Absorption of short-chain fatty acids：mechanisms and regional differences in the large intestine. *In*：Short-chain fatty acids：metabolism and clinical importance, Roche A.F.（ed.）, Columbus, Ross laboratories, 1991,p60-62.
15) 若狭麻未, 三浦紀称嗣, 宮田富弘：^{13}C呼気分析法によるラットの盲腸内に単独投与した酢酸，プロピオン酸および*n*-酪酸の動態.ルミナコイド研究 2016；20；39-47
16) Cummings, J.H., Pomare E.W., Branch W.J. et al.：Short chain fatty acids in human large intestine, portal, hepatic and venous blood. Gut 1987；28；1221-1227.
17) Boets E., Gomand S.V., Deroover L. et al.：Systemic availability and metabolism of colonic-derived short-chain fatty acids in healthy subjects：a stable isotope study. J Physiol 2017；595（2）；541-555.
18) De Vadder F., Kovatcheva-Datchary P., Goncalves D. et al.：Microbiota-Generated Metabolites Promote Metabolic Benefits via Gut-Brain Neural Circuits. Cell 2014；156；84-96.
19) Bloemen, J. G., Olde Damink S. W. M., Venema K. W. et al.：Short chain fatty acids exchange：Is the cirrhotic, dysfunctional liver still able to clear them? Clin Nutr 2010；29；365-369.
20) Pouteau E., Nguyen P., Ballevre O. et al.：Production rates and metabolism of

short-chain fatty acids in the colon and whole body using stable isotopes. Proc Nutr Soc 2003 ; 62 ; 87-93.
21) Al-Lahhann S.H., Peppelenbosch M.P., Roelofsen H. et al.：Biological effects of propionic acid in humans ; metabolism, potential applications and underlying mechanism. Biochem Biophy Acta 2010 ; 1801（11）; 1175-1183.
22) Kimura I., Inoue D., Maeda T. et al.：Short-chain fatty acids and ketones directly regulate sympathetic nervous system via G protein-coupled receptor 41（GPR41）. PANAS 2011 ; 108（19）; 8030-8035.
23) Perry R.J., Borders C.B., Cline G.W.et al.：Propionate Increases Hepatic Pyruvate Cycling and Anaplerosis and Alters Mitochondrial Metabolism.J Biol Chem 2016 ; 291（23）; 1261-1270.
24) Den Besten G., Lange K., Havinga R. et al.：Gut-derived short-chain fatty acids are vividly assimilated into host carbohydrates and lipids. Am J Physiol Gastrointest Liver Physiol 2013 ; 305 ; G900-G910.
25) Iwanaga T., Takebe K., Kato I. et al.：Cellular expression of monocarboxylate transporters（MCT1）in the digestive tract of the mouse, rat, and humans, with special reference to slc5a8. Biomed Res 2006 ; 27（5）; 243-254.
26) Donohoe D.R., Garge N., Zhang X. et al.：The microbiome and butyrate regulate energy metabolism and autophagy in the mammalian colon. Cell Metab 2011 ; 13 ; 517-526.

第5章 盲腸静脈血,門脈血,末梢血中濃度から予測する大腸内短鎖脂肪酸生成量

塚原隆充*

1. はじめに

　腸管内に生息する腸内細菌は,短鎖脂肪酸(short-chain fatty acid:SCFA),水素,メタン,硫化水素,アンモニア,アミン,フェノールなどのさまざまな代謝物を産生する[1]。そのなかでも,SCFA(本章では特に断りがない限り,SCFAは酢酸,プロピオン酸およびn-酪酸を指す)は主要な代謝産物であり,生体へさまざまな生理効果を及ぼす[2]。SCFAが生体のエネルギー源になることはよく知られた事実であるが[2,3],特にn-酪酸には大腸上皮細胞のエネルギー源として上皮細胞増殖効果が,またミネラルや水の吸収促進効果が知られている[4]。その他にもSCFAは食欲や肥満に対する作用など,さまざまな全身性の作用が知られているが,それらについては他の総説に譲ることにする[4-6]。

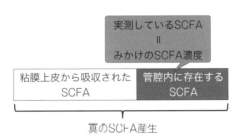

図5-1　大腸発酵で産生される短鎖脂肪酸(SCFA)と生体による吸収模式図
　知りたい数値は,「真のSCFA産生」もしくは「粘膜上皮から吸収されたSCFA」であるが,腸管内容物中のSCFA濃度はそのどちらでもない。
　一次方程式内に「真のSCFA産生」と「粘膜上皮から吸収されたSCFA」という2つの未知数が存在するため,腸管内容物中のSCFA濃度だけでは解にたどり着けない。

* 株式会社栄養・病理学研究所

近年，大腸発酵を修飾する食品，いわゆる「ルミナコイド」の開発が盛んに行われてきた。例えば，ルミナコイドの一種であるフルクトオリゴ糖（fructo oligosaccaride：FOS）を経口給与することで，腸内細菌のなかでも一部の有用細菌がFOSを資化・増殖し，大腸内でのSCFA産生亢進が起こることが知られている[7]。しかし，in vivo 試験では，FOSを給与しても糞便中SCFA濃度が高値化しない事例がある[8]。これはなぜであろうか。

腸内細菌が産生したSCFAは，生体が素早く吸収する[3]。よって内容物中のSCFA濃度で腸管内のSCFA産生を判断することは困難を伴う[2]。これは腸管内容物中のSCFAは，あくまで腸内細菌が産生したSCFAの総量から腸管粘膜が吸収した量を差し引いた「見かけ」の値だからである（図5-1）。SCFAは全産生量の95%が腸管粘膜から吸収される[3]。しかも粘膜のSCFA吸収は一定ではなく，濃度依存的，pH依存的，鎖長依存的であるため[3]，見かけの値から真の産生や吸収を推測するのは難しい（図5-1）。筆者が過去に行った研究でも，ブタ大腸内容物を用いたバッチ培養系でSCFA産生が亢進したルミナコイドの一種であるグルコン酸ナトリウム[9]を，実際に離乳期仔ブタの飼料へ0.5%添加して給与した結果，ブタの成長が無給与群と比較して促進する効果は認められたものの，糞便内のSCFA濃度に差は認められなかった[10]。以上の例からもわかるように，腸管内容物もしくは糞便中のSCFA濃度を測定するだけでは，大腸で起こっているSCFA収支や生体の利用を正確に把握できない可能性が高い。では実際に大腸発酵を修飾し，SCFA産生を亢進するであろう食品の機能性を評価する場合，どのような戦術をもって臨めばよいのであろうか。

本章では，上記課題を解決するための方策を2つ紹介したい。前半では「SCFAによる生体応答」を利用することで，大腸内での真のSCFA産生および生体の利用促進を，病理組織学的に推定する手法について紹介する。後半では，直接粘膜上皮から吸収されたSCFAを測定することで，「生体に吸収されたSCFA＝生体が利用するであろうSCFA」を推定する手法を紹介する。後半の研究を進めるうえで，筆者らはガスクロマトグラフィー質量分析計（GC-MS）を用いる分析系を開発した[11]。この技術を用いることで，血液中に吸収

されたSCFAが鋭敏に測定できるようになったことを特にあらかじめ記載しておく。

2. 腸内細菌が産生するSCFAは，さまざまな要因で変動する

　腸内細菌は，ヒト大腸で1,000種以上が棲息すると言われている[12]。大腸内の細菌はさまざまな共生関係のうえに成り立っており，いわゆる細菌叢を形成している。わかりやすい例をあげると，われわれに馴染みの深い「乳酸菌」は，当然のことながら乳酸を主要な代謝産物として産生する。しかし，糞便中の乳酸濃度を測定してみると，健常な動物ではほとんど検出されない[13]。これは，腸管内で乳酸菌が産生した乳酸は，乳酸を利用する菌によって速やかにSCFAへと変換されるからである。このような代謝共同が重なり合って最終的に「細菌叢全体の代謝」の結果としてSCFAなどの代謝物を検出しているわけである。このような代謝共同は*in vitro*でも再現可能である。市販されているプロバイオティック乳酸菌である*Lactobacillus acidophilus*と乳酸資化性酪酸生成菌である*Megasphaera elsdenii*を嫌気条件下で共培養したところ，培養上清中に乳酸の蓄積は認められず，酪酸濃度が高値を示した[14]。

　大腸発酵を修飾するルミナコイドを経口給与することで，大腸内でのSCFA産生を亢進させうることは上述した。例えばラットにFOSを6％（w/w）飼料中に添加して給与した場合，図5-2のように変化する[15]。ここで注目したいのは，給与開始後の日数によって，盲腸内容物中のSCFA濃度が異なるところである。給与開始9日後ではFOS給与で明らかにコハク酸や乳酸が大量に蓄積しており，逆にSCFA濃度の高値化は認められない（図5-2-A）。コハク酸や乳酸は大腸発酵における中間代謝産物であり，正常な細菌叢ではこれらの有機酸を資化する細菌によって素早くSCFAへと代謝される[16]。よってこれらの有機酸が盲腸内容物中から大量に検出された場合，正常な細菌叢の代謝物組成だとは言い難い。これらの有機酸の腸管内での蓄積は，下痢を誘導し，粘膜上皮組織に悪影響を与えることから[17]，この状態ではFOS給与によって生体によい

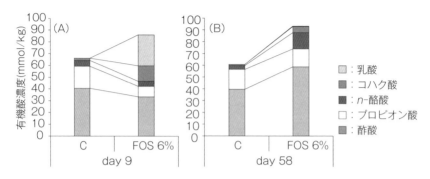

図5-2 FOS給与ラットの盲腸内容物中有機酸濃度

ラットにFOS6%（w/w）添加飼料を給与し，給与開始後9または58日で剖検した。C：食物繊維無添加対照，FOS6%：FOS6%添加飼料給与。FOS給与開始後9日ではコハク酸および乳酸の高値化が認められるが，SCFAの高値化は認められない。（n=6）。文献[15]より改変。

効果を及ぼしていない。ところが，給与開始58日後になると乳酸の蓄積は認められなくなり，SCFA濃度の高値化が認められる（図5-2-B）。これは，給与開始後9日ではラットの細菌叢が外的な要因（この場合FOS給与）に「慣れ」ておらず，その後「慣れ」た結果，細菌叢全体として有用なSCFAの産生亢進ができるようになったと考えられる。

　実験動物として市販されているラットやマウスで，腸管内容物または糞便中にコハク酸や乳酸が検出されることは，大腸内の細菌叢がヒトやブタと比較して単純だからである[18]。わかりやすい例として，筆者の過去の研究結果を示す[19]。ラットへFOSを10%（w/w）飼料中に添加して給与したところ，給与開始翌日から図5-2-Aと同様に糞便中に顕著な乳酸の蓄積が認められた（図5-3-A）。このようなラットへ先ほど紹介した乳酸利用性酪酸生成菌である*M. elsdenii*を強制経口投与したところ，*M. elsdenii*投与翌日から乳酸の蓄積が解消され，酪酸濃度が高値化した（図5-3-B）。このように，ラットやマウスなどの実験動物は乳酸資化性菌が存在しない，もしくは極端に菌数が少なく，FOSを乳酸菌が資化して乳酸を産生しても，その後の処理が間に合わず，乳酸などが蓄積してしまう。

2. 腸内細菌が産生するSCFAは，さまざまな要因で変動する　101

また，ブタに抗菌剤を投与し，人為的に腸管内の細菌叢を攪乱しても，糞便中にコハク酸や乳酸が蓄積する[16]。広範囲の抗菌スペクトラムを持つニューキノロン系抗菌剤であるエンロフロキサシンをブタに投与したところ，糞便内に大量のコハク酸蓄積が認められた（図5-4）。この時，大腸内でコハク酸蓄積を誘導した起因菌は*Lactobacillus*属菌（乳酸桿菌）や*Escherichia*属菌（大腸菌

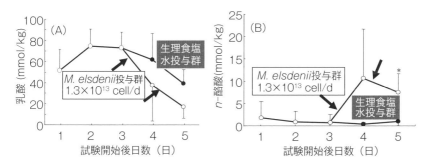

図5-3　乳酸資化性酪酸生成菌による乳酸の利用と*n*-酪酸の産生

全ラットにFOS 10%添加飼料を給与し，大腸内で大量の乳酸蓄積を起こさせた。その後，*M. elsdenii*強制経口投与群（*n*=5）と生理食塩水給与対照群（*n*=7）の2群に分け，*M. elsdenii*強制経口投与群には乳酸利用性酪酸生成菌の*M. elsdenii*を1.3×10^{13}個強制経口投与した（計2回）。各群の平均値に標準偏差を付した。＊：群間に有意差あり。文献[19]より改変。

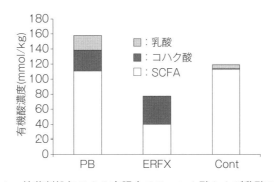

図5-4　抗菌剤投与による盲腸内でのコハク酸および乳酸の蓄積

ブタに抗菌剤を投与し，腸内細菌叢を攪乱させ，大腸内で大量のコハク酸・乳酸蓄積を起こさせた。ポリミキシンB（PB）投与ではコハク酸および乳酸が，エンロフロキサシン（ERFX）ではコハク酸が盲腸内で蓄積している。無投与対照群（Cont）ではそれらの有機酸蓄積はほとんど認められない。文献[16]より改変。

属）であった。またグラム陰性菌に対して抗菌スペクトラムを示すポリミキシンBを別のブタに投与したところ，糞便内に大量のコハク酸および乳酸蓄積が認められた（図5-4）。この時，大腸内でコハク酸および乳酸蓄積を誘導した起因菌は*Lactobacillus*属菌であった。コハク酸や乳酸はSCFAと異なり，腸管からの吸収が極めて少なく，何らかの要因でこれらの有機酸を代謝する菌が存在しない場合は管腔内に蓄積しやすい[20]。管腔内のコハク酸や乳酸の蓄積は下痢を引き起こす[13, 16, 17]など，生体に悪影響を及ぼす。一方で，直接下痢を引き起こした原因はコハク酸や乳酸であるため，原因菌は乳酸桿菌や大腸菌属ということになるが，実際は抗菌剤によって中間代謝産物を利用する細菌が死滅もしくは減衰したため下痢になったことは明らかである。そういった意味では，この場合コハク酸や乳酸を産生する細菌が下痢の原因であるというよりは，コ

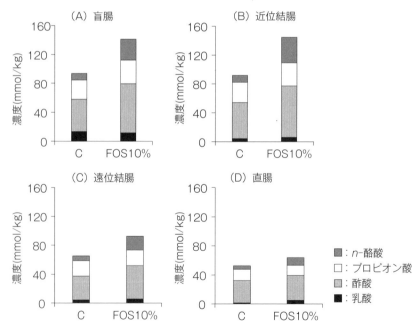

図5-5 フルクトオリゴ糖給与による大腸内乳酸・SCFA濃度

離乳期仔ブタへFOS 10%（w/w）添加飼料を給与し，給与開始後10～11日で剖検した。C：無添加対照，FOS 10%：FOS 10%添加飼料給与。

ハク酸や乳酸を利用する細菌を減衰させたことが原因であると考えるほうが妥当である。

なお健常なブタは，通常の飼料を給与した時はもちろん，FOSを10%（w/w）添加した飼料を10〜11日間給与しても，糞便はもちろん腸管内容物でもコハク酸や乳酸の蓄積は認められない[21]（図5-5-A〜D）。これは，健常なブタではコハク酸や乳酸利用菌が大腸内で十分に機能しており，FOSの大腸への流入にも即対応できているためと考えられる。

以上のように，さまざまな腸内細菌のかかわりあいのなかで，最終的に細菌叢全体での収支を反映したSCFAを我々は測定しており，細菌叢を包括的に理解するという意味で，代謝産物の測定が有効な手段のひとつであることは間違いない。

3. SCFAの腸管粘膜からの吸収と腸管粘膜の応答

図5-1でも示したとおり，ルミナコイドなどの機能性食品給与による腸管内でのSCFA産生亢進を検討するうえで最も重要なことは，生体のSCFA利用量を評価できるかどうかである。そのためには見かけのSCFA濃度（腸管内容物や糞便中SCFA濃度）の測定だけでは不十分であることは上述した。一方で，SCFAのなかでn-酪酸は，大腸粘膜のエネルギー源として用いられることも第1節で記述した。n-酪酸の大腸粘膜上皮に及ぼす生理作用のなかでも，大腸上皮細胞の増殖を促進させる効果について着目し，病理組織学的に粘膜上皮の厚さ（＝陰窩深さ）を実測することで，n-酪酸の生体利用を推定する方法が有効であると考えた。その方法の実施例を2つ紹介する。

第2節で紹介した乳酸菌と乳酸利用性酪酸生成菌の代謝共同について，*in vivo*で再現可能かを検討し，また粘膜上皮の反応についても検討を行った[22]。離乳期仔ブタ9頭を3群に分け，1群（L群）には*Lactobacillus plantarum*を5×10^{10}個充填した小腸崩壊性カプセルを，2群（LM群）には*L. plantarum*を5×10^{10}個充填した小腸崩壊性カプセルと*M. elsdenii*を2×10^9個充填した大腸

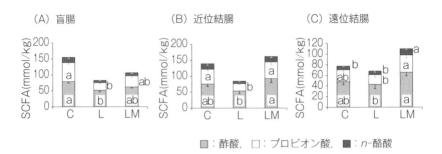

図 5-6　乳酸菌と乳酸利用性酪酸生成菌の併用による大腸内でのn-酪酸増強効果
C：無投与対照群，L：L. plantarum投与群，LM：L. plantarum+M. elsdenii投与群。異符号間に有意差あり。

崩壊性カプセルを，3群（C群）には空の小腸崩壊性カプセルをそれぞれ2週間，継続して強制経口投与した後，剖検した。その結果，LM群でのみ遠位結腸におけるn-酪酸濃度が高値を示した（図5-6-C）。これらの傾向は盲腸や近位結腸では認められなかったことから，大腸崩壊性カプセルから M. elisdenii が放出されたのは大腸でもかなり後方＝遠位結腸であったと考えられる。この時の大腸粘膜上皮の厚さを計測したところ，遠位結腸で顕著な粘膜上皮の肥厚が認められた（図5-7）。本研究は日齢を変えた離乳期仔ブタで追試を行っており，同様の傾向が認められている[22]。以上のことから，乳酸菌であるL. planturumとM. elisdeniiがブタ大腸内で代謝共同を行った結果，大腸内でn-酪酸産生が亢進したために大腸粘膜上皮へのエネルギー供給が増加し，粘膜上皮の肥厚が病理組織学的に観察でき，生体のn-酪酸の利用亢進を視認というかたちで評価できるようになったと考えられる。

　同様に，第2節の図5-5-A〜Dで紹介したFOS給与による粘膜上皮の肥厚についても紹介したい。FOSを10%飼料中に添加してブタへ給与することで，大腸内にn-酪酸をはじめとするSCFAが高値化したが（図5-5-A〜D），それと同時に粘膜上皮の肥厚も観察できた（図5-8-B，図5-9）。この時注意したいのは，図5-8-Aで示したように，腸管内容物は盲腸から直腸へと進行するにつれ，SCFA濃度は漸次減少している点である。それに合わせて，大腸粘膜

3. SCFAの腸管粘膜からの吸収と腸管粘膜の応答　105

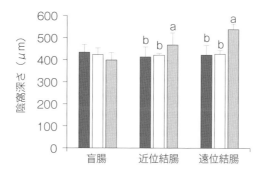

図5-7　乳酸菌と乳酸利用性酪酸生成菌の併用による大腸粘膜上皮の反応
異符号間に有意差あり。

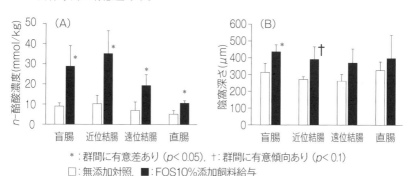

＊：群間に有意差あり（$p<0.05$），†：群間に有意傾向あり（$p<0.1$）
□：無添加対照，■：FOS10%添加飼料給与

図5-8　FOS給与によるn-酪酸濃度および大腸陰窩深さの変化

上皮の肥厚も不明瞭になっている（図5-8-B，図5-9）。この結果から，大腸発酵亢進を期待する食品を評価する場合，糞便中SCFA濃度で評価することは著しく困難であることが容易に理解できる。

106 第5章 盲腸静脈血,門脈血,末梢血中濃度から予測する大腸内短鎖脂肪酸生成量

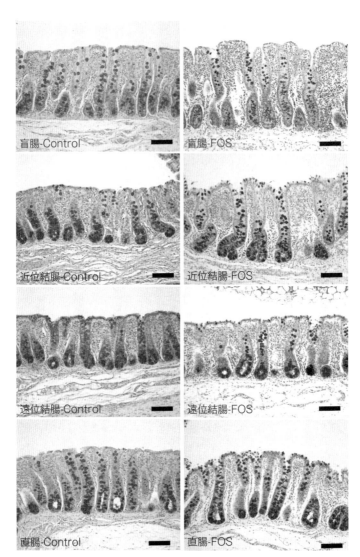

図5-9 FOS給与による大腸粘膜上皮の肥厚
離乳期仔ブタへFOSを10%添加した飼料を給与し,給与開始後10〜11日に剖検したときの大腸病理組織写真 ($n=3$)。アルシャングリーン染色。バー=100 μm。Control:無給与対照群,FOS:FOS 10%飼料添加給与群。文献[21]より改変。

4. 粘膜上皮から吸収されたSCFAの行方

　管腔内で腸内細菌によって産生されたSCFAは粘膜上皮から吸収され，主に血流に乗って門脈経由で肝臓へと運ばれる[23]。SCFAのなかで，n-酪酸は主に大腸粘膜上皮細胞のエネルギー源として利用され，プロピオン酸は主に肝臓で糖新生され，酢酸は末梢組織へと運ばれてエネルギー源となる[23,24]。

　上述したとおり，ルミナコイドなどの機能性食品給与による腸管内でのSCFA産生亢進を検討するうえで最も重要なことは，生体がどれくらいSCFAを利用しているかを評価できるかどうかにある。よって，生体が吸収したSCFAを直接測定することができれば，最も正解に近い値が導き出せるはずである。本節では，GC-MSを用いた微量SCFA濃度分析系を用いて，粘膜が吸収した直後のSCFA濃度測定を試みた結果を紹介したい。

　まず最初に，すでに報告されている[25] ヒト突然死検体を用いた各部位のSCFA濃度測定結果を図5-10に示す。大腸内容物中SCFA濃度（図5-10-A）は，常識的な範囲であった。一方で，血中のSCFA濃度（図5-10-B）は，門脈血中ではSCFAとして400 μmol/Lほどが検出されたのに対し，末梢血中では100 μmol/Lと，門脈血中濃度の約1/4になっていた。特に，プロピオン酸お

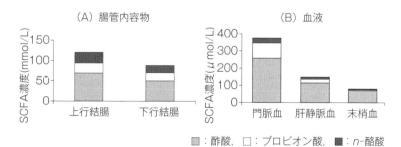

図5-10　ヒト腸管内容物および血液中のSCFA濃度
　ヒト突然死検体を用いて，各部位のSCFA濃度を測定した結果（$n=6$）。文献[25]より改変。

よびn-酪酸はほとんど検出されなくなっており，上述のとおり肝臓で代謝されたことがよくわかる結果であった。プロピオン酸およびn-酪酸の肝臓での代謝は，SCFA濃度割合を見たほうがわかりやすいかもしれない（図5-11）。以上の結果を踏まえ，ブタのいろいろな部位でのSCFA濃度測定を試みた[11]。

健常なブタ（体重約100 kg）4頭を深麻酔下で開腹し，盲腸静脈血，回腸静脈血，門脈血，腹部大静脈血の順に採血した。採血後，放血致死させ，唾液および尿を採取した。採血した盲腸または回腸静脈直下の盲腸または回腸内容物および盲腸または回腸粘膜を採取した。腸管内容物および腸管粘膜中のSCFA濃度はイオン排除HPLCで，体液中のSCFA濃度はGC-MSを用いて測定した。この時の回腸および盲腸静脈血中のSCFA濃度は「粘膜から吸収直後のSCFA」を，回腸および盲腸粘膜中のSCFA濃度は，「吸収途中のSCFA」を想定してい

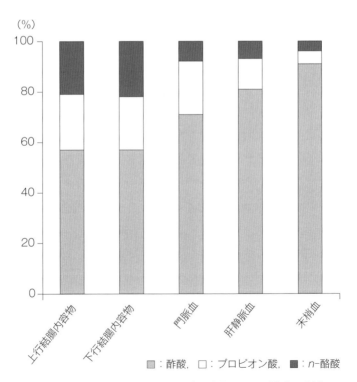

図5-11　ヒト腸管内容物および血液中のSCFA濃度の割合

る。以上を模式的に図示したものが図5-12である。腸管内容物中のSCFA濃度（図5-13-A）と比較すると，腸粘膜中のSCFA濃度（図5-13-B）は約1/2～1/3ほどであった。一方で，特筆すべきは盲腸静脈血中のSCFA濃度である（図5-13-C）。腸管内容物中の濃度と比較すると約1/13ではあるものの，門脈血中の濃度（図5-13-D）の約10倍であった。また，上述の数値を割合で換算した場合，盲腸内容物や粘膜のn-酪酸濃度割合と比較して，盲腸静脈中のn-酪酸割合はむしろ高値を示していた。これはSCFAの教科書とも言える『Physiological and Clinical Aspects of Short-Chain Fatty Acids』[26]に記載されている「n-酪酸の大部分が粘膜上皮のエネルギー源となる」という文言とは一部異なるのではないかという結果であった。一方で，回腸静脈血中のSCFA割合は酢酸がその大部分を占め，プロピオン酸とn-酪酸は合算しても約10%であった。門脈血は，腹腔内にある臓器（胃，小腸，大腸，脾臓など）から流入する血液が集積しているため，回腸や盲腸静脈血中のSCFA濃度よりも低値を示すと予想されたが，回腸静脈血中濃度と比較して約10%低下しているも

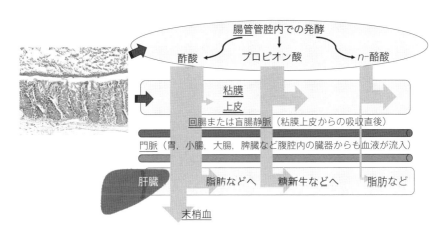

図5-12 大腸内でのSCFA産生と粘膜上皮からの吸収，門脈系への流入および肝臓における代謝

管腔内で産生されたSCFAは粘膜上皮から吸収され，回腸または盲腸静脈血から血流に乗って門脈系へ集められ，肝臓へと流入する。プロピオン酸やn-酪酸はそのほとんどが肝臓にて代謝される。文献[24]より改変。

のの，プロピオン酸およびn-酪酸については回腸静脈血中割合と比較して顕著に高い割合となっていた。盲腸静脈血や門脈血で検出されたプロピオン酸やn-酪酸は大腸発酵で産生されたと考えられるため，門脈血の高いプロピオン酸やn-酪酸割合は大腸からのSCFA流入が相当量存在する結果であると考えられる。元々ブタは大腸機能が発達している動物であり，大腸から産生されるSCFAで全代謝エネルギーの30～76％が賄われているとも言われている[3]。このことから考えても，少なくともブタでは酢酸やプロピオン酸だけでなくn-酪酸もかなりの量が血流に乗って肝臓へと送られ，生体のエネルギー源になっていると思われる。一方で，ヒトの結果（図5-10）と同様に，ブタでも末梢血中ではプロピオン酸やn-酪酸がほとんど検出されなかった（図5-13-D）ことから，プロピオン酸やn-酪酸は肝臓でほとんど代謝されることがブタでも確認できた。

また以上の結果から，GC-MSを用いた微量SCFA濃度分析法を用いて盲腸静脈血を測定することは，生体によるSCFAの吸収を推定するうえで強力なツールになると考えられた。

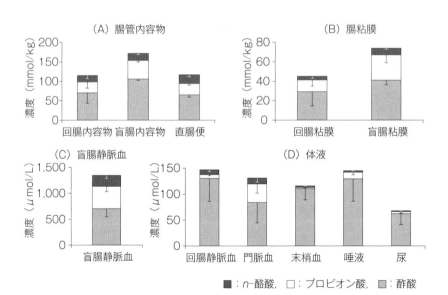

図5-13　ブタ腸管内容物，粘膜および体液中のSCFA濃度
$n=4$，各パラメータの平均値に標準誤差を付した。文献[11]より抜粋。

5. ルミナコイド給与による大腸でのSCFA吸収

　ルミナコイドのなかでも，腸内細菌に資化される発酵性の糖質は，給与によって大腸内でのSCFA産生が亢進する。大腸内でのSCFA産生を推測する方法として，大腸内容物や糞便を用いたバッチ培養系でのスクリーニングがあり，手軽にそして安価に大腸内でのSCFA産生を検討できる[2]。一方で，バッチ培養でSCFA産生亢進が確認できたルミナコイドを実際に動物へ給与しても，大腸内容物中の見かけのSCFA濃度は高値を示さないこともある[10,27]。本節では，このような現象がなぜ起こるのかについて事例を示しながら記述していきたい。

　体重約25 kgのブタ8頭を2群に分けて，1週間の馴化後，一方にあらかじめブタ大腸内容物を用いたバッチ培養試験で，顕著にSCFA産生が亢進していた菜種ミールを5％（w/w）添加した飼料を給与した。他方には，大腸発酵をできるだけ起こさないような素材としてα化デンプンを5％（w/w）添加した飼料を給与した。3週間飽食で給与後，全頭剖検した。盲腸内容物，盲腸粘膜，盲腸静脈血および門脈血を採取し，SCFA濃度を測定し，菜種ミール/α化デンプン給与群比として表した（図5-14）。その結果，過去の事例と同様に，大腸発酵性基質である菜種ミールを給与しても盲腸内容物中のSCFA濃度はα化デンプン給与ブタよりも高値を示さなかった。一方で，盲腸粘膜，盲腸静脈血および門脈中のSCFA濃度は，菜種ミール給与で高値を示していた。また，門脈血中のプロピオン酸およびn-酪酸濃度と解剖直近1週間の体重増加量とは正の相関を示していたことから，腸管の粘膜上皮から吸収されたプロピオン酸やn-酪酸がブタの増体改善に関与している可能性が強く示唆された。一方で体重増加量は，菜種ミール給与開始2週後以降でα化デンプン給与群よりも改善傾向にあったが，給与1～2週後ではむしろ悪化していた。これは大腸内細菌の菜種ミールへの「慣れ」による管腔内でのSCFA産生亢進と，ブタ大腸粘膜上皮の管腔内SCFA産生亢進に対する「慣れ」が給与開始2週後以降に起

こり，SCFA吸収が亢進したためではないかと考えている。よって，給与開始2週後までに剖検した場合は，盲腸内容物中のSCFA濃度は菜種ミール給与で高値を示すのではなかろうか。この仮説はさらに検討を進める必要があるが，大腸発酵を亢進する食品について検討を行う場合，サンプルを採材する時期についても慎重に検討するべきであることは間違いないと思われる。今回の研究では，粘膜上皮中のSCFA濃度は，盲腸内容物中のSCFAとは異なる挙動を示し，盲腸静脈血中の濃度と類似する結果となった（図5-14）。他のルミナコイド給与による大腸内SCFA濃度産生亢進確認試験でも同様の結果が認められることから（塚原，未発表），GC-MS分析系を持ち合わせない場合には，粘膜上皮中のSCFA濃度測定でも代用できるかもしれない。

いずれにしても，粘膜上皮から吸収された後の静脈血中のSCFA濃度を測定することで，粘膜上皮の肥厚よりも直接的に生体がどれくらいSCFAを吸収できているかを確認でき，吸収されたSCFAが生体に好影響を与えていることも確認できた。

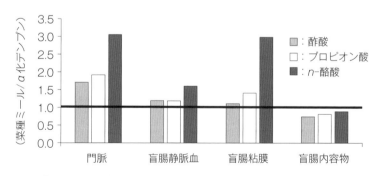

図5-14 菜種ミール給与による腸管内容物，粘膜および血中のSCFA割合の変化
　大腸発酵性基質である菜種ミール給与群のSCFA濃度をα化デンプン給与群の値で除した比率。盲腸内容物中のSCFAは菜種ミールを給与してもα化デンプン給与ブタと比較して高値を示さないが（1を超えていない），盲腸粘膜，盲腸静脈血および門脈血中では高値を示す（1を超える）。

6. 成長・発達に伴うSCFA吸収の変化

トピックスとして，哺乳期ブタの発達に伴うSCFA吸収の変化と，離乳による影響について記述したい[28]。

母乳のみを摂取しているほ乳期仔ブタを7，14，21および28日齢で4頭ずつ剖検した。また，別に21日齢で8頭を離乳させ，固形飼料を摂取させた。離乳7日後（28日齢）および離乳14日後（35日齢）で4頭ずつ剖検した。各々の盲腸内容物中および盲腸静脈血中のSCFA濃度を測定した。盲腸内容物中のSCFAは，日齢を経るに従い産生が亢進されていることが確認できた（図5-15-A）が，盲腸静脈血中のSCFA濃度に変化は認められなかった（図5-15-C）。一方で，離乳後の盲腸内容物中SCFA濃度に変化は認められない（図5-15-B）が，盲腸静脈血中のSCFA濃度は離乳後漸次増加した（図5-15-D）。離乳後にSCFA輸送体であるmonocarboxylate transporter 1 （MCT1）のmRNA

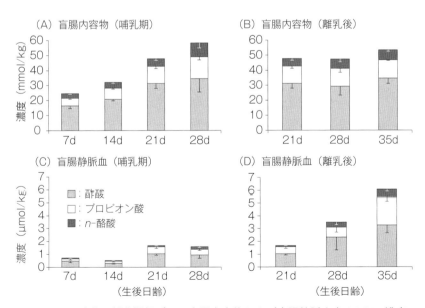

図5-15 哺乳〜離乳期仔ブタの盲腸内容物および盲腸静脈血中のSCFA濃度

発現亢進が認められたことから，離乳後のSCFAの血中への移行は，粘膜上皮の能動的な輸送が亢進したためであると考えられる。また，哺乳期仔ブタの末梢血中SCFA濃度は，腸管内容物と同様に生後日齢に従い漸次増加したことから，哺乳期は血液を介さないSCFAの吸収・輸送機構が存在する可能性がある。哺乳期仔ブタと離乳期仔ブタのリンパ液を採取し，SCFA濃度を測定したところ，哺乳期仔ブタのほうが，明らかにSCFA濃度が高値を示していた（哺乳期リンパ液中SCFA濃度：127 μmol/L，同離乳期：83 μmol/L）。このことから，哺乳期ではリンパ管がSCFAの重要な輸送経路になっている可能性がある[28]。

7. 末梢血中に酪酸が認められた場合の危険性

n-酪酸には，いわゆる「酪酸パラドックス」と言われる現象が存在する。つまりn-酪酸は低濃度では細胞を増殖させるが，高濃度になると逆にアポトーシスを引き起こす[29]。「酪酸パラドックス」の境界は，培養細胞レベルでは0.6～5 mMあたりであると言われている[29,30]。この現象は生体でも起こっていると考えられており，例えば大腸内でn-酪酸産生を促進するルミナコイドであるグルコン酸ナトリウム[9]を，大腸癌誘発ラットに継続して30週以上給与したところ，大腸の腫瘍数が顕著に低下しており（無給与対照群，2.8個/匹 vs. グルコン酸Na給与群0.5個/匹），アポトーシスの指標であるTUNEL陽性細胞がグルコン酸Na給与群の腫瘍で高値を示す傾向にあった[31]。このようなアポトーシス増加はグルコン酸Na給与群の腫瘍内では顕著であったが，正常な粘膜上皮では認められなかった。これは図5-16のような概念で説明できると考えている。腫瘍は腸管内容物に直接曝されているが，正常な粘膜上皮細胞は粘膜上皮からの絶え間ない吸収や絶えず産生される粘液層によって，曝されているSCFAは比較的低濃度であると考えられる[2]。この差が，同じ腸管内に存在する細胞でも，アポトーシスの誘導がかからなかった理由ではないかと考えている。なお，図5-13で示したブタのなかには，盲腸静脈血中のn-酪酸濃度が1 mmol/Lを超える個体も存在していたが，盲腸組織に病理組織学的な異常は

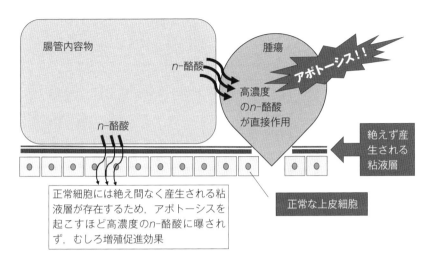

図5-16 腫瘍細胞と正常な粘膜上皮細胞では感作するn-酪酸の濃度が異なる

認められなかったことを付記しておく。

　一方で，何らかの要因で血中にn-酪酸が大量に検出された場合，全身性の異常へと発展するケースがある。特に歯周病患者の口腔内では歯周病菌によって大量のn-酪酸が歯周ポケット内に産生され[30]，血液中に浸潤するケースがあることが知られている。血液中に浸潤したn-酪酸はリンパ球などに作用し，全身性の慢性疾患を増悪化させる[30]。

　以上のようなことから，大腸発酵で産生されたプロピオン酸やn-酪酸のほとんどが肝臓で代謝され，エネルギー源に変換されることは，生体の健康を維持するのに重要であることがよくわかる。

8. おわりに

　管腔内に生息する腸内細菌は，大腸に流入した未消化の食物残渣や粘液を資化してさまざまな代謝物を産生する。そのなかでも，本章ではSCFAに着目し，管腔内の産生から粘膜上皮を介して吸収され，血流に乗って生体のエネルギー

源になることについて記述した。今回,重ねて記載したいことは,大腸粘膜上皮にほとんどが利用されるため,血中にはほとんど流入しないと考えられてきたn-酪酸が,実は相当量盲腸静脈血中にも存在していたことである。一方で,プロピオン酸やn-酪酸は,門脈血経由で肝臓へと運ばれた後,代謝されるため,末梢血中にはほとんど確認できないまで低下する。このことから,末梢血で血中SCFA濃度測定を実施すると,酢酸の動態のみしか検討できない。ただし,今回紹介した研究の大部分は大腸発酵が盛んなブタを用いて行っているため,ヒトで同様のSCFA吸収が起こっているかどうかについては別に検討が必要である。

文　献

1) Cummings J.H. and Macfarlane G.T. : Role of intestinal bacteria in nutrient metabolism. Clin Nutr 1997 ; 16 ; 3-11.
2) Sakata T. : Pitfalls in short-chain fatty acid research : A methodological review. Anim Sci J 2019 ; 90 : 3-13.
3) Engelhardt W.v. : Absorption of short-chain fatty acids from the large intestine. *In* : Physiological and Clinical Aspects of Short-Chain Fatty Acids, Cummings J.H., Rombeau J.L. and Sakata T.（ed.）, Cambridge University Press, Cambridge, UK, 1995, p149-170.
4) Bedford A. and Gong J. : Implications of butyrate and its derivatives for gut health and animal production. Anim Nutr 2018 ; 4 ; 151-159.
5) den Besten G.K., van Eunen A.K., Groen K. et al. : The role of short-chain fatty acids in the interplay between diet, gut microbiota, and host energy metabolism. J Lipid Res 2013 ; 54 ; 2325-2340.
6) Ríos-Covián D., Ruas-Madiedo P., Margolles A. et al. : Intestinal short chain fatty acids and their link with diet and human health. Front Microbiol 2016 ; 7 ; 185.
7) Gibson G.R. and Roberfroid M.B. : Dietary modulation of the human colonic microbiota : Introducing the concept of prebiotics. J Nutr 1995 ; 125 ; 1401-1412.
8) 徳永隆久,中田裕子,田代靖人ほか：フルクトオリゴ糖摂取が健常人の腸内細菌

叢および便通に及ぼす影響. ビフィズス1993；6；143-150.
9) Tsukahara T., Koyama H., Okada M. et al.：Stimulation of butyrate production by gluconic acid in batch culture of pig cecal digesta and identification of butyrate-producing bacteria. J Nutr 2002；132；2229-2234.
10) Koyama H., Okada M., Okumura T. et al.：Effect of dietary sodium gluconate on growth, prevention of *Escherichia coli* infection and fecal malodor of piglets. Jpn J Anim Hygiene 2003；29；113-122.
11) Tsukahara T., Matsukawa N., Tomonaga S. et al.：High-sensitivity detection of short-chain fatty acids in porcine ileal, cecal, portal and abdominal blood by gas chromatography-mass spectrometry. Anim Sci J 2014；85；494-498.
12) Belizário J.E. and Napolitano M.：Human microbiomes and their roles in dysbiosis, common diseases, and novel therapeutic approaches. Front Mirobiol 2015；6；1050.
13) Tsukahara T. and Ushida K.：Organic acid profiles in feces of pigs with pathogenic or non-pathogenic diarrhea. J Vet Med Sci 2001；63；1351-1354.
14) Tsukahara T., Hashizume K., Koyama H. et al.：Stimulation of butyrate production through the metabolic interaction among lactic acid bacteria, *Lactobacillus acidophilus*, and lactic acid-utilizing bacteria, *Megasphaera elsdenii*, in the pig cecal digesta. Anim Sci J 2006；77；454-461.
15) Genda T., Sasaki Y., Kondo T. et al.：Fructo-oligosaccharide- induced transient increases in cecal immunoglobulin A concentrations in rats are associated with mucosal inflammation in response to increased gut permeability. J Nutr 2017；147；1900-1908.
16) Tsukahara T. and Ushida K.：Succinate accumulation in pig large intestine during antibiotic-associated diarrhea and the constitution of succinate-producing flora. J Gen Appl Microbiol 2002；48；143-154.
17) Tsukahara T., Iwasaki Y., Nakayama K. et al.；Microscopic structure of the large intestinal mucosa in piglets during an antibiotic-associated diarrhea. J Vet Med Sci 2003；65；301-306.
18) 牛田一成：大腸発酵モデル動物としてのラットやマウスの落とし穴. 消化管の栄養・生理と腸内細菌（Hindgut Club Japan編），アニマルメディア社, 2010, p155-162.
19) Hashizume K., Tsukahara T., Yamada K. et al.：*Megasphaera elsdenii* JCM1772^T

normalizes hyperlactate production in the large intestine of fructooligosaccharide-fed rats by stimulating butyrate production. J Nutr 2003 ; 133 ; 3187-3190.
20) Umesaki Y., Yajima T., Yokokura T. et al. : Effect of organic acid absorption on bicarbonate transport in rat colon. Pflügers Arch 1979 ; 379 ; 43-47.
21) Tsukahara T., Iwasaki Y., Nakayama K. et al. : Stimulation of butyrate production in the large intestine of weaning piglets by dietary fructooligosaccharides and its influence on the histological variables of the large intestinal mucosa. J Nutr Sci Vitaminol 2003 ; 49 ; 414-421.
22) Yoshida Y., Tsukahara T. and Ushida K. : Oral administration of *Lactobacillus plantarum* Lq80 and *Megasphaera elsdenii* iNP-001 induces efficient recovery from mucosal atrophy in the small and large intestine of weanling piglets. Anim Sci J 2009 ; 80 ; 709-715.
23) Rémésy C., Demigné C. and Morand C. : Metabolism of short-chain fatty acids in the liver. *In* : Physiological and Clinical Aspects of Short-Chain Fatty Acids, Cummings J.H., Rombeau J.L. and Sakata T. (ed.), Cambridge University Press, Cambridge, UK, 1995, p171-190.
24) 坂田隆：難消化性糖質と大腸. 糖と健康（日高秀昌, 坂野好幸編）, 学会センター関西, 1998, p85-110.
25) Mortensen P.B. and Clausen M.R. : Short-chain fatty acids in the human colon : relation to gastrointestinal health and disease. Scand J Gastroenterol 1996 ; 31 ; 132-148.
26) Livesey G. and Elia M. : Short-chain fatty acids as an energy source in the colon : metabolism and clinical implications. *In* : Physiological and Clinical Aspects of Short-Chain Fatty Acids, Cummings J.H., Rombeau J.L. and Sakata T. (ed.), Cambridge University Press, Cambridge, UK, 1995, p427-481.
27) Anguita M., Canibe N., Perez J.F. et al. : Influence of the amount of dietary fiber on the available energy from hindgut fermentation in growing pigs : Use of cannulated pigs and *in vitro* fermentation. J Anim Sci 2006 ; 84 ; 2766-2778.
28) Nakatani M., Inoue R., Tomonaga S. et al. : Production, absorption and blood flow dynamics of short-chain fatty acids produced by fermentation in piglet hindgut during the suckling-weaning period. Nutrients 2018 ; 10 ; 1220.
29) Young G.P. and Gibson P.R. : Butyrate and the human cancer cell. *In* : Physiological and Clinical Aspects of Short-Chain Fatty Acids, Cummings J.H.,

Rombeau J.L. and Sakata T. (ed.), Cambridge University Press, Cambridge, UK, 1995, p319-335.

30) 落合邦康：口腔における嫌気性菌代謝産物の影響：歯周病と全身疾患. 消化管の栄養・生理と腸内細菌（Hindgut Club Japan編）, アニマルメディア社, 2010, p185-202.

31) Kameue C., Tsukahara T., Yamada K. et al.：Dietary sodium gluconate protects rats from large bowel cancer by stimulating butyrate production. J Nutr 2004；134；940-944.

第6章　炎症性腸疾患における腸内代謝物の異常とそのメカニズム

山田恭央*，長谷耕二*

1. はじめに

　炎症性腸疾患（inflammatory bowel disease：IBD）とは，腸管における消化管粘膜の慢性炎症疾患の総称であり，その代表疾患として潰瘍性大腸炎（ulcerative colitis）とクローン病（Crohn's disease）が知られている。潰瘍性大腸炎では大腸粘膜にびらんや潰瘍が生じ，病変が直腸から上行性に連続的に広がる。一方，クローン病では口腔から肛門に至る消化管部位，特に小腸や大腸に非連続的な炎症や潰瘍が起きる。IBDの患者数は世界的に増加の一途をたどっており，日本では潰瘍性大腸炎患者が約16万人，クローン病患者が約4万人にも上る[1]。IBDの原因として遺伝的因子と環境因子がともに知られており，複数の要因が積み重なることによって生じるものと考えられている[2]。IBDの発症や増悪・慢性化に関与する環境因子のなかで，特に重要と考えられるもののひとつが腸内細菌叢である。

　われわれの腸内には約40兆個もの常在微生物群が生息しており，ひとつの生態系を構築している。健常な腸内細菌叢は消化補助や免疫系の成熟促進など宿主に多大な利益をもたらすが，腸内細菌の侵入や構成異常はIBDをはじめとする疾患の増悪因子となることが近年明らかになってきた。そのためわれわれの体は，腸内細菌叢をコントロールするための多様な機構を備えている。本章ではIBDにおける腸内代謝物異常とそのメカニズムについて論じる。前半ではそのための背景として，ディスバイオーシス（dysbiosis）と腸管炎症の関係および短鎖脂肪酸（short-chain fatty acid：SCFA）を軸にした腸管免疫系制御につ

\＊　慶應義塾大学大学院薬学研究科

いて，最新の知見を元に概説する。続けて後半では，IBDにおける腸内代謝物異常とそのメカニズムについての筆者らの解析結果を紹介する。

2. 腸内細菌叢と大腸免疫系の関係

　哺乳類の大腸は恒温，多湿，定期的な栄養供給などと，細菌にとって理想的な生育環境となっている。宿主が口から摂取した栄養の多くは消化酵素による分解を経て小腸で吸収されるため，その残渣や宿主の持つ消化酵素では分解できない難消化性多糖類のみが大腸まで到達する。ヒト腸内細菌叢は20〜100万にも上る豊富な遺伝子群（これは実にヒト遺伝子数の10〜50倍に相当する）をもってしてこれらの未消化物を分解し栄養利用する[3]。その際に腸内細菌はSCFAなどの宿主にとって有益な代謝物をも産生する。宿主にとって腸内細菌叢は，こうした消化補助の他にも，免疫系の成熟促進や感染防御といった重要な役割を担うことから，「隠された器官」と称される[4]。このように，われわれ宿主も腸内細菌を住まわすことによって利益を享受しており，相利共生関係（symbiosis；シンバイオーシス）を築いている。これに対し，腸内細菌叢が宿主にとって好ましくない構成変化を起こした状態はdysbiosisと呼ばれ[5]，全身のさまざまな疾患の増悪因子とみなされている。

（1）dysbiosisと腸管炎症は互いに促進し合う

　dysbiosisは全身の炎症性疾患，代謝性疾患において広く認められるが，特にIBDとは密接に繋がっている[6-10]。炎症性腸疾患に伴うdysbiosisには，α多様性の低下，Firmicutes門細菌（特にClostridiales目菌）の減少，そしてProteobacteria門細菌（特にEnterobacteriaceae科細菌）といった特徴がみられる[7-10]。dysbiosisは実験的大腸炎においても認められ，デキストラン硫酸（dextran sulfate sodium：DSS）のような化学物質誘発性大腸炎においても，宿主の遺伝欠損による大腸炎発症マウスにおいても生じる[11-13]。このことから，大腸炎はdysbiosisを誘導することがわかる。一方，dysbiosis状態の腸内細菌も腸炎を

誘発・増悪する。NLRP6の欠損マウスやT-bet/RAG2二重欠損マウスはいずれもdysbiosisを伴う大腸炎を自発的に発症する[12,13]。腸内細菌は糞食行動によって同ケージ内のマウス間を移行するが，興味深いことにこれらの遺伝子欠損マウスと同ケージ内で飼育された野生型マウスにおいても大腸炎が誘発される。このことから，dysbiosisもまた大腸炎を誘導すると考えられる。以上の報告から，大腸炎とdysbiosisは互いに促進する悪循環の関係にあると言える。

（2）炎症に伴う酸素環境の変化はdysbiosisを引き起こす

dysbiosisが生じる原因としては，主に大腸管腔内における栄養環境の変化や抗生物質による攪乱，そして宿主の免疫系の異常があげられる[6,14]。腸管炎症時にdysbiosisが生じる主因と考えられるのが，管腔内の好気的環境へのシフトである。健常なヒトでは上皮層において酸素が盛んに消費されることによって，体内の酸素の管腔側への流出が遮断されており，大腸管腔内は嫌気的になっている[15]。そのため大腸にはClostridia綱やBacteroides門に属する偏性嫌気性細菌が優占的に生息しており，主にProteobacteria門に属する通性嫌気性細菌の割合は数%程度となっている（図6-1）。一方，腸炎時には腸管上皮による活性酸素種や活性窒素種の産生[16]，上皮層の機能不全[17]，重篤な場合には出血によって，体内の酸素が腸管腔内に漏れ込む。実際にDSS誘導性大腸炎下のマウス腸内細菌では，硝酸還元酵素など酸化還元反応を担う酵素の働きに広く必要とされる補酵素モリブドプテリンの関連遺伝子の増加がみられる[18]。

管腔内の酸素環境変化に伴うdysbiosisは確かに大腸炎の悪化に寄与していることが近年の研究から示唆されている。腸管炎症時には腸内細菌科(Enterobacteriaceae)細菌の好気呼吸依存的な過増殖がみられるが[11]，これにはモリブドプテリンを補因子とする酵素群が必須となっている。この時タングステン（元素記号W）が存在すると，モリブドプテリンの活性中心にあるモリブデン（元素記号Mo）とタングステンが置き換わることでモリブドプテリン関連遺伝子の働きが特異的に阻害されることが知られている。Zhuら[11]はこの現象に着目し，タングステンによるDSS誘導性大腸炎への影響を調べた。その結果，DSSのみを投与し

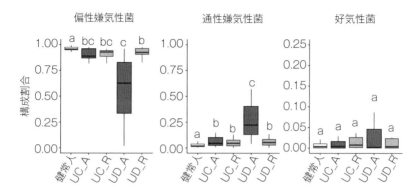

図6-1　IBDにおける通性嫌気性細菌の増加

健常人，活動期の潰瘍性大腸炎患者（UC_A），寛解期の潰瘍性大腸炎患者（UC_R），活動期のクローン病患者（CD_A），寛解期のクローン病患者（CD_R）における偏性嫌気性菌，通性嫌気性菌，好気性菌の割合を示す（$n = 7 \sim 23$/group）。プロット上の異なる文字は統計的に有意差があったことを示す（$p < 0.05$；Kruskal-Wallis検定後Dunnの多重検定を実施）。

たマウスでは大腸菌など腸内細菌科細菌の過増殖がみられたが，タングステンの投与によって顕著に抑制された。注目すべきことに，タングステンの投与は大腸炎の進行をも抑制した。腸炎の抑制は無菌マウスではみられなかったことから，タングステンによる腸炎の抑制作用は腸内細菌の制御を介していると考えられる。以上のことから，マウスモデルにおける研究ではあるものの，dysbiosisの制御によって大腸炎の発症を防ぐことが可能であることが明らかとなった。

筆者らは大腸炎モデルマウスと同様に，IBD患者の腸内細菌においても酸素利用能を持つ細菌が増加していることを確認している。筆者らはIBD患者の糞便検体中の細菌構成を16S rRNA遺伝子配列解析法により解析し[19]，BugBase[20]を用いて酸素利用細菌の増加を調べた（図6-1）。健常人においては偏性嫌気性細菌が96％程度，通性嫌気性細菌が2％程度，好気性細菌が1％程度となっていた。一方，IBD患者，特に活動期のクローン病患者においては偏性嫌気性細菌の減少，および通性嫌気性細菌の増加が認められた。以上の解析から，IBD患者においても腸炎モデルマウスと同様に，大腸内が好気的環境にシフトしていると予測される。

3. SCFAによる腸内環境制御作用

上述してきたようにdysbiosisは腸炎を増悪する。一方，健常な腸内細菌叢はSCFAの産生によって健常な腸内環境の維持に寄与する[21]。腸内細菌は宿主による消化吸収を受けずに大腸まで到達してきた難消化性多糖類を発酵代謝することでSCFAを産生する。代表的な発酵基質として，具体的には水溶性食物繊維やレジスタントスターチ（難消化性デンプン），オリゴ糖があげられる。腸内では主に酢酸，プロピオン酸，酪酸が産生され，健常なヒトやマウスの大腸管腔では合計100 mM程度の濃度で検出される。SCFAは腸管上皮細胞のエネルギー源になるのみでなく，さまざまな生理活性を有する。これらのSCFAはいずれもGタンパク質共役型受容体（G protein-coupled receptor：GPR）であるGPR41やGPR43をリガンドとして活性化する[22]。酪酸はこの他に，GPR109Aやペルオキシソーム増殖因子活性化受容体γ（peroxisome proliferator-activated receptor γ：PPARγ）の活性化，そしてヒストン脱アセチル化酵素（histone deacetylase：HDAC）の阻害といった作用を持つ[23-25]。SCFA，特に酪酸はこれらの多様な生理活性によって抗炎症作用を発揮する。30年近くも前から酪酸の浣腸は潰瘍性大腸炎患者において腸炎症状を緩和させることが報告されていたが[26, 27]，その分子機序が近年ようやく明らかになりつつある。以下ではSCFAによる腸管免疫制御作用のなかでも特に重要と考えられる制御性T細胞（regulatory T cell：Treg）や，免疫グロブリンA産生形質細胞の分化誘導，上皮バリア修飾について概説する。

（1）酪酸によるTregの誘導

腸管上皮層下の粘膜固有層には，マクロファージや樹状細胞などのミエロイド系細胞に加え，各種T細胞サブセット，形質細胞，自然リンパ球などが存在している。このうちヘルパーT（Th）細胞は適応免疫系の制御を担うリンパ球集団であり，サイトカインの発現や転写因子の発現によってTh1，Th2，Th17，そしてTregといったサブセットに分類される。腸管においてはTh17とTregが

主要なヘルパーT細胞である。Th17は炎症性サイトカインであるIL-17を産生し，感染防御やIBDに寄与する。一方，Tregはマスター転写因子としてFoxp3を発現し，過剰な免疫応答の抑制を担う。Tregはさらに胸腺由来のHelios⁺Neurophilin 1⁺RORγt⁻Foxp3⁺Treg（thymus-derived Treg: tTreg）と，末梢（ここでは腸管）で誘導されたHelios⁻Neurophillin 1⁻RORγt⁺Foxp3⁺Treg（peripherally-induced Treg: pTreg）に分けることができる[28]。

筆者らは腸内細菌が産生する酪酸が，大腸においてナイーブT細胞のpTregへの分化を誘導することを見いだした[28,29]（図6-2）。酪酸はナイーブT細胞に直接作用し，*Foxp3*遺伝子のプロモーター領域と遺伝子内エンハンサー領域conserved noncoding sequence（CNS）3のヒストンアセチル化を促進することで，*Foxp3*の発現量を増加させた。これは酪酸のHDAC阻害活性によるものと考えられる。その他のメカニズムとして，酪酸は樹状細胞上のGPR109Aを活性化し，レチノイン酸やIL-10の産生を促すことで，IL-10産生性Tregの誘導に寄与することも報告されている[23]。CD45RB^high T細胞誘導性大腸炎モデルマウスに酪酸化スターチを混餌投与したところ，大腸炎が抑制された[29]。この時Tregを除去すると酪酸による大腸炎抑制がみられなくなった。したがって，Tregの分化誘導作用は酪酸の大腸炎抑制作用のなかでも特に重要と考えられる。

（2）SCFAによる免疫グロブリンA産生細胞の誘導

粘膜面では1日に5gもの二量体分泌型IgA（secretary immunoglobulin A：S-IgA）が産生されており，細菌叢の制御や体内への侵入防御に寄与している。腸管でS-IgAは常在細菌の定着をサポートし，腸内細菌叢の構成制御や多様化の促進を担う[30,31]。一方，感染性細菌に対しては排斥的に働き，IBD患者においては炎症誘導性の細菌群に結合するS-IgAの産生が増加する[32]。*Sutterella*属細菌はIgAを分解することで，糞便中のIgA濃度を低下させる[33]。*Sutterella*属細菌を保有するマウスはDSS誘導性大腸炎に対し高い感受性を示すことから，IgAバリアは大腸炎の抑制に重要と考えられる。

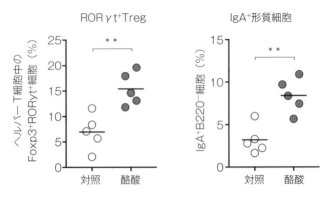

図6-2 酪酸による大腸免疫集団への影響
15％酪酸化スターチ飼料または対象飼料を3週間投与したマウスの大腸粘膜におけるCD4$^+$T細胞中のRORγt$^+$Tregの割合，およびリンパ球中のIgA$^+$形質細胞の割合をそれぞれ示す（$n=5$/group）。＊＊：$p<0.01$（Studentの両側t検定）。

筆者らは酪酸がナイーブB細胞のIgA$^+$形質細胞への分化を促進することを見いだしている（図6-2）。HDAC阻害剤であるトリコスタチンAも*in vitro*においてIgA$^+$形質細胞誘導作用を示したことから，酪酸はHDAC阻害によってIgA$^+$形質細胞を誘導したものと考えられる。加えて，他の研究グループによって，酪酸を含むSCFAエネルギー源になることで分化を支えていることや，樹状細胞によるレチノイン酸産生を促すことでIgAクラススイッチを誘導していることが報告されている[34, 35]。以上のように，SCFAによるIgA$^+$形質細胞の誘導には多彩な分子機序が関与している。

（3）SCFAによる上皮バリア機能の強化

腸管上皮細胞は隣接した細胞とタイトジャンクションを形成することで1層の上皮層を形成し，腸内環境と生体内の境界面を形成するバリアとして機能する。腸管上皮はムチンや抗菌ペプチドの産生，有鞭毛細菌に結合するGPIアンカー型タンパク質Lypd8の発現によって，腸内細菌を含む外来物質を上皮から隔離する[36, 37]。さらに腸管上皮は基底膜側に多量体免疫グロブリンレセプター（polymeric immunoglobulin receptor：pIgR）を発現し，粘膜固有層で産生さ

れたIgAを管腔側へ輸送することによっても細菌への防御に寄与する。腸管上皮はターンオーバーが非常に早く，3～5日間ですべての上皮細胞が入れ替わる。これにより障害を受けた上皮の修復や病原体の排除をするとともに，腸内細菌の体内への侵入を防ぐ。

　SCFAは上皮バリアの増強によって，感染への防御や大腸炎の抑制をする。*Bifidobacterium longum* subsp. longum JCM1217^{T}はATP結合カセット型フルクトーストランスポーターを介してフルクトースを取り込み，豊富に酢酸を産生することによって上皮のバリア機能を高める[38]。これによって*B. longum*は無菌マウスにおいて腸管出血性大腸菌O157が産生する志賀毒素の血中への流入を防ぎ，感染死を抑制する。また，酢酸の飲水投与はDSS誘導性大腸炎の症状を軽減する[39]。この作用はGPR43の欠損マウスではみられないことから，GPR43依存的であると考えられる。

　上皮バリアは管腔内の細菌や菌体成分の体内への侵入を防ぐのみならず，体内から管腔内への酸素の流出を防ぐ役割を持つ。酪酸は腸管上皮においてPPARγシグナルを活性化することで，酪酸のβ酸化を介したエネルギー産生を促す[17]。この時，上皮で盛んに酸素が消費されることによって，生体から管腔内への酸素のリークが防がれる。また，PPARγは上皮細胞内での誘導型一酸化窒素合成酵素（inducible nitric oxide synthase：iNOS）の発現を低下させることで，通性嫌気性菌による硝酸利用を妨げる。酪酸による酸素消費の促進に伴う細胞内酸素濃度の低下は，低酸素誘導因子１（hypoxia-inducible factor-１：HIF-１）の安定化を促すことによって，さらに上皮のバリア機能を増強する[40]。

4．腸内環境制御における粘液層の役割

（１）粘液層による腸内生態系の維持

　腸管上皮の杯細胞はムチンを分泌することによって上皮表面を粘液層で覆い，上皮層が管腔内容物に直接曝露されることを防ぐ[36]。腸管の主要な分泌型

ムチンMuc2は大量のO結合型糖鎖修飾を受けており、糖鎖成分が分子量の70%近くを占める。これによって粘液層は高い粘性を持ち、特にムチンが密に重合する内層ではほぼ無菌状態になっている[41]。Muc2欠損マウスは腸内細菌が上皮に直接接着・侵入することで大腸炎を自然発症することから、粘液層バリアの形成は腸管の保護に必須であると言える[42]。

近年粘液層はバリアとしてのみでなく、細菌叢が生息する場として腸内環境の制御にかかわっていることが明らかになっている。粘液層の外層には常在細菌が生息しており、定着のための「足場」として機能していると考えられている。さらに粘液層はIgAと協働してニッチの多様化や定着の安定化に寄与することが示唆されている。IgAが*Bacteroides fragilis*の莢膜を認識することで、菌体が粘液層に繋ぎ止められて定着が補助される[31]。常在菌定着因子（commensal colonization factors）と称される一連の遺伝子群の欠損によって莢膜が薄化した*B. fragilis*では、IgAを介した定着補助が消失する。さまざまな結合能を持つIgAが産生され、それぞれが結合ターゲットの細菌の定着を補助することによって、ニッチの多様化が起きることがシミュレーションにより示されている[43]。加えて、粘液層の存在は陰窩内ニッチを作り出す。一部の常在菌は粘液層を越えて陰窩内に定着する。陰窩内に先に定着した*Bacteroides thetaiotaomicron*は、後から腸内に到達した同種菌と比べて競合優位になる。したがって、陰窩内ニッチは常在菌の安定した定着を補助しているものと考えられる[44]。

（2）発酵基質としてのムチン

ムチンは上述したようにバリアや細菌の住処となる他、腸内細菌の栄養としての役割を有する。粘液層の外層は管腔内とは異なる栄養環境になっており、同一細菌であっても粘液層内にいるものと管腔にいるものとでは遺伝子発現プロファイルが異なる[45]。ヒト腸内細菌のなかでも*Akkermansia muciniphila*や*B. thetaiotaomicron*といった常在菌はムチン糖鎖を代謝利用するための遺伝子群を有する。Desaiらは食事とヒト腸内細菌の関係を調べるために、*A. muciniphila*

やB. thetaiotaomicronを含む主要なヒト常在細菌14種を無菌マウスに定着させたノトバイオートマウスを作製し，食無繊維食と通常飼料をそれぞれ与えた[46]。その結果，無繊維食の投与によって，ムチン分解菌の増加や粘液層内層の薄化が観察された。粘液層の薄化は炎症の惹起やCitrobacter rodentium感染に対する防御の低下に繋がった。このノトバイオートマウスでは通常食投与時においてもムチン分解菌の構成割合が非常に高く，どの程度ヒト腸内環境を反映しているかは不明であるものの，以上の結果は常在菌によるムチンの過剰分解が粘液層のバリア機能低下を招くことを示唆している。同様の現象はSchroederらも見いだしているが，粘液層の薄化は粘液の産生低下によるものであるとしている[47]。すなわち，マウスに西洋食を模した低繊維・高脂肪・高単糖飼料を与えると粘液層が薄化し，バリア機能が低下する。この時，ex vivoの系においても，粘液層の成長速度の低下が観察される。したがって，食物繊維の摂取は粘液層の保全に重要と考えられるが，そのメカニズムについては議論の余地がある。

　ムチンの過度な分解は粘液層のバリア機能低下を招く可能性はあるものの，筆者らはムチンの適度な分解利用は腸内SCFAの産生のために重要であると考えている。前述のように，SCFAの産生源として食物中の難消化性多糖類が知られてきた。しかしながら，マウスに無繊維食を与えても，盲腸内のSCFA濃度は半分程度に低下するのみであることから，食物繊維以外にもSCFA産生のための発酵基質が腸内に存在すると推察される。筆者らは内因性の発酵基質としてムチンに着目した。つまり，ムチン糖鎖が腸内細菌に資化されることで，SCFAが産生されるということである。この仮説を検証するため，森田達也博士の協力の下，AIN76粉末飼料中のコーンスターチの一部の代わりにブタ胃粘膜ムチンを配合した1.5%ムチン飼料を調製し，マウスに投与した。その結果ムチンを混餌投与したマウスでは，酪酸を含むSCFAの盲腸内容物中濃度が増加した（図6-3-A）。さらに，ムチンを投与したマウスでは対照群と比べて大腸粘膜固有層におけるTregやIgA[+]形質細胞の割合が増加していた（図6-3-B）。これらの細胞群は酪酸によって誘導されることから，ムチンは酪酸産生を促す

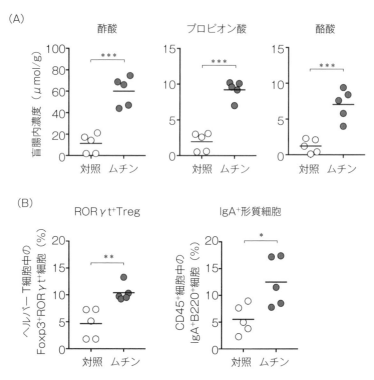

図6-3　ムチン投与による盲腸内SCFA濃度および大腸免疫集団への影響
　A：1.5%ブタ胃粘膜ムチン飼料または対象飼料を3週間投与したマウスの盲腸内SCFA濃度。
　B：大腸粘膜におけるCD4$^+$T細胞中のRORγt$^+$Treg細胞の割合と，CD45$^+$細胞中のIgA$^+$形質細胞の割合。
　$n = 5$/group，＊：$p<0.05$，＊＊：$p<0.01$，＊＊＊：$p<0.001$（Studentの両側t検定）。

ことで大腸免疫系を制御していると考えられた。つまり，宿主が産生しているムチンの糖鎖が腸内細菌に発酵利用されることで酪酸になり，酪酸はさらに再吸収されることで宿主の免疫恒常性の維持に寄与しているというサイクルを想定している（図6-4）。筆者らはこの宿主由来の発酵基質を利用して酪酸が産生され，その酪酸は宿主上皮細胞により資化されると予想している。筆者らは，このように宿主-微生物間で相互に織りなされる代謝経路を「生物間代謝経路（symbiotic metabolism）」と名づけ，詳細な解析を進めている。

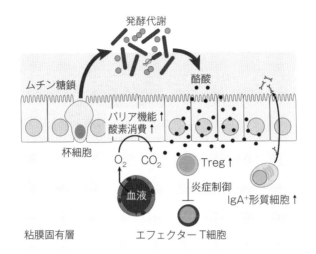

図6-4 生物間代謝経路による腸内環境制御
腸内細菌はムチン糖鎖を発酵代謝することで酪酸を含むSCFAを産生する。酪酸は上皮のエネルギー源になる他，酸素消費の促進やバリア機能の増強をする。また粘膜固有層にて酪酸はTregやIgA$^+$形質細胞の分化誘導をし，免疫恒常性の維持に寄与する。

5. 炎症性腸疾患における腸内代謝異常の解析

以上の背景から，筆者らはIBD患者においてはdysbiosisに伴い腸内SCFA産生に異常が起きており，そのことが病態形成に寄与しているとの仮説を立てた。そこでIBDにおける腸内代謝異常を調べるために，健常人およびクローン病患者，潰瘍性大腸炎患者の糞便中の細菌叢構成，代謝物，そしてムチン成分を解析した。なお，患者由来の検体は飯島英樹博士の協力の下，大阪大学病院の患者から入手したものを使用した（表6-1）。また，代謝物の定量およびムチン成分解析は森田達也博士らによって行われた。

（1）IBDにおける腸内酪酸産生の低下

筆者らはIBD患者における腸内代謝物異常を調べるために，糞便の有機酸

表6-1 検体提供患者情報

	健常 ($n=44$)	潰瘍性大腸炎 ($n=49$)	クローン病 ($n=40$)
年齢，中央値（S.D.）	33（9.1）	46（13.8）	40（13.6）
男性（%）	41（95.3%）	27（55.1%）	29（72.5%）
罹病歴（S.D.）	-	12.4（10.5）	13.4（11.7）
内視鏡的分類			
活動期	-	25（51.0%）	12（30%）
寛解期	-	24（49.0%）	28（70%）
臨床的分類			
活動期	-	7（14.3%）	10（25%）
寛解期	-	42（85.7%）	30（75%）

（ギ酸，酢酸，プロピオン酸，イソ酪酸，酪酸，吉草酸，イソ吉草酸，乳酸）濃度を測定した．その結果，クローン病患者および潰瘍性大腸炎患者において糞便中の酪酸濃度が有意に減少していた（図6-5）．特に内視鏡的分類活動期の患者においては顕著であり，健常人では10～20 μmol/g程度の酪酸が存在したが，活動期のクローン病患者の6/12（50%），活動期の潰瘍性大腸炎患者の9/25（36%）では検出限界以下であった．酢酸やプロピオン酸を含むその他の有機酸については，健常人と比べてIBDにおける有意な増減は認められなかった．

（2）IBDにおけるdysbiosisの解析

筆者らは16S rRNA配列解析法によってIBD患者の糞便中細菌叢を健常人のものと比較解析した．まず筆者らは検体間の細菌構成の多様性，すなわちβ多様性を調べるために，得られた結果を非重みづけUniFrac距離に基づいた主座標分析によって次元削減し，プロットした（図6-6-A）．健常人の細菌叢は1箇所にクラスター形成したのに対し，クローン病や潰瘍性大腸炎患者の細菌叢は健常人のクラスターとは異なる場所にプロットされた．生物群集の類似度比較手法のひとつであるadonisによって検定したところ，クローン病患者と潰瘍性大腸炎患者の細菌叢は健常人のものと有意に異なっていた（潰瘍性大腸炎：$p=0.001$，クローン病：$p=0.001$）．続いて検体内の細菌種多様性，すなわちα多

5. 炎症性腸疾患における腸内代謝異常の解析　133

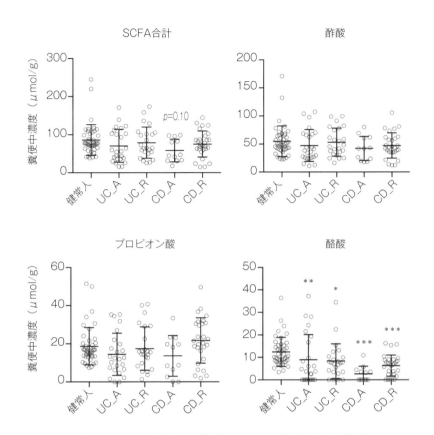

図6-5　IBD患者および健常人における糞便中SCFA濃度
　健常人およびIBD患者の糞便中酢酸，プロピオン酸，酪酸濃度およびそれらの合計を示す（$n=12〜43$/group）．グラフには各検体における値および平均値±S.D.を示す．
＊：$p<0.05$，＊＊：$p<0.01$，＊＊＊：$p<0.001$（健常人との比較により，ANOVA検定後Dunnetの多重検定，またはKruskal-Wallis検定後Dunnの多重検定を実施）．

様性を解析したところ，IBD患者ではα多様性の指標のひとつであるChao Indexの有意な減少がみられた（図6-6-B）．
　続いて実際に構成割合が変化している分類群（taxon）を解析した（図6-7）．クローン病患者では，門（phylum）レベルにおいてFirmicutes門細菌の有意な減少，そしてProteobacteriaの増加が認められた．Proteobacteriaの増加は潰瘍性大腸炎患者においても認められた．綱（class）レベルにおいて，活動期の

134 第6章 炎症性腸疾患における腸内代謝物の異常とそのメカニズム

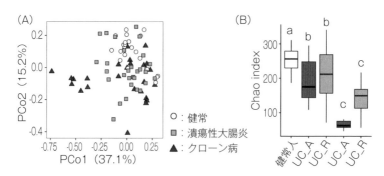

図6-6 IBDにおける腸内細菌叢の構成異常
A：健常人およびIBD患者の糞便中細菌叢構成を重みづけUniFrac距離に基づき主座標分析した結果（$n=23～29$）。
B：健常人およびIBD患者における糞便中細菌叢の種多様性（Chao Index）（$n=7～23$/group）。
プロット上の異なる文字は統計的に有意差があったことを示す（$p<0.05$；Kruskal-Wallis検定後Dunnの多重検定を実施）。

クローン病患者では特にClostridia綱細菌の減少と，Gammaproteobacteria綱細菌とBacilli綱細菌の増加が顕著であった。これらの結果は，欧米にて行われたIBD患者の腸内細菌叢解析の報告と合致するものであった[7-10]。したがって，こうした腸内細菌の構成異常は，人種や地域にかかわりなくみられるIBDの共通した病理学的特徴であると考えられる。

（3）IBDにおける酪酸関連細菌の減少

続けて筆者らは，IBDにおける酪酸産生の低下とdysbiosisの関係を調べるために，細菌の構成割合と各有機酸濃度の相関解析を行った。この際，Spearmanの相関解析によって得られたp値をBenjamini-Hochberg法にて偽陽性率（false discovery rate：FDR）補正し，FDRが0.05以下となるものを有意な相関とした。その結果，筆者らは酪酸濃度と正の相関を取る12属（genus）と28種（species）を同定した。なお他の有機酸については，酢酸は3属，吉草酸は1属，イソ酪酸は1属と正の相関がみられるのみであった。

筆者らは酪酸と正の相関がみられる細菌分類群のうち，健常人において平均

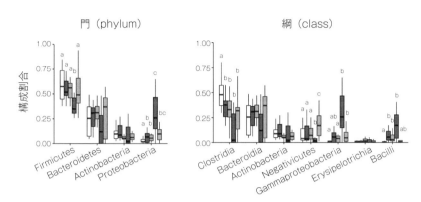

図6-7　IBDにおける腸内細菌叢の構成の変化
健常人およびIBD患者の糞便中細菌叢構成を門レベルまたは綱レベルで示す（$n=7\sim23$/group）。プロット上の異なる文字は統計的に有意差があったことを示す（$p<0.05$；Kruskal-Wallis検定後Dunnの多重検定を実施）。

1％以上の構成割合が認められる細菌5属，7種を，腸内酪酸産生に特に寄与している可能性が高い細菌群として酪酸関連細菌と名づけた（図6-8）。酪酸関連細菌のなかには*Faecalibacterium prausnitzii*や*Eubacterium rectale*といった既知の酪酸産生菌も含まれていた[48, 49]。酪酸関連細菌はIBD患者，特に活動期のクローン病患者において激減していた。特に，酪酸関連細菌のなかで最も存在割合が多い*F. prausnitzii*は健常人においては平均20％程度の割合を締めていたが，活動期のクローン病患者の多くではほとんど検出されなかった。

以上のことから，酪酸産生菌の消失がクローン病患者における酪酸産生低下の原因と考えられた。一方，潰瘍性大腸炎患者では活動期において*Blautia wexlerae*や*E. rectale*, *Ruminococcus bromii*の減少はみられたものの，*F. prausnitzii*の減少は認められなかった。IBDにおいて減少していた酪酸関連細菌はいずれも偏性嫌気性細菌に属することから，腸内における酸素分圧の増加が酪酸関連細菌の減少を招いたものと考えられる。

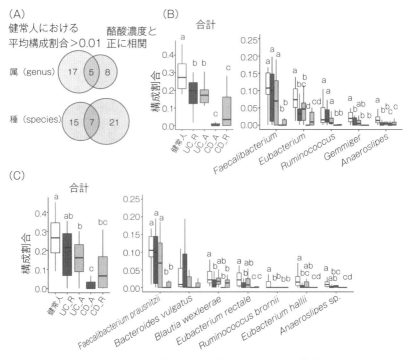

図6-8 酪酸関連細菌の同定とIBDにおける構成割合

A：酪酸関連細菌の選出基準および各基準における該当分類群の数。Spearmanの相関解析によって得られたp値をBenjamini-Hochberg法にてFDR補正し，FDRが0.05以下となるものを有意な相関とした。
B，C：健常人およびIBD患者における酪酸関連細菌の構成割合。属レベル（B），種レベル（C）（$n = 7 \sim 23$/group）。
プロット上の異なる文字は統計的に有意差があったことを示す（$p < 0.05$；Kruskal-Wallis検定後Dunnの多重検定を実施）。

（4）潰瘍性大腸炎において糞便中のSCFA濃度とムチン糖鎖濃度は負の相関を示す

筆者らはIBDにおいてムチンの量や成分構成に異常が起きている可能性を検証するために，糞便中のムチン成分の解析を行った（図6-9）。糞便中のムチン濃度やO結合型糖鎖濃度については差はみられなかったが，ムチンタンパク

質濃度については潰瘍性大腸炎患者において減少がみられた．結果として，ムチン中のタンパク質に対するO-結合型糖鎖の割合は潰瘍性大腸炎において増加しており，潰瘍性大腸炎の腸内細菌におけるムチン糖鎖利用の低下が示唆された．ムチンのO-結合型糖鎖中の糖鎖構成については，潰瘍性大腸炎患者においてN-グリコリルノイラミン酸（N-glycolylneuraminic acid：NeuGc）の検出頻度が増加していたことを除き，変動はみられなかった．

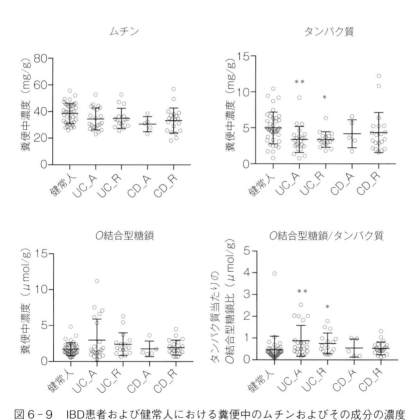

図6-9　IBD患者および健常人における糞便中のムチンおよびその成分の濃度
　健常人およびIBD患者における糞便中のムチン濃度，ムチン関連タンパク質濃度，O-結合型糖鎖濃度，およびムチン関連タンパク質に対するO-結合型糖鎖比を示す（n = 5〜38/group）．グラフには各検体における値および平均値±S.D.を示す．
＊：p <0.05，＊＊：p <0.01（健常人との比較により，ANOVA検定後Dunnetの多重検定，またはKruskal-Wallis検定後Dunnの多重検定を実施）．

ムチン糖鎖利用の低下が潰瘍性大腸炎における酪酸産生低下に寄与している可能性を調べるために，ムチン糖鎖成分とSCFAの相関解析を行った（図6-10）。その結果，潰瘍性大腸炎患者ではムチンO-結合型糖鎖濃度と全SCFA（rho=-0.43, FDR=0.014），酢酸（rho=-0.44, FDR=0.014），プロピオン酸（rho=-0.43, FDR=0.013），酪酸（rho=-0.35, FDR=0.035）濃度の間に有意な負の相関がみられた。同様の傾向は健常人やクローン病患者においても認められたが，統計的有意性はなかった。酪酸が検出されなかった潰瘍性大腸炎患者では，糞便中

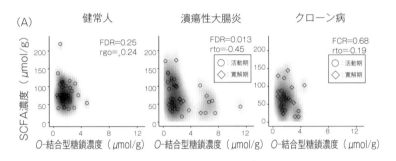

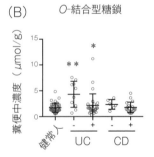

図6-10 IBD患者および健常人における糞便中のムチン糖鎖濃度とSCFA濃度の関係

A：各疾患群における糞便中のSCFAとO-結合型糖鎖濃度の散布図。背景色の濃さはプロットの密度の高さ。FDR補正後のSpearman相関解析p値と相関係数（rho）を示す（$n=25$〜38/group）。

B：潰瘍性大腸炎患者とクローン病患者を糞便中酪酸の検出の有無によって2群に分け，それぞれの群において糞便中のO-結合型糖鎖濃度を比較した結果を示す（$n=6$〜38/group）。グラフには各検体における値および平均値±S.D.を示す。

＊：$p<0.05$，＊＊：$p<0.01$（健常人との比較により，Kruskal-Wallis検定後Dunnの多重検定を実施）。

のムチンO-結合型糖鎖濃度が健常人と比べて有意に増加していた。以上の結果から，潰瘍性大腸炎患者では腸内細菌によるムチン糖鎖利用の低下によって，酪酸産生が低下していることが示唆された。

（5）dysbiosisによる酪酸産生低下メカニズムのモデル

　以上の結果を統合して，筆者らはクローン病と潰瘍性大腸炎それぞれにおけるdysbiosisによる酪酸産生低下メカニズムのモデルを立てた（図6-11）。健常人の腸内細菌叢は食事中の水溶性多糖類に加えてムチン糖鎖を発酵代謝することによって，酪酸を含むSCFAを豊富に産生する。腸内細菌が産生した酪酸は上皮バリア機能の増強や，TregやIgA$^+$形質細胞の誘導によって腸管免疫恒常性の保持に寄与する。一方，クローン病患者の腸内細菌叢では酪酸産生菌，特に*F. prausnitzii*の多くが消失しており，これによって酪酸産生が低下する。潰瘍性大腸炎では，一部の酪酸産生菌の減少に加えて腸内細菌によるムチン糖鎖利用能の低下が起きることで，腸内酪酸産生が低下する。このように，酪酸産生の低下はクローン病と潰瘍性大腸炎において共通して認められるものの，その病理メカニズムは異なるものと考えられる。

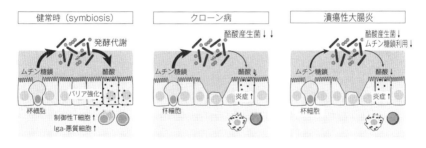

図6-11　IBDにおける病態モデル

　健常な腸内細菌叢は宿主が産生するムチンの糖鎖を発酵代謝することで酪酸などのSCFAを豊富に産生する。腸内細菌が産生した酪酸は宿主に吸収され，免疫恒常性の維持に寄与する。クローン病患者ではdysbiosisに伴い酪酸産生菌が激減し，酪酸産生が低下する。一方，潰瘍性大腸炎患者ではdysbiosisに伴い一部の酪酸産生菌の減少，およびムチン糖鎖利用能が低下し，酪酸産生も低下する。

6. おわりに

近年dysbiosisがさまざまな疾患の増悪因子になっていることが判明してきたことから，腸内細菌が治療標的として着目されてきている。しかしながら，「dysbiosis」という言葉そのものは「腸内細菌叢が望ましくない構成変化を起こした状態」であることしか指しておらず，非常に曖昧な言葉である。実際に腸内細菌を治療標的とするためには，dysbiosis時に生じているさまざまな構成変化のなかから，病態に関与する特徴を見いだす必要がある。筆者らは上記の研究から，IBD患者ではdysbiosisに伴い，酪酸産生異常が起きていることを見いだした。興味深いことに，酪酸産生低下は潰瘍性大腸炎とクローン病に共通して認められたが，そのメカニズムは異なるものであった。このように一言でdysbiosisと言ってもその内実はさまざまであり，医療応用のためには疾患ごとに鍵となるdysbiosisの特徴を紐解く必要があると考えられる。加えて現時点において，上述のような疾患特異的なdysbiosisの原因となる腸内環境異常についても不明な点が多い。今後，疾患特異的なdysbiosisの特徴づけとその形成メカニズムの解明によって，より精緻な腸内細菌の制御法およびそれに基づいた新たな治療法が確立されることが期待される。

文　献

1) 日本厚生労働省：平成26年度衛生行政報告例の概要．(https：//www.mhlw.go.jp/toukei/saikin/hw/eisei_houkoku/14/dl/gaikyo.pdf)（参照2018年10月17日）
2) Khor B., Gardet A. and Xavier R.J.：Genetics and pathogenesis of inflammatory bowel disease. Nature 2011；474；307-317.
3) Forslund K., Hildebrand F., Nielsen T. et al.（MetaHIT consortium）：Disentangling type 2 diabetes and metformin treatment signatures in the human gut microbiota. Nature 2014；528；262-266.
4) O'Hara A.M. and Shanahan F.：The gut flora as a forgotten organ. EMBO Rep 2006；7（7）；688-693.

5) Honda K. and Littman D.R. : The microbiome in infectious disease and inflammation. Annu Rev Immunol 2012 ; 30 ; 759-795.
6) Levy M., Kolodziejczyk A.A., Thaiss C.A. et al. : Dysbiosis and the immune system. Nat Rev Immunol 2017 ; 17 ; 219-232.
7) Manichanh C., Rigottier-Gois L., Bonnaud E. et al. : Reduced diversity of faecal microbiota in Crohn's disease revealed by a metagenomic approach. Gut 2006 ; 55 ; 205-211.
8) Qin J., Li R., Raes J. et al. : A human gut microbial gene catalogue established by metagenomic sequencing. Nature 2010 ; 464 ; 59-65.
9) Gevers D., Kugathasan S., Denson L.A. et al. : The treatment-naive microbiome in new-onset Crohn's disease. Cell Host Microbe 2014 ; 15 ; 382-392.
10) Halfvarson J., Brislawn C.J., Lamendella R. et al. Dynamics of the human gut microbiome in inflammatory bowel disease. Nat Microbiol 2017 ; 2 ; 17004.
11) Zhu W., Winter M.G., Byndloss M.X. et al. : Precision editing of the gut microbiota ameliorates colitis. Nature 2018 ; 553 ; 208-211.
12) Garrett W.S., Lord G.M., Punit S. et al. : Communicable ulcerative colitis induced by T-bet deficiency in the innate immune system. Cell 2007 ; 131 ; 33-45.
13) Elinav E., Strowig T., Kau A.L. et al. : NLRP6 inflammasome regulates colonic microbial ecology and risk for colitis. Cell 2011 ; 145 ; 745-757.
14) Nagao-Kitamoto H. and Kamada N. : Host-microbial cross-talk in inflammatory bowel disease. Immune Netw 2017 : 17 ; 1-12.
15) Kalanter-Zadeh K., Berean K.J., Ha N. et al. : A human pilot trial of ingestible electronic capsules capable of sensing different gases in the gut. Nat Electron 2018 ; 1 ; 79-87.
16) Winter S.E., Winter M.G., Xavier M.N. et al. : Host-derived nitrate boosts growth of $E.\ coli$ in the inflamed gut. Science 2013 ; 339 ; 708-711.
17) Byndloss M.X., Olsan E.E., Rivera-Cháves F. et al. : Microbiota activated PPAR-γ signaling inhibits dysbiotic Enterobacteriaceae expansion. Science 2017 ; 357 ; 570-575.
18) Hughes E.R., Winter M.G., Duerkop B.A. et al. : Microbial respiration and formate oxidation as metabolic signatures of inflammation-associated Dysbiosis. Cell Host Microbe 2017 ; 21 ; 208-219.
19) Illumina. 16S Metagenomic Sequencing Library Preparation. (http : //support.

illumina.com/content/dam/illumina-support/documents/documentation/chemistry_documentation/16s/16s-metagenomic-library-prep-guide-15044223-b.pdf)（2018年10月17日参照）

20) Ward T., Larson J., Meulemans J. et al.：BugBase Predicts Organism Level Microbiome Phenotypes. bioRxiv 2017；133462.
21) Yamada T., Takahashi D. and Hase K.：The diet-microbiota-metabolite axis regulates the host physiology. J Biochem；2016；160；1-10.
22) Blad C.C., Tang C. and Offermanns S.：G protein-coupled receptors for energy metabolites as new therapeutic targets. Nat Rev Drug Discov 2012；11；603-619.
23) Singh N., Gurav A., Sivaprakasam S. et al.：Activation of Gpr109a, receptor for niacin and the commensal metabolite butyrate, suppresses colonic inflammation and carcinogenesis. Immunity 2014；40；128-139.
24) Alex S., Lange K., Amolo T. et al.：Short-chain fatty acids stimulate angiopoietin-like 4 synthesis in human colon adenocarcinoma cells by activating peroxisome proliferator-activated receptor γ. Mol Cell Biol 2013；33；1303-1316.
25) Candido E.P., Reeves R. and Davie J.R.：Sodium butyrate inhibits histone deacetylation in cultured cells. Cell 1978；14；105-113.
26) Harig J.M., Soergel K.H., Komorowski R.A. et al.：Treatment of diversion colitis with short-chain-fatty acid irrigation. N Engl J Med 1989；320；23-28.
27) Scheppach W., Sommer H., Kirchner T. et al.：Effect of butyrate enemas on the colonic mucosa in distal ulcerative colitis. Gastroenterology 1992；103；51-56.
28) Ohnmacht C., Park J.H., Cording S. et al.：The microbiota regulates type 2 immunity through RORγt$^+$ T cells. Science 2015；349；989-993.
29) Furusawa Y., Obata Y., Fukuda S. et al.：Commensal microbe-derived butyrate induces the differentiation of colonic regulatory T cells. Nature 2013；504；446-450.
30) Kawamoto S., Maruya M., Kato L.M. et al.：Foxp3$^+$T cells regulate immunoglobulin a selection and facilitate diversification of bacterial species responsible for immune homeostasis. Immunity 2014；41；152-165.
31) Donaldson G.P., Ladinsky M.S., Yu K.B. et al.：Gut microbiota utilize immunoglobulin A for mucosal colonization. Science 2018；360；795-800.

32) Palm N.W., de Zoete M.R., Cullen T.W. et al.：Immunoglobulin A coating identifies colitogenic bacteria in inflammatory bowel disease. Cell 2014；158；1000-1010.
33) Moon C., Baldridge M.T., Wallace M.A. et al.：Vertically transmitted faecal IgA levels determine extra-chromosomal phenotypic variation. Nature 2015；521；90-93.
34) Kim M., Qie Y., Park J. et al.：Gut microbial metabolites fuel host antibody Responses. Cell Host Microbe 2016；20；202-214.
35) Wu W., Sun M., Chen F. et al.：Microbiota metabolite short-chain fatty acid acetate promotes intestinal IgA response to microbiota which is mediated by GPR43. Mucosal Immunol 2017；10；946-956.
36) Johansson M.E. and Hansson G.C.：Immunological aspects of intestinal mucus and mucins. Nat Rev Immunol 2016；16；639-49.
37) Okumura R., Kurakawa T., Nakano T. et al.：Lypd8 promotes the segregation of flagellated microbiota and colonic epithelia. Nature 2016；532；117-121.
38) Fukuda S., Toh H., Hase K. et al.：Bifidobacteria can protect from enteropathogenic infection through production of acetate. Nature 2011；469；543-547.
39) Maslowski K.M., Vieira A.T., Ng A. et al.：Regulation of inflammatory responses by gut microbiota and chemoattractant receptor GPR43. Nature 2009；461；1282-1286.
40) Kelly C.J., Zheng L., Campbell E.L. et al.：Crosstalk between microbiota-derived short-chain fatty acids and intestinal epithelial HIF augments tissue barrier function. Cell Host Microbe 2015；17；662-671.
41) Johansson M.E., Phillipson M., Petersson J. et al.：The inner of the two Muc2 mucin-dependent mucus layers in colon is devoid of bacteria. Proc Natl Acad Sci USA 2008；105；15064-15069.
42) Van der Sluis M., De Koning B.A., De Bruijn A.C. et al.：Muc2-deficient mice spontaneously develop colitis, indicating that MUC2 is critical for colonic protection. Gastroenterology 2006；131；117-129.
43) McLoughlin K., Schluter J., Rakoff-Nahoum S. et al.：Host selection of microbiota via differential adhesion. Cell Host Microbe 2014；19；550-559.
44) Whitaker W.R., Shepherd E.S. and Sonnenburg J.L.：Tunable expression tools

enable single-cell strain distinction in the gut microbiome. Cell 2017 ; 169 ; 538-546.
45) Li H., Limenitakis J.P., Fuhrer T. et al. : The outer mucus layer hosts a distinct intestinal microbial niche. Nat Commun 2015 ; 6 ; 8289.
46) Desai M.S., Seekatz A.M., Koropatkin N.M. et al. : A dietary fiber-deprived gut microbiota degrades the colonic mucus barrier and enhances pathogen susceptibility. Cell 2016 ; 167 ; 1339-1353.
47) Schroeder B.O., Birchenough G.M.H., Ståhlman M. et al. : Bifidobacteria or fiber protects against diet-induced microbiota-mediated colonic mucus deterioration. Cell Host Microbe 2018 ; 23 ; 27-40.
48) Barcenilla A., Pryde S.E., Martin J.C. et al. : Phylogenetic relationships of butyrate-producing bacteria from the human gut. Appl Environ Microbiol 2000 ; 66 ; 1654-1661.
49) Louis P., Duncan S.H., McCrae S.I. et al. : Restricted distribution of the butyrate kinase pathway among butyrate-producing bacteria from the human colon. J Bacteriol 2004 ; 186 ; 2099-2106.

第7章 大豆イソフラボン代謝産物エクオールと腸内細菌

石見佳子[*], 東泉裕子[*]

1. 大豆イソフラボン

近年,人々の健康意識の高まりもあり,大豆の摂取と健康との関連が注目されている。大豆の機能性成分としては,大豆タンパク質の他,大豆ペプチド,大豆イソフラボン,リノール酸,植物ステロール,レシチン等があげられる。なかでも大豆イソフラボンは弱い女性ホルモン様作用を示すことから,骨の健康をはじめ,更年期症状や前立腺がんといったホルモンに関連した疾病の発症リスク低減との関連が報告されている[1]。大豆の主なイソフラボンはダイゼイン,ゲニステイン,グリシテインで,その多くはグルコシル配糖体,マロニル配糖体,アセチル配糖体,サクシニル配糖体として存在している。含有量は大豆種子では1～3 mg/g程度,大豆胚軸には約20 mg/g含まれている。

2. 大豆イソフラボンの代謝とエクオール産生

(1) 大豆イソフラボンの代謝

イソフラボン配糖体は腸内細菌により糖が切断されてアグリコンとなった後に吸収され,一部のアグリコンはさらに腸内細菌によって代謝を受けて吸収される(図7-1)[2]。ダイゼインは腸内細菌によってジヒドロダイゼインに代謝され,さらに,エストロゲン活性のより強いエクオールあるいは活性の弱い O-デスメチルアンゴレンシン (O-DMA) に代謝される (図7-2)[1,3]。ゲニス

---

[*] 医薬基盤・健康・栄養研究所 国立健康・栄養研究所

146 第7章 大豆イソフラボン代謝産物エクオールと腸内細菌

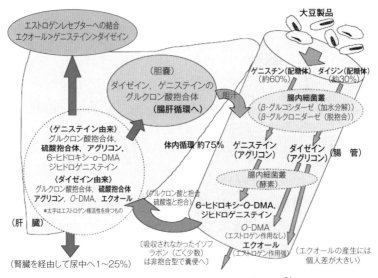

図7-1 大豆イソフラボンの体内動態[2]

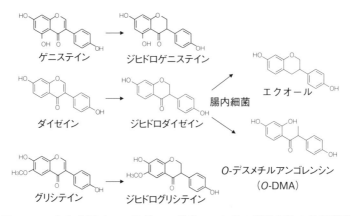

図7-2 主な大豆イソフラボンアグリコンとその代謝産物の化学構造

テインは腸管内においてジヒドロゲニステインに代謝された後，6-ヒドロキシO-DMAに代謝される。グリシテインは，腸管内においてジヒドログリシテインに代謝される。イソフラボンアグリコンおよび代謝産物は腸管から生体内に吸収され，一部は組織へ分布する。その他は肝臓でグルクロン酸抱合または

硫酸抱合された後,尿中に排泄されるが,その一部は胆汁中に排泄され,腸肝循環により腸管で脱抱合されて再び吸収される(図7-1)。

(2) エクオールの発見と産生能

　エクオールは1932年,妊娠したウマの尿から発見され,ウマ (equine) にちなんで「エクオール (equol)」と命名され,ホルモン様物質であることも明らかにされた。その後,1976年にはレッドクローバーを大量に摂取したヒツジが不妊を起こすことが報告され,原因物質はクローバーに含まれるフォルモネチンであり,ヒツジの腸内細菌でエクオールに代謝されることが報告された。さらに1984年には,Setchellらによりエクオールが大豆イソフラボンの代謝産物であること,ヒトの尿中にも存在すること等が報告された[4]。

　エクオールには光学異性体(S体,R体)が存在する。これは,ダイゼインから還元反応によって変換される際に不斉炭素が発生するためである。2種の光学異性体のうち,動物およびヒトの生体内から検出されるのはS体のみであり,生体ではS体が生理活性物質であると考えられている。多くの動物ではエクオール産生能を有しているが,ヒトでは個人のイソフラボン代謝能により異なることが示唆されている。エクオール産生者は,ダイゼインからエクオールへ代謝するエクオール産生菌を腸内に保有しており,疫学研究によると欧米およびオーストラリアでは約30%が,日本を含めたアジア地域では約50%がエクオール産生者であるとされている[5]。また,エクオール産生能は,食生活に影響を受ける可能性が疫学研究により示唆されている。すなわち,エクオール産生は,炭水化物からのエネルギー摂取量が多い場合,あるいは大豆,食物繊維,緑茶,魚油の摂取量と相関すること,抗生物質の投与でその産生能が低下することが報告されている[3,5]。最近の報告では,58名の日本人閉経後女性を対象に,エクオール産生能と腸内細菌叢の関連を評価したところ,エクオール産生者は非産生者に比べて腸内細菌に多様性が認められ,肉,魚,大豆,野菜および和菓子が腸内細菌の多様性ならびにエクオール産生能に影響するとしている[6]。さらに,日本においては,地域や年齢によっても差が認められ,若年層

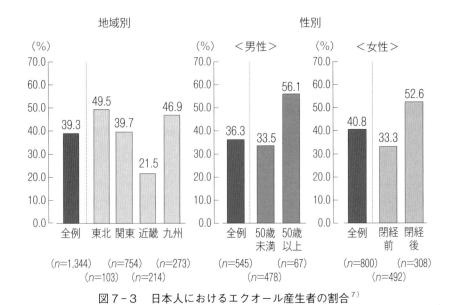

図7-3　日本人におけるエクオール産生者の割合[7]

では産生者が少ない傾向が示唆されている（図7-3）[7]。おそらく，若年層では食生活が欧米化し腸内細菌叢も変化しているためと考えられる。

（3）エクオール産生菌

エクオール産生菌はこれまでに世界中で単離・同定されており，その多くはヒト由来である（表7-1）[8]。エクオール産生菌は16S rRNA遺伝子によるクラスター解析の結果，*Eggerthella*属，*Slackia*属，*Lactococcus*属に分類される（図7-4）[9]。このなかで唯一，食歴が判明しているのが，日本においてUchiyamaらによりヒト糞便中から単離・同定された乳酸菌*Lactococcus garvieae*（*Lactococcus* 20-92株：Lc.G 20-92株）である[10]。Lc.G 20-92株を*in vitro*の嫌気的条件下37℃でダイゼインと培養すると，ジヒドロダイゼインを介してエクオール産生が24時間以降から観察され，72時間でプラトーに達した（図7-5-B）。また，豆乳と培養することでエクオールの産生が確認された（図7-5-A）。Lc.G 20-92株は，ヨーロッパの伝統的なチーズに含まれており，そのエクオール産生能の高

2. 大豆イソフラボンの代謝とエクオール産生　149

表7-1　エクオール産生菌単離・同定に関する報告例[8]

報告年	報告者	（国）	菌名（株名）	分離源
1997	Uchiyamaら	大塚製薬（日本）	バクテロイデス属（E-15株）	ヒト腸内
1997	Uchiyamaら	大塚製薬	ルミノコッカス属（E-17株）	ヒト腸内
1997	Uchiyamaら	大塚製薬	ストレプトコッカス属（A6G-225株）	ヒト腸内
2002	Uchiyamaら	大塚製薬	ラクトコッカス属（20-92株）	ヒト腸内
2005	Wang ら	ソウル大（韓国）	エゲレセラ属（Julong 732株）	ヒト腸内
2005	Decros ら	ゲント大（ドイツ）	4種混合菌（EPC4）	ヒト腸内
2006	Minamida ら	北大（日本）	アサッカロバクター属（do3株）新種	ラット盲腸内
2006	Tamura ら	食総研（日本）	スラキア属（TM-30株）	ヒト腸内
2006	Jim ら	富山大・理研（日本）	スラキア属（DZE株）新種	ヒト腸内
2008	W-Y Zhu ら	南京農大（中国）	ユウバクテリウム属（D1, D2株）	ブタ糞便内
2008	Saitoh ら	グリコ乳業（日本）	スラキア属（FJK1株）	ヒト腸内
2008	Maruo ら	フジッコ・理研（日本）	アドラークロイチア属（FJC-B9株）新種	ヒト腸内
2008	Yokoyama ら	岐阜生工研（日本）	エゲレセラ属（YY7918株）	ヒト腸内
2008	Morita ら	麻布大（日本）	シェーピア属（ST18株）	ウマ腸内
2009	Clavel ら	ミュンヘン工科大（ドイツ）	エンテロラブダス属（Mt1B8株）新種	マウス腸内
2009	Matthies ら	ドイツ栄養研（ドイツ）	スラキア属（NATTS株）	ヒト腸内
2010	Tsuji ら	ヤクルト・筑波大（日本）	スラキア属（NATTS株）	ヒト腸内

150　第7章　大豆イソフラボン代謝産物エクオールと腸内細菌

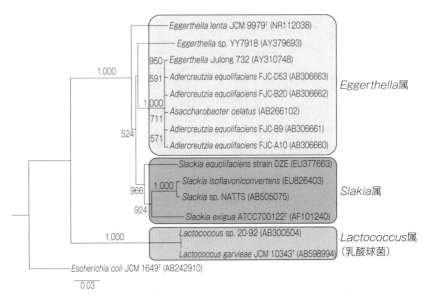

図7-4　エクオール産生菌に関するクラスター解析[9]

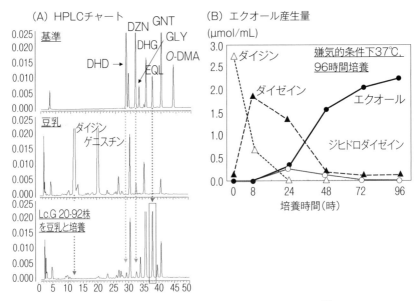

図7-5　Lc.G20-92株によるエクオール産生[10]

DZN：ダイゼイン，GNT：ゲニステイン，GLY：グリシテイン，DHD：ジヒドロダイゼイン，EQL：エクオール，O-DMA：O-デスメチルアンゴレンシン，DHG：ジヒドロゲニステイン。

2. 大豆イソフラボンの代謝とエクオール産生

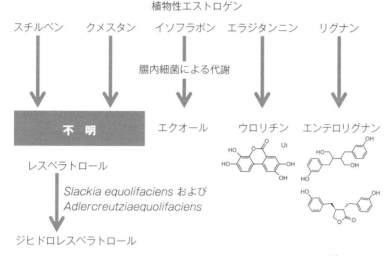

図7-6 腸内細菌による植物性エストロゲンの活性化[11]

さと食歴から唯一，食品への応用が期待されている菌体である。その他，ヒト糞便より*Eggerthella*属（*Eggerthella sinensis*）に属するエクオール産生菌*Adlercreutzia equolifaciens*も分離・同定されている（表7-1）。ごく最近では，葛（クズ）由来イソフラボンに特異的にエクオールへの代謝を促進する腸内細菌が確認されている。Landeteらは，ヒト由来腸内細菌による植物性エストロゲンの代謝について報告しており，イソフラボンばかりでなく他の植物性エストロゲンの腸内細菌による代謝産物も興味深い（図7-6）[11]。

(4) エクオール産生のメカニズム

エクオールはダイゼインからジヒドロダイゼイン，テトラヒドロダイゼインを経て産生されるが，この過程においてはそれぞれに対応した還元酵素が関与している。図7-7にLc.G 20-92株におけるダイゼインからエクオールへの代謝経路を示す。Shimadaらは，Lc.G 20-92株を用いて，関連の還元酵素を世界ではじめて分離・同定している。すなわち，各段階における還元酵素，ダイゼイン還元酵素（NADPH-dependent daidzein reductase：L-DZNR）（図7-7，E1）[12]，

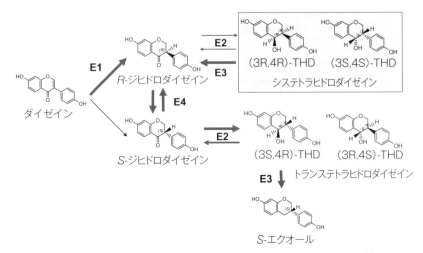

図 7-7　Lc.G 20-92株における新規エクオール生合成経路[12-14]
　E1：ダイゼイン還元酵素，E2：ジヒドロダイゼイン還元酵素，E3:テトラヒドロダイゼイン還元酵素，E4：ジヒドロダイゼインラセマーゼ。

ジヒドロダイゼイン還元酵素（dihydrodaidzein reductase：L-DHDR）（図7-7，E2）ならびにテトラヒドロダイゼイン還元酵素（terahydrodaidzein recutase：L-THDR）（図7-7，E3）[13]である。L-DZNR は，Old Yellow Enzyme familyに属するフラボプロテイン，L-DHDRは短鎖型脱水素酵素，THDRはフラボプロテイン酸化還元酵素に属している。さらに，ジヒドロダイゼインのR体からS体への異性化に関与するジヒドロダイゼインラセマーゼ（dihydrodaidzein racemase：L-DDRC）（図7-7，E4）[14]も同定されている。Lc.G 20-92株以外の菌株においても類似の還元酵素によってダイゼインからエクオールへの代謝が進むものと想定される。

3. 大豆イソフラボンの安全性と機能性

(1) 大豆イソフラボンの安全性

　2001年，大豆イソフラボンは「骨の健康が気になる方」のための特定保健用食品の関与成分として許可されたが，アグリコン型イソフラボンから成る錠剤型の食品が申請されたことを受けて，食品安全委員会は大豆イソフラボンの安全性について評価を行った。2006年に発出された食品安全委員会の報告書では，特定保健用食品として摂取する大豆イソフラボンアグリコンの安全な一日上乗せ摂取量の上限として30 mg，大豆イソフラボンアグリコンの安全な一日摂取目安量の上限は75 mgとされた[2]。また，乳幼児や妊婦・授乳婦の摂取は推奨しないとされた。さらに今後の研究課題として，ダイゼインの代謝産物であるエクオールに関するデータは限られており，さらなる検討が必要であると

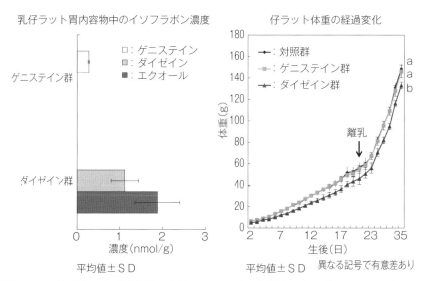

図7-8　妊娠期および授乳期に大豆イソフラボンを摂取した母親ラットから生まれた仔ラットの胃内容物の解析と体重変化[16]

された。

　筆者らは，エクオールの安全性・有効性評価を行うため，閉経後骨粗鬆症モデル動物にエクオールを皮下投与し，骨代謝と子宮重量に及ぼす影響の用量依存性を評価したところ，他のイソフラボンと同様に，エクオールは骨量減少を抑制する用量では子宮重量に影響しないことが明らかになった[15]。一方，妊娠期および授乳期の母親ラットにダイゼインを摂取させると，乳仔ラットの胃内にエクオールが検出されたことから，エクオールは母親からの授乳を介して仔ラットに移行することが判明した（図7-8）[16]。この時，ダイゼイン摂取群は対照群に比べて仔ラットの体重増加が有意に抑制された。この結果は，妊娠期および授乳期に大豆イソフラボンを摂取することは推奨しないという食品安全委員会の報告を支持するものである。

（2）エクオールの生理作用とそのメカニズム

　エクオールの作用としてはエストロゲン様作用，エストロゲン存在下では抗エストロゲン作用，抗アンドロゲン作用，抗酸化作用が報告されている[8]。エクオールの弱いエストロゲン作用はエストロゲン受容体を介して発揮されており，エストロゲン受容体への親和性は他のイソフラボンに比べて強いと報告されている。特にα受容体に比べてβ受容体により強い親和性を持つことから，こうした親和性の違いが子宮に対する作用が弱い等のエクオールの組織特異性に影響していると考えられる。抗アンドロゲン作用は，テストステロンからジヒドロテストステロンへの変換酵素である5α-レダクターゼを阻害する作用やエクオールがジヒドロテストステロンと結合してアンドロゲンレセプターとの結合を阻害することにより発揮される。近年，疫学研究においてエクオール産生能の有無と高脂血症，前立腺肥大，更年期症状の予防や改善効果との関連が報告されており，これらの作用機序により効果が発揮されている可能性が示唆される[1]。

3. 大豆イソフラボンの安全性と機能性　155

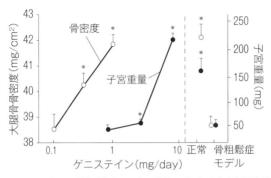

図7-9　大豆イソフラボンの骨粗鬆症モデル動物の骨密度と子宮重量に対する影響[17]
＊：OVXに対して有意差あり，$p<0.05$。

（3）エクオールの骨代謝調節作用―動物試験

　大豆イソフラボンは，エストロゲン欠乏骨粗鬆症モデルマウスに混餌摂取させることにより，骨量減少を用量依存的に抑制することは多くの研究で実証されている。また，骨粗鬆症モデルマウスにおいて骨量減少を抑制するイソフラボンの用量では子宮重量に影響せず，その10倍量で子宮に作用することも明らかになっている（図7-9）[17]。筆者らは以前より大豆イソフラボンの骨代謝調節作用について動物試験ならびにヒトを対象とした試験を実施してきたことから，閉経後骨粗鬆症モデル動物を用いてエクオール摂取が骨代謝に及ぼす影響を評価した。その結果，エクオールは他の大豆イソフラボンと同様に，エストロゲン欠乏に起因する骨量減少を抑制することが明らかになった[15]。

（4）エクオールの骨代謝調節作用―ヒトを対象とした試験

1）イソフラボンと運動の併用効果

　現在，日本では，大豆イソフラボンは「骨の健康が気になる方」および「歯ぐきの健康が気になる方」のための特定保健用食品の関与成分として消費者庁より許可されている。一日摂取目安量は大豆イソフラボンとして40 mg（25 mgアグリコン換算）である。筆者らは，骨の荷重に対する反応性がホルモンや栄

養状態により影響を受けることに着目し，骨粗鬆症モデル動物およびヒトを対象として大豆イソフラボンと運動の併用効果に関する研究を実施した．まず，エストロゲン欠乏骨粗鬆症モデル動物を用いて，大豆イソフラボン摂取（0.4%フジッコ社製フジフラボンP40含有食）と毎日30分のトレッドミル上の走運動（12 m/min）との併用効果を検討した．その結果，両者の併用は，それぞれ単独負荷に比べて，有意に骨量減少を抑え，脂質代謝や体重増加を改善する可能性を示した[18]．

次にヒトを対象とした同様の介入試験を行った．閉経後5年以内の健常女性136名を対象に，大豆イソフラボンの摂取とウォーキングの骨代謝に対する併用効果を検討した．国立健康・栄養研究所研究倫理審査委員会の承認を得た後，対象者を，①プラセボ群，②イソフラボン配糖体摂取群（75 mg/日：アグリコン換算47 mg/日），③ウォーキング群（週3回，1回45分），④両者の併用群，の4群に分け，1年間の無作為割付比較試験を実施した．その結果，プラセボ群では大腿骨近位部の骨密度の減少が認められたが，大豆イソフラボンについては，軽度であるがウォーキングとの併用群で最も高い改善効果が認められた（図7-10）[19]．また，運動により，全身の体脂肪量が開始後3か月目から有意に低下した．これらの結果は，閉経後女性においては，食事と週3回程度のウォーキング（9 METs・時/週）の組合せによって，骨量減少を遅らせるとともに，体脂肪量の増加を抑制することができる可能性を示唆するものである．

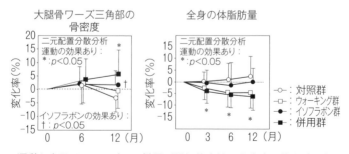

図7-10　運動と大豆イソフラボンの併用が閉経後女性の骨密度と体脂肪に与える影響[19]
　対象：閉経後5年以内の健常日本人女性136名，介入：大豆イソフラボン47 mg and/or ウォーキング（週3回），1年間，評価：大腿骨骨密度および体脂肪量．

3. 大豆イソフラボンの安全性と機能性

2）エクオール産生能と骨代謝の関連

　前述の大豆イソフラボンと運動の介入試験における大豆イソフラボン摂取群を，ダイゼインの代謝産物であるエクオールの産生者と非産生者に着目して層別解析を行うと，エクオール産生者は全体の55％であり，エクオール産生者の骨量減少は，エクオール非産生者に比べて有意に骨量減少の割合が小さかった（図7-11）[20]。つまり，エクオール産生能が閉経後女性の骨の健康に関連していることが示唆された。これらの結果から，大豆イソフラボンのなかでもダイゼインの有用性は，個体のエクオール産生能，すなわち腸内細菌叢に影響される可能性が示唆された。このことは，一部の食品中の機能性成分の有用性は，摂取する側の個体特性に依存することを意味している。今後は遺伝子多型のみならず，腸内細菌叢も視野に入れたオーダーメイド食品に関する研究が期待される。

　さらに，本研究の参加者133名に糞便を採取してもらい，前述のエクオール産生菌であるLc.G 20-92株の有無をPCRで検証したところ，35％にあたる49名で菌の存在が確認された（図7-12）。興味深いことに，Lc.G 20-92株を保有し

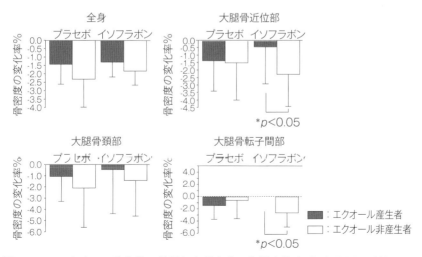

図7-11　エクオール産生能に着目した骨密度の年間変化率（閉経後女性を対象とした1年間の大豆イソフラボン介入試験）[20]

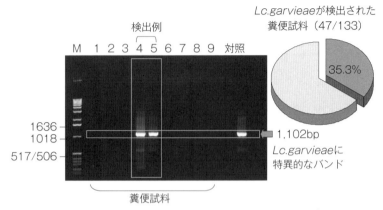

図7-12　ヒト糞便中のエクオール産生菌の同定[21]
対象：健常な閉経後日本人女性（n=135），試料：-80℃ 冷凍保存した糞便（n=133），検出：*Lactococcus garvieae*株に特異的なプライマーを使用したRT-PCR。

ている者は必ずしもエクオール産生者ではなかった[21]。このことは，腸管におけるダイゼインからエクオールへの代謝は，複数の腸内細菌並びに水素ガスや短鎖脂肪酸（short-chain fatty acid：SCFA）等の腸内環境に影響を及ぼす因子によって影響されることを示唆するものである。

3）エクオール含有大豆発酵食品の介入試験

エクオールを含有する食品の経口摂取が，閉経後女性の骨代謝に及ぼす影響について検討した報告はないことから，次に筆者らはエクオールを産生しない閉経後5年未満の健常な女性を対象に，エクオール含有食品の骨代謝に対する作用およびその安全性を評価した。倫理審査委員会の審査を受けた後，試験は二重盲検プラセボ対照の並行群間比較試験を1年間実施した。エクオールを産生しない閉経後5年未満の健常女性93名をエクオール0 mg/日（プラセボ）摂取群，2 mg/日摂取群，6 mg/日摂取群，10 mg/日摂取群に無作為に分け，被験食としてエクオール含有大豆発酵食品を毎日摂取してもらった。摂取開始時，摂取3，6，12か月後に骨密度，骨代謝マーカー，血清性ホルモンおよび甲状腺ホルモン濃度を測定した。

その結果，試験開始時から12か月後までの身長，体重，BMI，栄養素摂取量

は群間で有意な差は認められなかった。一方，骨吸収マーカーである尿中デオキシピリジノリン（DPD）は，エクオール10 mg摂取群において経時的に正常域まで有意に低下し，12か月後の低下率は他の群に比べて顕著であった（$p<0.01$）（図7-13）[22]。DPDはエクオール含有食品の摂取を中止して1か月後の事後検診時には他の群と同等のレベルまで上昇していた。さらに，12か月後にはエクオール10 mg摂取群において全身の骨密度の低下率が，プラセボ群と比較してわずかであるが有意に抑制された（$p<0.05$）。

エクオールの安全性に関しては，12か月後にエクオール2 mg摂取群の血清テストステロン濃度の低下が認められたが，正常域であった。また，血清中の卵胞刺激ホルモン（FSH），トリヨードチロニン（T_3），チロキシン（T_4），甲状腺刺激ホルモン（TSH）に対するエクオールの影響は認められず，その他，有害な健康影響は認められなかった[22]。また，日本人の尿中エクオールの生理的濃度と本試験の被験者における尿中排泄量を比較したところ，10 mg/日摂

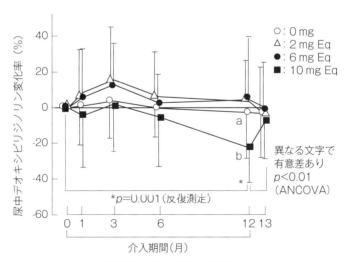

図7-13 エクオール含有大豆発酵食品の摂取が閉経後女性の骨吸収マーカーに及ぼす影響[22]
 対象：閉経後5年以内の健常日本人女性120名（エクオール非産生者），介入：大豆発酵食品1年間，評価：尿中デオキシピリジノリン。

取群の尿中エクオール排泄量は生理的排泄量内であった[7]。これらのことから，エクオール非産生の閉経後女性において，エクオール含有大豆発酵食品（エクオール10 mg含有）は，骨の健康維持に有用である可能性が示唆されるとともに，安全性に関しても大きな問題はないことが示唆された。しかしながら，ヒトでの安全性については引き続きデータの集積が必要である。アメリカ更年期学会は，エクオール産生の有無によるイソフラボンの骨代謝調節作用について，さらに検討する必要があるとしている。

4. エクオール産生を促進させる食品および食品成分

Ohtaらは，フラクトオリゴ糖が骨粗鬆症モデル動物において，腸管におけるダイゼインからのエクオールへの代謝を介して骨量減少を抑制することを報告した[23]。さらにTousenらは，モデル動物を用いてエクオール産生を亢進する食品成分の探索を行い，食物繊維のなかでもレジスタントスターチ（難消化性デンプン），ポリデキストロース，ラフィノースがダイゼインからのエクオール産生を促進し，骨量減少に対してもダイゼイン単独に比べて有意に抑制効果を示すことを確認した。さらに，大豆イソフラボンとレジスタントスターチの併用効果を検討するため，巣摘出手術（OVX）を施した閉経後骨粗鬆症モデルマウスを，①AIN96摂取群，②大豆イソフラボン（ISO）摂取群，③レジスタントスターチ（RS：Jオイルミルズ社製アミロファイバーSH®）摂取群，④大豆イソフラボン・レジスタントスターチ併用群，の4種類に分けて6週間飼育した。その結果，大豆イソフラボンとレジスタントスターチの併用摂取により，尿中のエクオール排泄が増加した（図7-14）[24]。また，大腿骨骨密度および骨強度指標に及ぼす影響を調べたところ，イソフラボンとレジスタントスターチの併用摂取は，イソフラボン単独摂取と比較し，大腿骨遠位部骨密度および骨強度の低下を抑制する傾向が認められた。

実際に糞便中の腸内細菌叢を調べると，レジスタントスターチを摂取した群は，他の群と比べて*Bifidobacterium*の相対的な割合が増加し，*Clostridium*

4. エクオール産生を促進させる食品および食品成分　161

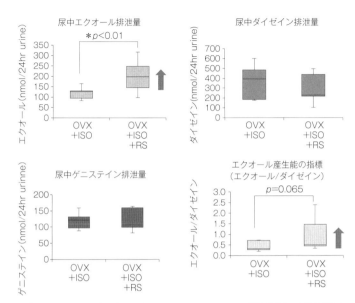

図7-14　大豆イソフラボンとレジスタントスターチの併用摂取が骨粗鬆症モデルマウスのエクオール産生能に及ぼす影響[24]

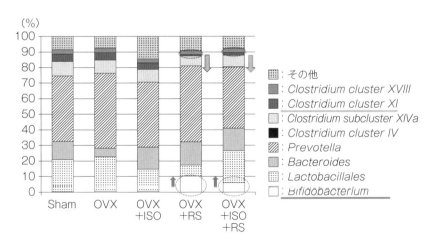

図7-15　大豆イソフラボンとレジスタントスターチの併用摂取が骨粗鬆症モデルマウスの腸内細菌叢に及ぼす影響[24]

cluster XIの割合が低下する傾向が認められた（図7-15）。これらのことから，食物繊維はビフィズス菌等の増殖を介してエクオール産生を亢進すること，さらにダイゼインと共同して骨量減少を効率よく抑制する可能性が示唆された。これらの結果は，難消化性オリゴ糖であるフルクトオリゴ糖がエクオール産生を亢進し，骨量を高めるというOhtaらの報告とよく一致する。一方，同じ実験系で魚油の効果は認められたが，茶カテキンおよび高炭水化物食はエクオール産生能を亢進しなかった。

なお，動物試験の結果より，エクオールの骨吸収抑制作用は，骨髄の炎症を抑制することにより発揮されることが示唆された。

次に，ニュージーランドのマッセイ大学との共同研究で，食物繊維やミネラルが豊富なキウイフルーツと，大豆イソフラボンの併用摂取による骨への影響を評価した。ニュージーランド在住の閉経後5年以内の健常女性33名に大豆イソフラボン単独（50 mg/日），またはグリーンキウイフルーツを1日2個併用摂取してもらい，6週間のクロスオーバー試験を実施したところ，大豆イソフラボン単独群では，骨折しやすさに関連する血中のマーカー（低カルボキシル化オステオカルシン）が10％ほど増えていたが，併用群では15％低下していた（図7-16-A）[25]。また，エクオール産生者と非産生者に分けて解析したところ，

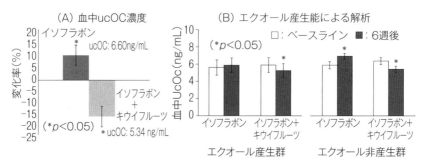

図7-16　大豆イソフラボンとキウイフルーツの併用摂取が閉経後女性の血中低カルボキシルオステオカルシン（ucOC）に及ぼす影響[25]

対象：閉経後5年以内の健常ニュージーランド女性33名，介入：大豆イソフラボン：50 mg/日 グリーンキウイフルーツ：2個/日 6週間，評価：血中低カルボキシルオステオカルシン（ucOC）。

エクオール産生者はイソフラボン単独摂取では試験開始時に比べて骨折関連マーカーに変化がみられず,併用摂取では試験開始時に比べて低下していた(図7-16-B左)。他方,エクオール非産生者では,イソフラボン単独摂取では同マーカーが上昇していたが,併用摂取では低下していた(図7-16-B右)。これより,キウイフルーツに含まれるビタミンKやビタミンC,食物繊維などが総合してエクオール産生を促進するとともに,骨代謝に対しても有用な影響を及ぼしたと考えられた。

5. 腸内細菌と骨代謝—最近の動向

ごく最近,腸内細菌の骨代謝に対する作用が注目されている。Sjögrenらは,腸内細菌欠損マウスでは破骨細胞の活性が抑制されており,その結果,骨形成が更新していることを報告した[26]。また,正常マウスではエストロゲン欠乏により,腸管バリアの機能低下および骨量減少が認められたが,腸内細菌欠損マウスではエストロゲン欠乏に起因する骨量減少が誘導されず,骨髄や腸管の炎症性因子にも変化が認められなかった。一方,エストロゲン欠乏マウスへのプロバイオティクス投与は,性ホルモン欠乏に起因する腸のバリア機能低下および腸・骨髄での炎症を抑制し,骨の損失を防ぐことが示された[27]。Lqbalらも,腸内細菌は骨量調節において基礎的な役割を果たすことを報告している[28]。また,Furusawaらは,食物繊維や難消化性デンプンの摂取により腸管での酪酸産生が亢進し,その結果,制御性T細胞への分化が亢進することを報告している[29]。

図7-17に腸内細菌叢と骨代謝の関係に関するCharlesらの説をまとめた[30]。腸内細菌叢は免疫システム,腸内代謝産物および宿主の代謝を介して骨代謝のバランスを保っている。すなわち,免疫システムでは腸管免疫,腸の透過性(バリア機能),各種T細胞および骨髄のサイトカインの産生を調節することにより,生体防御システムを調節している。また腸内代謝産物は,大腸での発酵により産生した短鎖脂肪酸等であり,ミネラルの吸収を促進する。さらに,腸

164 第7章 大豆イソフラボン代謝産物エクオールと腸内細菌

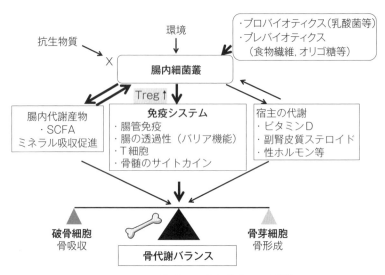

図7-17 骨代謝と腸内細菌叢の関係[30]

内細菌叢は，宿主のビタミンD，副腎皮質ホルモン，性ホルモンの代謝を介してその骨代謝を調節している。腸内細菌叢は，これらを介して破骨細胞による骨吸収と骨芽細胞による骨形成のバランスを取ることで，骨の健康に貢献していると言える。近年，腸内細菌と脂質代謝との関連をはじめとして，生活習慣病のリスク低減や生体機能との関連が数多く報告されている。今後は，健康寿命の延伸をアウトカムとして，ますます関連研究の発展が期待される。

文　献

1) Setchell K.D., Brown N.M. and Lydeking-Olsen E.：The clinical importance of the metabolite equol- a clue to the effectiveness of soy and its isoflavones. J Nutr 2002；132；3577-3584.
2) 内閣府食品安全委員会報告書：大豆イソフラボンを含む特定保健用食品の安全性評価の基本的な考え方．(https://www.fsc.go.jp/iken-bosyu/pc_isoflavone180309_4.pdf；2006)（平成30年10月3日現在）
3) Rafii F.：The Role of Colonic bacteria in the metabolism of the natural isoflavone daidzin to equol. Metabolites 2015；5；56-73.

4) Setchell K.D., Borriello S.P., Hulme P. et al. : Nonsteroidal estrogens of dietary origin : possible roles in hormone-dependent disease. Am J Clin Nutr 1984 ; 40 ; 569-578.
5) Atkinson C., Newton K.M., Bowles E.J. et al. : Demographic, anthropometric, and lifestyle factors and dietary intakes in relation to daidzein-metabolizing phenotypes among premenopausal women in the United States. Am J Clin Nutr 2008 ; 87 ; 679-687.
6) Yoshikata R., Myint K.Z., Ohta H. et al. : Inter-relationship between diet, lifestyle habits, gut microflora, and the equol-producer phenotype : baseline findings from a placebo-controlled intervention trial. Menopause 2018 Sep 4. doi : 10.1097/ GME. 0000000000001202. (Epub ahead of print)
7) Ueno T., Abiru Y., Uchiyama S. et al. : Distribution of 24-h urinary equol excretion as an indicator of the physiological range in healthy Japanese equol excretors. J Func Foods 2014 ; 7 ; 129-135.
8) 内山成人：大豆由来の新規成分エクオールの最新知見. 日本食品科学工学会誌 2015 ; 62 ; 356-363.
9) Kawada Y., Yokoyama S., Yanase E. et al. : The production of S-equol from daizein is associated with a cluster of three genes in eggaerthella sp. YY7918. Biosci Micro Food Health 2016 ; 35 ; 113-121
10) Uchiyama S., Ueno T. and Suzuki T. : Idetification of newly isolated equol-producing lactic acid bacterium from the human feces. J Intest Microbiol 2007 ; 21 ; 217-220.
11) Landete J.M., Arques J., Medina M. et al. : Bioactivation of phytoestrogens : Intestinal bacteria and Health. Crit Rev Food Sci Nutr 2016 ; 56 ; 1826-1843.
12) Shimada Y., Yasuda S., Takahashi M. et al. : Cloning and expression of a novel NADP (H) -dependent daidzein reductase, an enzyme involved in the metabolism of daidzein, from equol producing *Lactococcus* strain 20-92. Appl Environ Microbiol 2010 ; 76 ; 5892-5901.
13) Shimada Y., Takahashi M., Miyazawa N. et al. : Identification of two novel reductases involved in equol biosynthesis in *Lactococcus* strain 20-92. J Mol Microbiol Biotechnol 2011 ; 21 ; 160-172.
14) Shimada Y., Takahashi M., Miyazawa N. et al. : Identification of a novel dihydrodaidzein racemase essential for biosynthesis of equol from daidzein in

Lactococcus sp. strain 20-92. Appl Environ Microbiol 2012 ; 78 ; 4902-4907.
15) Fujioka M., Uehara M., Wu J. et al. : Equol, a metabolite of daizdein, Inhibits bone loss in ovariectomized mice. J Nutr 2004 ; 134 ; 2623-2627.
16) 東泉裕子, 梅木美樹, 石見佳子ほか：妊娠期・授乳期の母親ラット, 仔ラットに対するゲニステインとダイゼイン投与における生体影響の相違. 栄養学雑誌 2006 ; 64 ; 161-172.
17) Ishimi Y., Arai N., Wang X.X. et al. : Difference in effective dosage of genistein on bone and uterus in ovariectomized mice. Biochem Biophyis Res Commun 2000 ; 274 ; 697-701.
18) Wu J., Wang X.X., Takasaki M. et al. : Cooperative effects of exercise and genistein administration on bone mass in ovariectomized mice. J Bone Miner Res 2001 ; 16 ; 1829-1836.
19) Wu J., Oka J., Tabata I. et al. : Effects of isoflavone and exercise on BMD and fat mass in postmenopausal Japanese women : a 1 year randomized placebo-controlled trial. J Bone Miner Res 2006 ; 21 ; 780-789.
20) Wu J., Oka J., Ezaki J. et al. : Possible role of equol status in the effects of isoflavone on bone and fat mass in postmenopausal Japanese women : a double-blind randomized controlled trial. Menopause 2007 ; 14 ; 866-874.
21) Ishimi Y., Oka J., Tabata I. et al. : Effects of soybean isoflavones on bone health and its safety in postmenopausal Japanese women. J Clin Biochem Nutr 2008 ; 43 (Suppl.) ; 48-52.
22) Tousen Y., Ezaki J., Fujii Y. et al. : Natural S-equol decreased bone resorption in postmenopausal, equol non-producing Japanese women : a pilot randomized placebo-controlled trial. Menopause 2011 ; 18 ; 563-574.
23) Ohta A., Uehara M., Sakai K. et al. : A combination of dietary fructooligosaccharides and isoflavone conjugates increases femoral bone mineral densiy and equal production in ovariectomized mice. J Nutr 2002 ; 132 ; 2048-2054.
24) Tousen Y., Matsumoto Y., Matsumoto C. et al. : The combined effects of soya isoflavones and resistant starch on equol production and trabecular bone loss in ovariectomised mice. Br J Nutr 2016 ; 116 ; 247-257.
25) Kruger M.C., Middlemiss C., Katsumata S. et al. : Isoflavones and green kiwifruit : A pilot study assessing the effects on equol production, bone

turnover and gut microflora in healthy postmenopausal New Zealand women. Asia Pac J Clin Nutr 2018 ; 27 ; 347-358.
26) Sjögren K., Engdahl C., Henning P. et al. : The gut microbiota regulates bone mass in mice. J Bone Miner Res 2012 ; 27 ; 1357-1367.
27) Li J.Y., Chassaing B., Tyagi A.M. et al. : Sex steroid deficiency- associated bone loss is microbiota dependent and prevented by probiotics. J Clin Invest 2016 ; 126 ; 2049-2063.
28) Lqbal J., Yuen T., Sun Li et al. : From the gut to the strut : where inflammation reigns, bone abstains. J Clin Invest 2016 ; 126 ; 2045-2048.
29) Furusawa Y., Obata Y., Fukuda S. et al. : Commensal microbe-derived butyrate induces the differentiation of colonic regulatory T cells. Nature 2013 ; 504 (7480) ; 446-450.
30) Charles J.F., Ermann J. and Aliprantis A.O. : The intestinal microbiome and skeletal fitness : Connecting bugs and bones et al. Clin Immunol 2015 ; 159 ; 163-169.

第8章 大腸水素による in vivo レドックス制御とその生理的意義

西村直道*

1. はじめに

　水素は宇宙に最も多く存在する元素であり，元素構成比で全体の90％以上を占める。地球上ではその多くが酸素によって酸化された水という形態で存在する。逆に言えば，水素は電子供与することで酸素を還元している。これは，原子状水素が電子供与体として強い還元力を有するためである。一方，分子状水素（H_2）の酸化還元電位は，in vivo で強い抗酸化作用を示すアスコルビン酸，α-トコフェロール，還元型グルタチオンより低く，白金やニッケルのような触媒下では電子供与体として働くことが古くから知られてきた（表8-1）。しかし，H_2 は非極性分子であり，非触媒下で常温における反応性は低く，上記のような触媒なしに in vivo で電子供与体として働くことはほぼないと信じら

表8-1　標準酸化還元電位（pH 7.0）

Redox pair	$E^{o'}$ (mV)
$\cdot OH/H_2O$	+2,340
$ROO\cdot/ROOH$	+1,000
$\cdot O_2/H_2O$	+940
O_2/H_2O	+820
α-トコフェロールラジカル/α-トコフェロール	+370
H_2O_2/H_2O	+320
デヒドロアスコルビン酸/アスコルビン酸	+80
シスチン/システイン	-220
グルタチオン酸化型/還元型	-240
$NAD^+/NADH$	-320
H^+/H_2	-420

$E^{o'}$：pH 7.0における標準酸化還元電位。

* 静岡大学学術院農学領域応用生命科学系列

1. はじめに

れてきた。そのようななか，2007年にH_2が*in vivo*で還元性を示し，選択的にヒドロキシルラジカルを消去することにより酸化ストレスを軽減することがはじめて見いだされた[1]。ヒドロキシラルラジカルは*in vivo*で生成される主要な活性酸素種のなかでも酸化還元電位が高く，最も反応性が高いため，このH_2の作用は生体にとってH_2が重要な物質であることを裏づけている。これ以降，*in vivo*におけるH_2の抗酸化作用がさまざまな組織で検証されてきた[2-8]。これらの研究では，生体へのH_2デリバリーにはH_2ガスの吸入やH_2水の投与（いわゆる外因性H_2）が用いられてきた。一方，筆者らは，大腸に常在する腸内細菌によって生成されるH_2（いわゆる内因性H_2）に着目し，このH_2の栄養学的意義について検討している[9-11]。

　好気性生物ではミトコンドリアを中心に活性酸素種が常時生成されており，常に酸化障害の脅威に曝されている。そのため，*in vivo*では抗酸化酵素や抗酸化物質により生体の酸化還元（レドックス）バランスを維持している。例えば，スーパーオキシドジスムターゼやグルタチオンペルオキシダーゼのような抗酸化酵素や，還元型グルタチオン，食事から得たアスコルビン酸やα-トコフェロールのような抗酸化物質が主に機能している。しかし，レドックスバランスが破綻すると酸化ストレスの上昇を引き起こし，酸化障害，さらにはさまざまな疾病発症へと発展する[12]。そのため，*in vivo*レドックスバランスの維持が健康維持には欠かせない。活性酸素種の反応速度は極めて速く，生体組織に持続的にH_2をデリバリーすることは*in vivo*レドックスバランスを保つうえで重要であると考えられる。

　本章では，食物繊維をはじめとする難消化性糖質による大腸H_2生成の亢進と，それによる*in vivo*レドックスバランスの維持に焦点を当て，筆者らのラットを用いた研究により得た知見を中心に，大腸H_2を介した腸内細菌と宿主とのクロストークを紹介する。

2. H_2生成に及ぼす腸内細菌と難消化性糖質の影響

大腸内には地球上で最も高密度に細菌が存在する。しかし,大腸の上皮細胞から離れるほど血流由来の酸素が限りなく減少するため,大腸管腔内の酸素分圧は極めて低い(部位や測定法により変わるが,<10 mmHg)[13]。したがって,腸内細菌の大半は嫌気性細菌である。エネルギー産生には解糖系(Embden-Meyerhof経路)を経た発酵もしくは嫌気呼吸が利用され,この過程で有機酸やH_2が生成される。一方,これらの腸内細菌はエネルギー産生のために糖質源を必要とする。食物中に含まれる多くの糖質は小腸で消化され,宿主に利用されるため,大腸に流入する糖質源の多くは食物繊維をはじめとする難消化性糖質である。難消化性糖質の化学構造は多様であり,腸内細菌による利用に影響を与える。したがって,常在する腸内細菌や摂取する難消化性糖質により大腸発酵は変動し,H_2生成にも違いを生ずる。

(1) 腸内細菌の代謝と大腸H_2生成

1) 多くの腸内細菌が発酵によりH_2を生成する(H_2生成細菌)

腸内細菌の98%は5つの門(Bacteroidetes, Firmicutes, Proteobacteria, Actinobacteria, Verrucomicrobia)に属する[14]。高密度に細菌が存在するにもかかわらず,大腸は非常に限られた門の細菌にしか適していない。ヒト糞便中の腸内細菌の66%はヒドロゲナーゼ活性を有し,H_2生成能を持つ[15]。主要なヒト腸内細菌では,*Ruminococcus*属,*Roseburia*属,*Clostridium*属,*Bacteroides*属の細菌にH_2を生成するものが存在する[15]。一方,ヒト大腸に比較的高い占有率を持つ*Bifidobacterium*属はヒドロゲナーゼを持たず,H_2を生成しない[15, 16]。嫌気性細菌の代謝でH_2を生成する反応には3つある(図8-1):①NADHの再酸化系とヒドロゲナーゼ系の共役によるH_2生成,②ピルビン酸/アセチル-CoA変換系とヒドロゲナーゼ系の共役によるH_2生成,③ピルビン酸からギ酸への分解系を経たH_2生成,である。このように,多くの嫌気性細菌は

2. H_2生成に及ぼす腸内細菌と難消化性糖質の影響

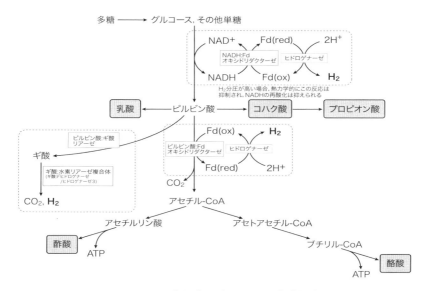

図8-1 腸内細菌発酵によるH_2生成経路

Fd (red):還元型フェレドキシン,Fd (ox):酸化型フェレドキシン,Fd:フェレドキシン。

これらのH_2生成にかかわる反応を行う。

2) 正味のH_2発生量はH_2生成細菌とH_2利用細菌のバランスで決まる

H_2生成が増えると大腸管腔内のH_2分圧が上昇するため,NADHの再酸化が熱力学的に抑制され,発酵が阻害される[17]。したがって,NADHの再酸化は大腸発酵を持続するうえで欠かせない。そのため生成したH_2を大腸管腔外に除く3つの経路が重要である。1つは放屁による排出(全体の15〜20%),1つは門脈に吸収後の肺からのガス交換による排出(全体の15〜20%),残りは細菌によるH_2の利用である(図8-2)。寄与度の大きさから,とりわけ細菌によるH_2の除去が持続した発酵に必要不可欠である。H_2を利用する細菌として,メタン生成古細菌,硫酸還元細菌,および還元的酢酸生成細菌があげられる。これらの細菌によるH_2の利用は大腸内における嫌気発酵を維持するために重要である。そのため,生体で利用できる正味のH_2量は細菌により利用されるH_2量を除いたものである。すなわち,腸内細菌叢を構成するH_2生成細菌とH_2利

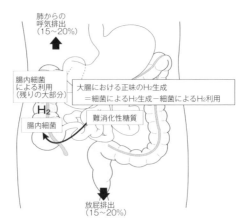

図8-2　大腸H₂の利用と正味のH₂発生量

用細菌のバランスによって正味のH_2発生量が決定される．場合によってはH_2がほとんど発生しないヒトも存在しうる．

3）H₂利用細菌

a．メタン生成古細菌　ヒトに常在しているメタン生成古細菌で圧倒的に多いのは*Methanobrevibacter smithii*である．メタン生成古細菌によるメタン生成の全過程をまとめると以下の化学反応式で表される．

$$CO_2 + 4H_2 \rightarrow CH_4 + 2H_2O \quad (\Delta G°' = -135\,kJ/mol)$$

4 molのH_2から1 molのメタンを生ずるため，体積が1/4になる．これはH_2生成による膨満や鼓腸の軽減に重要な役割を果たしている．メタン生成量と呼気H_2排出量の間に逆相関関係が認められることから[18]，メタン生成菌によるH_2除去への貢献度は大きい．日本人でメタン生成菌が常在しているヒトは約30%であるため，このH_2除去経路がすべてのヒトで有効なわけではない．

b．硫酸還元細菌　*Desulfovibrio*属（*D. piger*, *D. desulfuricans*）がヒトの大腸内でよく検出される．硫酸還元細菌によるH_2利用の全過程をまとめると次のように進行する．

$$4\,H_2 + SO_4^{2-} + H^+ \rightarrow HS^- + 4\,H_2O \quad (\Delta G°' = -152\,kJ/mol)$$

熱力学的にメタン生成より硫酸還元のほうが進みやすいことは上記のGibbsエネルギーをみればわかる。したがって，硫酸塩が豊富に存在する環境下であれば，硫酸還元細菌がメタン生成古細菌よりも優勢にH_2を利用することが知られている。しかし，大腸に流入する硫酸塩の量は食事中の硫酸塩の量を反映するため，メタン生成菌を持つヒトでは食事中の硫酸塩が少なければ，硫酸還元細菌は優勢にならない。

c．還元的酢酸生成細菌 細菌によるH_2の除去にかかわる第3の経路は，還元的酢酸生成細菌によるH_2の利用である。*Ruminococcus*属，*Clostridium*属，*Streptococcus*属にH_2から還元的に酢酸を生成する細菌種が存在する。その全過程をまとめて化学反応式で表すと，以下のように酢酸生成が行われる。

$$2\,CO_2 + 4\,H_2 \rightarrow CH_3COOH + 2\,H_2O \quad (\Delta G°' = -105\,kJ/mol)$$

この経路のGibbsエネルギーから，メタン生成のほうがこの酢酸生成よりも優勢に進行することが明らかである。したがって，メタン生成古細菌が常在するヒトでは生成したH_2がこれらの細菌に利用されるため，還元的酢酸生成は抑えられる。しかし，メタン生成古細菌に比べ，還元的酢酸生成細菌は低pHに耐性を有するため，還元的酢酸生成は低pHでメタン生成より優勢である[19]。したがって，pHが比較的低い大腸上部では還元的酢酸生成を生じる。一方，メタゲノム解析からヒト結腸におけるH_2除去に最も強く寄与している経路は還元的酢酸生成であると報告されており[20]，H_2除去におけるそれぞれの細菌の寄与度はいまだはっきりしない。

4）高H_2生成細菌の移植はH_2生成を亢進する

正味のH_2発生量はH_2を生成する細菌と利用する細菌のバランスで決まる。大腸内の極端なH_2分圧の上昇は発酵を抑制することから，固有のH_2生成細菌の占有率を増やすことのみで正味のH_2発生量を増やすことは難しい。そこで筆者らは細菌叢全体を変えることで高H_2生成を実現する，すなわち，高H_2生

成細菌叢を低H_2生成ラットに移植することで高H_2生成ラットを作製することを試みた。高アミロースデンプンを与えた時，H_2生成が顕著なラットの盲腸内容物から高H_2生成細菌叢を調製し，それを低H_2生成ラットに経口投与した。その10日後，細菌叢を移植された低H_2生成ラットの門脈H_2濃度はドナーラットのそれに匹敵するまで上昇した（図8-3）[21]。高H_2生成細菌叢を投与されたラットの細菌叢の構成は投与細菌叢のそれと類似する方向にシフトし（図8-3），その細菌叢を投与されなかったラットと異なる細菌叢を示した（$p=0.086$）。したがって，移植による細菌叢の構成変化がH_2生成の亢進につながったと考えられる。門脈H_2濃度は*Bifidobacterium*属，*Allobaculum*属と高い正の相関を示した（表8-2）[21]。しかし，bifidobacteriaはヒドロゲナーゼを有していないため，H_2を生成できない[15]。一方，乳酸や酢酸を産生するため，これを他の細菌によりクロスフィーディングされることでH_2生成が促される

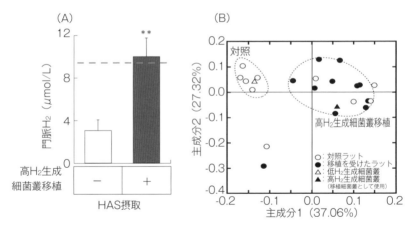

図8-3 高H_2生成細菌叢の移植による大腸H_2生成の促進（A）と腸内細菌叢構成の変化（B）

　A：門脈H_2濃度。すべてのラットに高アミロースデンプン食を与えた。点線は細菌叢ドナーラットの門脈H_2濃度を示している。白いバー：脱酸素処理した生理食塩水を投与された低H_2生成ラット，黒いバー：高H_2生成細菌叢を投与された低H_2生成ラット，HAS：高アミロースデンプン。
　B：高H_2生成細菌叢を移植されたラット細菌叢のweighed UniFrac距離に基づく主座標分析。対照：脱酸素処理した生理食塩水を投与された低H_2生成ラット，高H_2生成細菌叢移植：高H_2生成細菌叢を投与された低H_2生成ラット。

表8-2 高H_2生成細菌叢を移植した高アミロースデンプン摂取ラットの腸内細菌叢構成

目	科	属	対照群(%)	移植群(%)	相関 (vs. 門脈H_2)	
					r	p
Actinobacteria			12.0±5.5	18.3±4.4	0.789	4.82×10^{-5}
Bifidobacteriales	Bifidobacteriaceae	*Bifidobacterium*	12.0±5.4	18.0±4.3	0.791	4.49×10^{-5}
Bacteroidetes			58.0±7.3	39.8±4.1*	−0.408	0.0757
Bacteroidales	Bacteroidaceae	*Bacteroides*	40.2±9.0	8.0±3.1**	−0.507	0.0240
Bacteroidales	s24-7		15.7±2.7	30.7±4.7*	−0.084	0.724
Bacteroidales	Porphyromonadaceae	*Parabacteroides*	1.7±0.5	1.0±0.4	0.316	0.0190
Firmicutes			23.8±3.2	34.3‡±4.6	−0.0992	0.677
Lactobacillales	Lactobacillaceae	*Lactobacillus*	9.3±3.1	9.1±1.9	0.368	0.111
Clostridiales	Lachnospiraceae	*Blautia*	1.1±0.2	3.1±0.9	−0.107	0.653
Clostridiales	Lachnospiraceae	*Clostridium*	1.2±0.3	2.1±0.5	0.383	0.0957
Clostridiales	Lachnospiraceae	Other	5.8±0.9	1.9±0.5	−0.397	0.0841
Clostridiales	Ruminococcaceae	*Ruminococcus*	1.1±0.5	6.8±4.9	−0.567	0.0103
Clostridiales	Ruminococcaceae	*Oscillospira*	1.1±0.1	2.1±0.3*	−0.0391	0.871
Clostridiales	Ruminococcaceae	Other	1.2±0.2	0.6±0.1	−0.112	0.678
Erysipelotrichales	Erysipelotrichaceae	*Allobaculum*	1.2±0.4	6.1±2.5	0.666	1.77×10^{-3}
Erysipelotrichales	Erysipelotrichaceae	*Eubacterium*	0.1±0.0	1.0±0.0	−0.405	0.0780
Proteobacteria			4.1±1.2	4.4±0.7	−0.370	0.109
Enterobacteriale	Enterobacteriaceae	*Escherichia*	0.3±0.2	3.1±0.7**	−0.453	0.0466
Enterobacteriales	Enterobacteriaceae	Other	3.0±1.3	0.0±0.0	−	−
Burkholderiales	Alcaligenaceae	*Sutterella*	0.8±0.3	1.3±0.2	0.341	0.141
Verrucomicrobia			1.9±1.9	3.1±2.7	−0.383	0.0960
Verrucomicrobiales	Verrucomicrobiaceae	*Akkermansia*	1.9±1.9	3.1±2.7	−0.383	0.0960

可能性が考えられる。先にも述べたが、ヒト糞便中の66%の細菌がH_2生成能を有しているため[15]、ラットでも移植細菌叢のなかからH_2生成に寄与している細菌種を特定することは難しい。しかし、少なくともH_2生成を亢進する細菌叢の構成が存在することは間違いないだろう。

なお、この研究では細菌叢移植10日後の変化を観察しており、移植した細菌が大腸に定着したかははっきりしない。異種動物から得た単独の細菌種をプロバイオティクスとして投与した場合、投与停止から7〜14日で検出されなくなる報告が多い[22]。しかし、この研究では同種動物から得た細菌叢を移植したため、移植後の細菌叢構成の変動に寄与したかもしれない。ただし、投与した細菌叢の定着性については長期間の細菌叢変動を確認することが必要であろう。

(2) 難消化性糖質の特性と大腸H₂生成

1）難消化性糖質の用量に依存して大腸H₂生成は高まる

高アミロースデンプン，ペクチンおよびフルクトオリゴ糖（fructo oligosaccaride：FOS）の用量依存性をラットで調べたところ，いずれも用量に依存して大腸H₂生成は亢進した[10, 11]（図8-4）。したがって，発酵基質の供給量の増加は大腸発酵を活性化させ，H₂生成を亢進する。しかし，発酵基質が大腸に滞留する時間には限りがあるため，一定量以上の難消化性糖質を与えても，すべてが腸内細菌により資化されるわけではない。このため，発酵基質量を極端に増やしても資化能力を越えてH₂は生成されない（図8-4）。

2）低重合度の難消化性糖質ほどH₂生成速度は速い

難消化性糖質の重合度が増すと，溶解性，細菌への取込み，酵素による分解が低下し，発酵速度が低下する。in vitro嫌気バッチ培養でフルクタンの重合度が高まるとガス生成量が減少することが報告されている[23]。筆者らは，低重合度フルクタンであるFOSと高重合度フルクタンのイヌリンによるH₂生成の違いをラットで比較した。両フルクタンでH₂生成が対照食ラットに比べ亢進

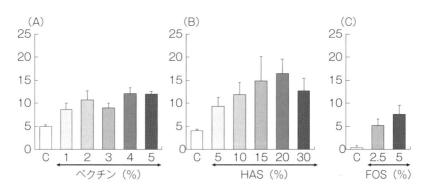

図8-4　大腸H₂生成に対する難消化性糖質の用量依存性
HAS：高アミロースデンプン，FOS：フルクトオリゴ糖，C：対照。
ペクチンとHASを与えた実験ではH₂センサーで，FOSを与えた実験ではガスクロマトグラフィーで測定した。

したが、FOSでより顕著であった[10]。この時盲腸内総短鎖脂肪酸（short-chain fatty acid：SCFA）濃度も同様の傾向を示した。したがって、$in\ vivo$ でも重合度が低いほうが発酵されやすく、H_2 生成も促進される。同様の現象をグルコースを構成糖とする難消化性糖質でも確認している。

3）フルクトースを構成糖とするオリゴ糖は H_2 生成を顕著に高める

等量の発酵基質を大腸に供給するようにグルコース、フルクトースおよびガラクトースを構成糖とする難消化性糖質（難消化性デキストリン、FOS、ガラクトオリゴ糖）をラットに与えると、いずれも有意に大腸 H_2 生成が促進される。しかし、グルコースを構成糖とするオリゴ糖を投与した場合に比べ、フルクトースを構成糖とするオリゴ糖投与では2.3倍、ガラクトースを構成糖とするオリゴ糖投与では1.3倍の大腸 H_2 生成量を示した（未発表データ）。したがって、フルクトースを構成糖とするオリゴ糖は大腸 H_2 生成の亢進に重要な基質のひとつであると考えられる。

3. 全身にデリバリーされる大腸 H_2

大腸発酵は腸内細菌がATPを獲得するための嫌気的過程であるが、これを円滑に進めるために得られた還元力の転移が重要である。特にNADHの再酸化が欠かせない。この再酸化は主要な H_2 生成反応であるので（図8-1）、H_2 生成細菌による H_2 生成は発酵に必須のプロセスである。一方、H_2 利用細菌による管腔内の H_2 分圧の低下も発酵を熱力学的に促進するうえで欠かせない。細菌に利用されなかった H_2 の運命は、生体内を巡り、放屁排出や門脈経由による肺からの呼気排出、そして後述する腹腔内への拡散をたどる。

（1） H_2 デリバリーにおける大腸 H_2 の可能性

1） H_2 ガスや H_2 水による H_2 デリバリーは持続性で劣る

$in\ vivo$ への H_2 デリバリーの手段として、H_2 ガスの吸入や H_2 水の飲水は直接的であり、H_2 デリバリーの方法として有効であることは間違いない。

H_2ガス吸入の場合, in vivoへのH_2デリバリー量はラットでは次のように見積もられる。4%（v/v）H_2ガスをラットに吸入させた場合（肺胞気H_2分圧28.5 mmHg），動脈血H_2濃度は18 μmol/L（17.1 mmHg）であると報告されている[1]。一般的なラットの換気量（1 mL/回），換気回数（85回/分）を基準に考えると，4%H_2ガスを吸入したラットでは1日当たり219 mmolのH_2が肺に入ると推定される。血中と肺胞気のH_2分圧差を考慮すれば，肺に入ったH_2の60%程度が血中に取り込まれる。すなわち131 mmol/日のH_2が肺からin vivoに取り込まれると見積もられる。同様にヒトの生理学的データを利用して算出すると，12.3 mol/日のH_2をヒトin vivoにデリバリー可能である。したがって，H_2吸入によるH_2デリバリーは大腸H_2によるものに比べはるかに多い。しかし，これには適切な設備を必要とし，日常生活でこの手法で持続的にH_2を摂り続けることは極めて難しい。一方，H_2水によるデリバリーの場合，ラットの飲水量は約35 mL/日であるため，飽和H_2水（0.8 mmol/L）だとしても28 μmol/日とかなり低い。ヒトで同様に算出すると1.2 mmol/日であり，デリバリー量はかなり少ない。飲水量に限界があるため，H_2水によるH_2デリバリー量を増やすことは難しい。また，水を飲み続けることも不可能であり，持続的なH_2デリバリーにも適さない。事実，どちらのH_2デリバリー法でも投与を停止すれば，30〜60分でH_2が生体内から消失することが報告されている[24, 25]。

2）大腸H_2はin vivoへの持続的H_2デリバリーを可能にする

日常生活におけるin vivoへの持続的なH_2デリバリーという観点で考えれば，大腸H_2によるデリバリーは最も適した方法である。筆者らの以前の研究で得た呼気と放屁への正味のH_2排出量変動[10]から，FOS摂取ラットの大腸で1日当たりに生成されるH_2量は3.5 mmolと算出される。この量はH_2ガス吸入に比べ少ないが，H_2水投与よりはるかに多い。発酵基質を摂取すれば，たとえ睡眠時ですら生体内に24時間H_2を供給しうる。筆者らはこれまでにラットを用いた実験で，十分量の発酵基質を大腸に供給すれば，H_2生成が24時間高く維持されることを確認している（図8-5）[26]。一方，大腸内で24時間に資化できる量とほぼ等量の発酵基質を与えると，投与開始から24時間後のH_2生成量は

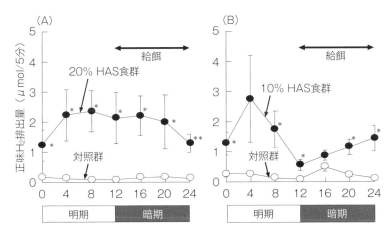

図8-5 大腸H_2生成の日内変動に及ぼす難消化性投与量の影響
A：20% HAS食摂取ラットの正味H_2排出量，B：10% HAS食摂取ラットの正味H_2排出量．
飼料を暗期のみに与えた．HAS：高アミロースデンプン．

ほとんど消失する（図8-5）。このことから，大腸に十分量の発酵基質を供給することが重要であることがわかる。

（2）大腸H_2は五臓六腑に染み渡る

H_2の大きな特徴は，単原子分子のヘリウム（原子半径31 pm）を除いて分子サイズ（共有結合半径37 pm）が最小なことである。このため，この分子は金属ボンベですら透過する。したがって，当然H_2も管腔内にとどまらず，大腸組織を透過すると考えられた。

FOSをラットに与えると，ラットの（呼気+放屁）H_2排出量および門脈H_2濃度が有意に上昇する[10]。一方，動脈H_2濃度は門脈H_2濃度の1〜1.5%にまで低下し，血中と肺胞気中のH_2分圧差により血中に吸収された大部分の大腸H_2が肺からガス交換により排出されることがわかる（図8-6）[10]。しかし，低濃度ながらもコントロール食ラットよりFOS摂取ラットで動脈H_2濃度は高くなる傾向を示した（図8-6）[10]。これまでの筆者らの研究で得られた動脈H_2濃度

(0.06〜0.1 μmol/L) とラット拍出量 (50〜100 mL/min)[27]から, 1日当たり4.3〜14.4 μmolの大腸H_2が動脈を介して輸送されていることになる. この量のH_2が生体にどれほどの影響を及ぼすかは, 今のところわからない. しかし, H_2水でラットにH_2を<28 μmol/日で供給しても酸化ストレスは軽減されるため, 大腸H_2で上昇する動脈H_2濃度も無視できないであろう.

FOS摂取ラットで腹腔内組織のH_2濃度は高値を示した(図8-6). 肝臓は腹腔内組織ではあるが門脈経由で多量の大腸H_2がデリバリーされるため, H_2濃度の上昇は門脈経由にも依存している. しかしながら, それ以外の腹腔内組織にはH_2は大腸から血流を介してデリバリーされないため, H_2は拡散による腹腔経由でデリバリーされると推定された. 筆者らは腹腔内H_2の検出を試み, FOS摂取ラットの腹腔内に多量のH_2が存在することを見いだし, 腹腔内にH_2が拡散していることをはじめて突き止めた(図8-6). たいへん興味深いこと

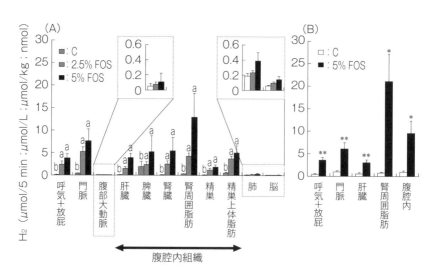

図8-6 難消化性糖質摂取ラットにおける大腸H_2の体内動態

A:呼気+放屁, 血液, 各組織中のH_2排出量および濃度. 動脈血, 肺, 脳については拡大したものも示した.

B:呼気+放屁, 門脈血, 肝臓, 脂肪組織中のH_2排出量および濃度, 腹腔内H_2量.

FOS:フルクトオリゴ糖, C:対照.

に，腹腔内に拡散したH_2は特に脂肪組織中に移行しやすいようで，非極性分子のH_2が脂肪含量の高い組織に親和性を示した結果だと思われる。H_2の脂肪への溶解度が水への溶解度と比較して3～5倍高いこと[28]もこれを支持している。

一方，腹腔外組織（肺や脳）でも，かなり濃度は低いがFOS摂取ラットで上昇傾向が認められた（図8-6）。これらの組織は動脈からのH_2供給のみに依存するため，組織にデリバリーされる大腸H_2量は腹腔内組織に比べ極めて少ない。活性酸素種の反応速度を考慮すれば，H_2による活性酸素種の消去は拡散律速であると考えられ，低濃度でも持続したH_2の曝露は酸化ストレス軽減に貢献しうるだろう。

以上のように，大腸H_2は限られた組織だけでなく量の違いはあるものの全身的に供給されることで，全身のレドックスバランスの調節に寄与し，生体の生理に影響を与えると考えられる。とりわけ，H_2の発生部位である大腸，門脈から直接H_2を得る肝臓，および脂肪含量の高い脂肪組織において大腸H_2の作用を期待できるだろう。

4. 大腸H_2による酸化ストレス軽減

（1）虚血-再灌流による酸化障害を大腸H_2は軽減する（肝虚血-再灌流）

腹腔内組織である肝臓には腹腔内拡散と門脈を介して比較的多量の大腸H_2が持続的にデリバリーされる。したがって，肝臓は大腸H_2の恩恵を受ける可能性が高い組織のひとつである。筆者らは，難消化性糖質としてHASやペクチンにより大腸H_2生成を高めたラットに肝虚血-再灌流処置（IR）を行い，生体レドックス変化を調べた。IRでは，多量に生成されたスーパーオキシドがスーパーオキシドジスムターゼにより過酸化水素に代謝され，それが鉄存在下でフェントン反応によりヒドロキシルラジカルを生み出すことで酸化ストレスが上昇し，強い酸化障害が誘導される。筆者らは，IRによって酸化的にシフ

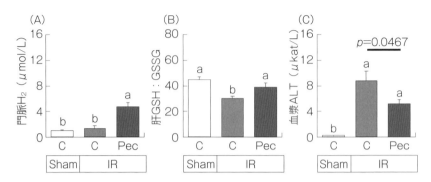

図8-7　難消化性糖質摂取による大腸H_2生成の促進と酸化ストレス軽減
A：門脈H_2濃度，B：肝臓グルタチオンの還元型/酸化型比，C：血漿アラニンアミノトランスフェラーゼ活性．
IR：肝虚血-再灌流処置，Sham：偽処置，C：対照食，Pec：ペクチン食，GSH：還元型グルタチオン，GSSG：酸化型グルタチオン．

トした肝グルタチオンの還元型/酸化型比がHASやペクチンにより改善することを見いだした（図8-7）[11]．これは，HASやペクチン投与により多量に生成したH_2が回復させたことを示している．これに伴い，IRにより著しく上昇した血漿アラニンアミノトランスフェラーゼ活性（肝障害マーカーである逸脱酵素）もこれらの難消化性糖質投与ラットで低下した[11]．これらはH_2が特異的にヒドロキシルラジカルを消去することに起因すると考えられる．以上より，大腸H_2は肝臓で酸化ストレスの軽減を介し酸化障害を抑制することが明らかになった．大腸H_2による作用はHASやペクチンに限らず，多くの発酵性難消化性糖質で同様である．大腸発酵ではH_2の他にSCFAも多量に生成され，肝臓に流入する．大腸上皮細胞，免疫細胞や初代ミクログリア細胞においてSCFAが抗炎症作用を示すことが報告されており[29,30]，筆者らの示した作用にSCFAが関与しているという可能性も今のところ完全には否定できない．

（2）脂肪組織における炎症を大腸H_2は抑制する（脂肪組織の炎症抑制）

先にも述べたように，H_2の分子サイズは極めて小さく，非極性分子であるため，大腸H_2が腹腔内に拡散し，とりわけ脂肪組織に多く局在する[10]．した

がって，脂肪組織で引き起こされる酸化ストレスの軽減にも大腸H_2が寄与していることが予想される。肥満により肥大化した脂肪細胞では低レベルの慢性炎症が惹起され，酸化ストレスが上昇する[12]。これはメタボリックシンドロームの進展に関与しているため，大腸H_2を効果的に脂肪組織にデリバリーできれば，メタボリックシンドロームへの一連のプロセスを抑制しうる。

筆者らは高脂肪食とともにFOSを同時にラットに与えると，脂肪重量に差は認められなかったにもかかわらず，腎周囲脂肪中H_2濃度は有意に上昇し（高脂肪コントロール食ラットの9.4倍），脂肪組織中IL-6 mRNA量が高脂肪コントロール食ラットの12%まで低下することを見いだした[10]。また，FOS食ラットの脂肪組織から放出されるIL-6量も有意に低下した。これらの結果から，炎症性サイトカインIL-6の発現低下にH_2による酸化ストレスの低下が寄与していることが示唆された。SCFAがヒト脂肪組織の炎症性サイトカイン発現を抑制するという報告もされているが，このSCFA投与量は大腸発酵によって達成される濃度に比べはるかに高い。SCFAは大腸上皮細胞および肝臓でエネルギー源として利用されるため，体循環血にはごくわずかな量が検出される程度である[31]。したがって，SCFAが脂肪組織におけるサイトカイン発現低下に寄与しているという可能性は極めて低いと思われる。少なくとも大腸H_2が脂肪組織における酸化ストレス軽減因子として炎症緩和に働くはずである。したがって，体脂肪を減らさなくとも，大腸H_2がメタボリックシンドロームへの進展を抑えることが期待される。また，大腸H_2は生体内の多くの組織に拡散しているので，脂肪組織のみならずさまざまな組織で還元性を示し，多岐にわたる健康障害の防御にかかわっていることが予想される。

5. おわりに

大腸発酵で生成されるH_2はこれまでなんら生体の生理に影響を与えないと考えられてきたが，筆者らの研究により少なくとも酸化ストレスの軽減および酸化障害の抑制に寄与していることが明らかにされた。また，そのH_2が大腸

管腔内から腹腔内に拡散し，腹腔内のさまざまな組織に移行することもわかった。すなわち，難消化性糖質由来の大腸H_2が五臓六腑に染み渡り，酸化ストレスの軽減を介して宿主と腸内細菌のクロストークを実現している。この作用は，食物繊維をはじめとする難消化性糖質の発酵を介した新しい生理機能のひとつであり，難消化性糖質の新しい栄養学的意義を明らかにしたものである。しかし，*in vivo*でさまざまな抗酸化機能が働くなか，生体レドックス調節へのH_2の寄与度は今のところ不明なままである。SCFAだけでなく，H_2についてもさまざまな角度から研究が進んでほしいと願っている。

　一方，大腸H_2研究における課題も多い。H_2を多量に生成させる発酵が実現できれば*in vivo*へのH_2デリバリー量が増えると思われるが，それには大きな問題が立ちはだかっている。それは，①高H_2生成による生体への副作用，②高H_2生成による発酵の抑制，③高H_2生成を可能にする発酵の健全性，である。大腸発酵を促進して大腸内でH_2が多量に発生した場合，ヒトでは鼓腸や膨満が副作用として示される。したがって，大腸での過剰なH_2の発生は避けなければいけない。また本章で触れたが，大腸発酵を進めるためにNADHの再酸化は必須であり，この過程でH_2が生成される。しかし，H_2分圧を下げなければNADHの再酸化が進行しなくなるため，生成されたH_2が高濃度に蓄積しないようにすることが発酵を促進するうえで重要である。さらに，H_2生成が促進されるような発酵が，大腸環境全体として健全であるかどうかを明らかにする必要もある。ヒトの栄養を考えるのであれば，発酵性の高い難消化性糖質を摂取し，過度にH_2生成を促すのではなく，適切に食物繊維やレジスタントスターチ（難消化性デンプン）を含む食事を摂ることで穏やかなH_2生成を伴う発酵を誘導し，量的に少なくても持続的にH_2を生体にデリバリーすることに意味があると考える。以上を踏まえ，生理作用を引き起こす適切な大腸H_2発酵の程度を明らかにすることが重要であろう。

文　献

1) Ohsawa I., Ishikawa M., Takahashi K. et al.：Hydrogen acts as a therapeutic antioxidant by selectively reducing cytotoxic oxygen radicals. Nat Med 2007；13；688-694.
2) Huang C. S., Kawamura T., Peng X. et al.：Hydrogen inhalation reduced epithelial apoptosis in ventilator-induced lung injury via a mechanism involving nuclear factor-kappa B activation. Biochem Biophys Res Commun 2011；408；253-258.
3) Chen H., Sun Y. P., Li Y. et al.：Hydrogen-rich saline ameliorates the severity of L-arginine-induced acute pancreatitis in rats. Biochem Biophys Res Commun 2010；393；308-313.
4) Mao Y. F., Zheng X. F., Cai J. M. et al.：Hydrogen-rich saline reduces lung injury induced by intestinal ischemia/reperfusion in rats. Biochem Biophys Res Commun 2009；381；602-605.
5) Ohsawa I., Nishimaki K., Yamagata K. et al.：Consumption of hydrogen water prevents atherosclerosis in apolipoprotein E knockout mice. Biochem Biophys Res Commun 2008；377；1195-1198.
6) Kajiyama S., Hasegawa G., Asano M. et al.：Supplementation of hydrogen-rich water improves lipid and glucose metabolism in patients with type 2 diabetes or impaired glucose tolerance. Nutr Res 2008；28；137-143.
7) Buchholz B. M., Kaczorowski D. J., Sugimoto R. et al.：Hydrogen inhalation ameliorates oxidative stress in transplantation induced intestinal graft injury. Am J Transplant 2008；8；2015-2024.
8) Fukuda K., Asoh S., Ishikawa M. et al.：Inhalation of hydrogen gas suppresses hepatic injury caused by ischemia/reperfusion through reducing oxidative stress. Biochem Biophys Res Commun 2007；361；670-674.
9) Nishimura N., Tanabe H. and Yamamoto T：Isomaltodextrin, a highly branched alpha-glucan, increases rat colonic H_2 production as well as indigestible dextrin. Biosci Biotechnol Biochem 2016；80；554-563.
10) Nishimura N., Tanabe H., Adachi M. et al.：Colonic hydrogen generated from fructan diffuses into the abdominal cavity and reduces adipose mRNA abundance of cytokines in rats. J Nutr 2013；143；1943-1949.
11) Nishimura N., Tanabe H., Sasaki Y. et al.：Pectin and high-amylose maize

starch increase caecal hydrogen production and relieve hepatic ischaemia-reperfusion injury in rats. Br J Nutr 2012 ; 107 ; 485-492.
12) Furukawa S., Fujita T., Shimabukuro M. et al. : Increased oxidative stress in obesity and its impact on metabolic syndrome. J Clin Invest 2004 ; 114 ; 1752-1761.
13) Zheng L., Kelly C. J. and Colgan S. P. : Physiologic hypoxia and oxygen homeostasis in the healthy intestine. A review in the theme : Cellular responses to hypoxia. Am J Physiol Cell Physiol 2015 ; 309 ; C350-360.
14) Fujio-Vejar S., Vasquez Y., Morales P. et al. : The gut microbiota of healthy chilean subjects reveals a high abundance of the phylum verrucomicrobia. Front Microbiol 2017 ; 8 ; 1221.
15) Wolf P. G., Biswas A., Morales S. E. et al. : H_2 metabolism is widespread and diverse among human colonic microbes. Gut Microbes 2016 ; 7 ; 235-245.
16) Falony G., Lazidou K., Verschaeren A. et al. : *In vitro* kinetic analysis of fermentation of prebiotic inulin-type fructans by Bifidobacterium species reveals four different phenotypes. Appl. Environ. Microbiol. 2009 ; 75 ; 454-461.
17) Wolin M. J. : Fermentation in the rumen and human large intestine. Science 1981 ; 213 ; 1463-1468.
18) Bjorneklett A. and Jenssen E. : Relationships between hydrogen (H_2) and methane (CH_4) production in man. Scand. J. Gastroenterol. 1982 ; 17 ; 985-992.
19) Gibson G. R., Cummings J. H., Macfarlane G. T. et al. : Alternative pathways for hydrogen disposal during fermentation in the human colon. Gut 1990 ; 31 ; 679-683.
20) Rey F. E., Faith J. J., Bain J. et al. : Dissecting the *in vivo* metabolic potential of two human gut acetogens. J Biol Chem 2010 ; 285 ; 22082-22090.
21) Nishimura N., Tanabe H., Komori E. et al. : Transplantation of high hydrogen-producing microbiota leads to generation of large amounts of colonic hydrogen in recipient rats fed high amylose maize starch. Nutrients 2018 Jan 29 ; 10 ; pii : E144. doi : 10.3390/nu10020144.
22) Brigidi P., Swennen E., Vitali B. et al. : PCR detection of Bifidobacterium strains and *Streptococcus thermophilus* in feces of human subjects after oral bacteriotherapy and yogurt consumption. Int. J. Food Microbiol 2003 ; 81 ; 203-209.

23) Hernot D. C., Boileau T. W., Bauer L. L. et al.: In vitro fermentation profiles, gas production rates, and microbiota modulation as affected by certain fructans, galactooligosaccharides, and polydextrose. J Agric Food Chem 2009 ; 57 ; 1354-1361.
24) Kamimura N., Nishimaki K., Ohsawa I. et al.: Molecular hydrogen improves obesity and diabetes by inducing hepatic FGF21 and stimulating energy metabolism in db/db mice. Obesity (Silver Spring) 2011 ; 19 ; 1396-1403.
25) Ono H., Nishijima Y., Adachi N. et al.: A basic study on molecular hydrogen (H_2) inhalation in acute cerebral ischemia patients for safety check with physiological parameters and measurement of blood H_2 level. Med Gas Res 2012 ; 2 ; 21.
26) Nishimura N., Tanabe H. and Yamamoto T.: Sufficient intake of high amylose cornstarch mainatains high colonic hydrogen production for 24 h in rats. Biosci Biotechnol Biochem 2017 ; 81 : 173-180.
27) Delp M. D., Evans M. V. and Duan C.: Effects of aging on cardiac output, regional blood flow, and body composition in Fischer-344 rats. J Appl Physiol (1985) 1998 ; 85 ; 1813-1822.
28) Schaffer P. S. and Haller H. S.: The solubility of gases in butter oil, cottonseed oil, and lard. J Am Oil Chemists' Soc. 1943 ; 20 ; 161-162.
29) Huuskonen J., Suuronen T., Nuutinen T. et al.: Regulation of microglial inflammatory response by sodium butyrate and short-chain fatty acids. Br J Pharmacol 2004 ; 141 ; 874-880.
30) Maslowski K. M., Vieira A. T., Ng A. et al.: Regulation of inflammatory responses by gut microbiota and chemoattractant receptor GPR43. Nature 2009 ; 461 ; 1282-1286.
31) van Eijk H. M., Bloemen J. G. and Dejong C. H.: Application of liquid chromatography mass spectrometry to measure short chain fatty acids in blood. J Chromatogr B Analyt Technol Biomed Life Sci 2009 ; 877 ; 719-724.

第3編

宿主の細胞間情報伝達システムを介した クロストーク

第9章 自己免疫疾患の発症を制御する短鎖脂肪酸
　　　　　　　　　　　　　　　　　　　　（長谷耕二，高橋大輔）
第10章 難消化性糖質の消化管内分泌系への作用
　　　　　　　　　　　　　　　　　　　　（比良　徹，原　　博）
第11章 腸内細菌の健康機能を媒介する細胞外小胞―エクソソーム
　　　　　　　　　　　　　　　　　　　　（逢坂文那，園山　慶）

　第3編では，腸内細菌と宿主のクロストークに際して，宿主体内における細胞間情報伝達システムがどのような役割を担っているのかについて述べる。

　腸内細菌叢は，宿主が摂取した食事成分および宿主が消化管腔内に分泌した生体成分を代謝し，さまざまな低分子化合物を産生する。これらのことは第1章および第2章でも述べたとおりである。それらの分子のなかには，腸上皮細胞をはじめとする腸粘膜組織細胞の機能に影響するものや，腸管から取り込まれた後に循環してさまざまな腸管外組織の細胞の機能に影響するものがある。また，腸内細菌の細胞構成分子も腸上皮細胞に直接曝露したり，体内に取り込まれたりするものもある。これらの分子は，宿主の細胞の機能に直接影響するだけではなく，宿主体内に存在する細胞間情報伝達システムを介してさまざまな組織細胞の機能を変化させる。

　腸内細菌叢の主要な代謝産物のひとつである酪酸が，関節リウマチのような自己免疫疾患を抑制する可能性がある。この機序について，大腸内で産生され

る酪酸が大腸リンパ組織における濾胞性制御性T細胞の分化を促進する結果，濾胞性ヘルパーT細胞（関節に移行して自己免疫反応を刺激する）の増加を抑えることが提唱されている（第9章）。すなわち，腸内細菌叢の代謝産物が宿主の免疫系を介して腸管外組織の炎症反応にかかわる例である。

難消化性糖類の摂取は，食欲を抑制し，耐糖能を改善する。これらの背景にはいくつかの機序が存在すると考えられるが，中心的な役割を担っているもののひとつに消化管ホルモンがある。腸内細菌叢が難消化性糖類を代謝することによって生じる短鎖脂肪酸は，腸内分泌細胞におけるglucagon-like peptide-1の産生を促進し，これはインクレチンとして膵臓ランゲルハンス島β細胞におけるインスリン分泌を刺激し，耐糖能を改善する（第10章）。このように，腸内細菌叢の代謝物は宿主の内分泌系を介して糖の恒常性維持にかかわる。

内分泌系，神経系，および免疫系は動物体内における細胞間情報伝達システムの代表的なものであるが，最近では循環血中のエクソソームがもうひとつの細胞間情報伝達システムとして注目されるようになった。腸内細菌叢が宿主の生理に影響を及ぼすときにエクソソームが何らかの役割を果たしていることは，これまでまったく知られていなかったが，最近の研究により，プロバイオティクスの体脂肪蓄積抑制作用や炎症抑制作用の少なくとも一部をエクソソームが媒介することを示唆する知見が得られている（第11章）。今後，このようなエクソソームの役割がさらに明らかにされることが期待される。

第3編では，神経系の役割については触れておらず，またそれ以外にも未知の細胞間情報伝達システムが腸内細菌叢と宿主のクロストークにかかわっているかもしれない。これらは現在，精力的に研究されている領域であり，今後さらに進展して多くのことが解明されていくであろう。

（園山　慶）

第9章 自己免疫疾患の発症を制御する短鎖脂肪酸

長谷耕二*, 高橋大輔*

細菌叢の定着は,全身および粘膜免疫系の成熟を促す。一方で,腸内バランス失調(ディスバイオーシス;dysbiosis)は種々の疾患の発症要因となることが知られている。近年,関節リウマチ(rheumatoid arthritis:RA)を含むさまざまな自己免疫疾患の病態形成にdysbiosisが関与するとの報告が複数なされ,注目を集めている。特に,RA患者では*Prevotella copri*の占有率の増加と酪酸産生菌の低下などのdysbiosisが観察される。このうち,*P. copri*はRAの発症にかかわる17型ヘルパーT(Th17)細胞を誘導する作用を示す。一方,酪酸はRAのマウスモデルの発症を抑制することから,自己免疫応答を抑制していると考えられる。本章では,自己免疫性疾患とdysbiosisに関する近年の研究を紹介するとともに,酪酸によるRA制御機構について論じる。

1. はじめに

哺乳類は,出生直後に生涯で最も激しい環境変化を経験する。すなわち,無菌状態の子宮内で維持された哺乳類の胎児は,生後直ちに膨大な数の環境微生物に曝される。その一部は,粘膜や皮膚に定着し終生維持される。特に,ヒトの大腸には約40兆個もの腸内細菌が定着し,消化液では分解できない食物繊維などを微生物発酵(腸内発酵)により分解し,生体にとって有用な代謝産物に作り替える働きをしている。筆者らのグループでは,これまでに腸内発酵によって産生される酪酸が,炎症やアレルギー反応を抑制する制御性T細胞(regulatory Tcell:Treg)を誘導することを見いだしている[1]。酪酸はヒストン

---

* 慶應義塾大学薬学部生化学講座

脱アセチル化酵素（histone deacetylase：HDAC）に対する阻害作用を有しており，この作用を通じてTreg細胞分化を司る*Foxp3*遺伝子領域のヒストンアセチル化を高め，遺伝子発現を促進する。つまり，酪酸産生菌は，発酵代謝産物の作用により宿主側の遺伝子発現をエピジェネティックに調節することで免疫担当細胞の分化を制御し，結果的に免疫系のホメオスタシス維持に寄与していると言える。

さらに，多発性硬化症やRAなど自己免疫疾患性患者においても，酪酸産生菌の低下が認められることから，腸内で産生された酪酸は，粘膜免疫応答のみならず，全身性の自己免疫応答を調節している可能性が示唆される。

2. RAの発症要因

RAは原因不明の自己免疫疾患で，関節滑膜節の炎症が主体であるが，軟骨や骨の破壊を伴い，発病後数年以内に関節破壊が進行する。日本におけるRA罹患率は人口の0.6〜1.0%とみなされている[2]。さらに，何らかの要因で手足の関節が痛むと訴える人は日本全国で560万人（人口の4.5%）にも上る。RAの発症には遺伝的要因に加え，環境因子が影響すると考えられている。RAの遺伝的要因では，MHCクラスⅡ分子をコードする*HLA-DRB1*に加え，免疫関連分子*TNFAIP3*，シトルリン化酵素*PADI4*などが疾患感受性因子として有名であるが，他にも100以上の遺伝子座の変異が発症や重症化と関与することが示唆されている[3]。

環境要因としては，特に喫煙がRA発症のリスクを高めるだけでなく，関節破壊の進行にも関連することが示唆されている。一卵性双生児の研究から，双子の間でゲノムDNAのメチル化状態が多くの遺伝子座で異なることがRAの発症とかかわるとされている[4]。これは喫煙など環境要因によるエピゲノムの変化が，RAの発症に大きく影響することを示唆している。これまでの研究を総合すると，RAはRA感受性の遺伝的背景を有するヒトが環境要因により免疫系が繰り返し活性化されることで，自己免疫応答が制御不能となり発症すると考

えられる。

3. RAとdysbiosis

1987年にShinebaumらは，RA患者では，食中毒の原因菌である*Clostridium perfringens*（ウエルシュ菌）の保菌率が，健常人と比較して有意に高いことを示している[5]。また近年の16S rRNA遺伝子配列解析の結果より，未治療のRA患者では*C. asparagiforme, Gordonibacter pamelaeae, Eggerthella lenta,* Lachnospriraceae科細菌などが増加していることが報告されている。さらにRA患者の便，口腔，および，唾液の細菌叢では，*Haemophilus* 属細菌がいずれの部位でも減少していることが示されている[6]。*Haemophilus* 属細菌の存在量と自己抗体の産生は負の相関を示すことから，本細菌は自己免疫応答を抑制している可能性が示唆される。逆に*Lactobacillus salivarius*は活動性の高いRA患者で増加する。またLittmanらのグループでも同様の手法で，新規に発症した未治療（newly onset untreated RA：NORA）患者の細菌叢の組成を比較している[7]。興味深いことに，NORA患者では他の群と比較して*P. copri*が著しく増加していた（図9-1）。Takedaらのグループもまた，日本人のNORA患者において*P. copri*が増加していることを報告している[8]。SKGマウスは関節炎を自然発症

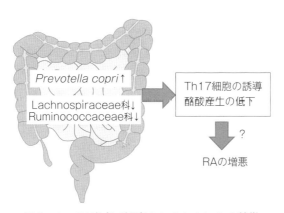

図9-1　RA患者で観察されるdysbiosisの特徴

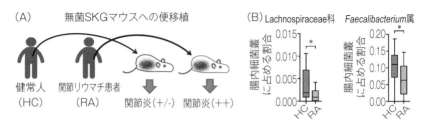

図9-2　dysbiosisは関節炎の発症を促進する

A：RA患者由来の細菌叢を無菌SKGマウスに定着させると，健常人（healthy control：HC）便由来の細菌叢を定着させたマウスと比較して，顕著に関節炎の発症が促進される．

B：RA患者の便中では酪酸産生菌が低下している．

することが知られているが，無菌状態では発症しない．しかし，無菌SKGマウスにRA患者便由来の細菌叢を移植すると，健常人細菌叢定着マウスに比べて，エフェクターT細胞であるTh17細胞が増加し，関節炎が増悪する（図9-2-A）[8]．以上の結果より，NORA患者における*P. copri*の増加は炎症の結果ではなく，原因であることが示唆される．

4．自己免疫増幅器官としての腸管関連リンパ組織

RAなどの自己免疫疾患では，自己抗原に反応する自己抗体が検出される．自己抗体は自己抗原と免疫複合体を形成し，マクロファージなどに発現するFc受容体に結合することで炎症性サイトカインを誘導し，結果的に組織破壊を引き起こす．RA患者では，IgGのFc領域を認識するリウマチ因子（rheumatoid factor：RF），抗シトルリン化ペプチド/タンパク質抗体（anti-citrullinated peptide/protein antibodies：ACPA）などの自己抗体が検出される．RFはRAの活動性に関与するのに対して，ACPAは関節の傷害に関与する．RFやACPAはRAの重要な初期診断マーカーであり，その後のRA発症の指標となる．特に，APCAはRA発症の10年以上前から検出され，発症6か月前に急激に増加する．一方，RFの検出はAPCAに比較すると遅い．

自己免疫応答により自己抗体が産生される場についてはよくわかっていない。IgA型のAPCAが初期段階で検出されることから，腸管関連リンパ組織（gut-associated lymphoid tissue：GALT）が自己抗体産生において何らかの役割を果たしていることが示唆される。K/BxNマウスは自己抗体を産生し関節炎を自然発症するが，その病態形成においてGALTのひとつであるパイエル板の関与が指摘されている[9]。すなわち，胎生14.5日目に抗IL-7Rα抗体を注射してパイエル板を欠損させたK/BxNマウスでは，自己抗体である抗GPI（glucose-6-phosphate isomerase）抗体の産生が減少し，関節炎の発症も抑制される。自己抗体は胚中心反応を介して産生される。胚中心反応ではIgMからIgAやIgGへのクラススイッチに加え，体細胞高頻度突然変異を介した親和性成熟が誘導される。この反応を促進しているのは濾胞性ヘルパーT（follicular helper T：Tfh）細胞である。Tfh細胞は，胚中心の形成，高親和性B細胞の選択，メモリーB細胞や形質細胞への分化を促進するため，通常の生体防御応答のみならず，過剰に活性化することで自己抗体の産生も誘導することが知られている。

齧歯類の小腸下部に多くみられるセグメント細菌（segmented filamentous bacteria：SFB）はTh17細胞を誘導することがよく知られているが，それ以外にもパイエル板のTfh細胞の分化を促進する。SFBが定着していないK/BxNマウスでは，自己抗体の産生が減少し関節炎を発症しなくなることから，SFBは自己免疫応答の誘導に重要な役割を果たしていると言える（図9-3）。このうちSFBによってパイエル板で誘導されたTfh細胞は，脾臓や後肢の所属リンパ節である膝窩リンパ節に移行して，自己免疫反応と抗GPI自己抗体の産生を誘導する。これは，GALTが自己免疫応答の誘導・増幅の場となっていることを強く示唆している。RA患者では健常人と比較して血中のTfh細胞数が多いことが知られている[10,11]。また，Tfhの細胞数とRAの疾患活動性には正の相関性が認められる。よってGALTで産生されたTfh細胞が腸管外組織に移行し，自己免疫応答を促進している可能性がある。

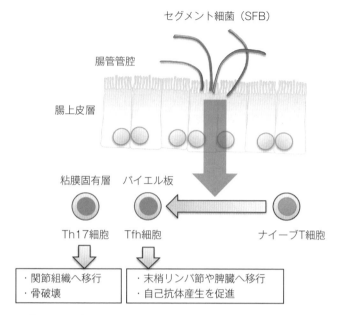

図9-3 腸管へのセグメント細菌の定着はT17細胞およびTfh細胞を誘導し，自己免疫性関節炎を増悪する

5. 短鎖脂肪酸によるRAの抑制

　NORA患者における細菌叢の特徴として，P. copriの増加以外にも，Lachnospiraceae科やRuminococcaceae科の減少が認められる[7,8]（図9-1，図9-2-B）。これらの細菌科には，酪酸産生菌としてよく知られているCrostridiumクラスターIVおよびXIVaに属する細菌種が多く含まれる。そこで，筆者らはRAの発症制御における酪酸の役割に着目して研究を行っている。可溶性食物繊維やレジスタントスターチ（難消化性デンプン）のように大腸まで届き，細菌叢によって利用される炭水化物はMAC（microbiota-accessible carbohydrate）と呼ばれている[12]。酪酸は大腸管腔でMACを基質とした微生物発酵によって産生される。酪酸は腸上皮細胞の主要なエネルギー源であり，ほ

とんどが腸上皮によって消費されるが、一部は腸管組織に到達する。

筆者らは、酪酸がコラーゲン誘発関節炎（collagen-induced arthritis：CIA）マウスモデルの関節炎発症を抑制することを見いだしている（論文投稿中）（図9-4）。DBA1/Jマウスにコラーゲンをアジュバントとともに2回皮下注射すると、2週間以内に100％のマウスが関節炎を発症するが、酪酸化ハイアミロースコーンスターチを摂取させて大腸内酪酸濃度を高めた群（以下、酪酸群）では、関節炎の発症率が有意に低下した。さらに関節炎のスコアにも有意な改善が認められた。μCTを用いたイメージングでは、対照群では骨破壊が顕著であったが、酪酸群では軽度であった。以上より、酪酸には自己免疫性関節炎に対する抑制効果があることが判明した。RA患者の糞便中酪酸濃度は、健常人と比較して半分程度であったことから、酪酸の低下が関節炎の増悪に寄与している可能性がある。

続いて、酪酸の増加による関節炎抑制効果のメカニズムを調べるために、CIAモデルの炎症部位（関節滑膜）、所属リンパ節、脾臓の免疫細胞サブセットのFACS解析を実施した。その結果、酪酸化スターチ群では対照スターチ群と比べてわずかにTregの増加が認められたものの、有意差は認められなかった。さらに骨破壊にかかわるTh17細胞についても変化が認められなかった。酪酸

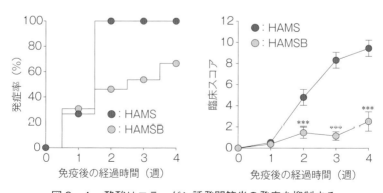

図9-4　酪酸はコラーゲン誘発関節炎の発症を抑制する
　マウスにハイアミロースコーンスターチ（HAMSB）、または、酪酸化ハイアミロースコーンスターチ（HAMSB）を摂取させ、II型コラーゲンとアジュバントを2回投与することで自己免疫性関節炎を誘発した。

化ハイアミロースコーンスターチを摂取したマウスでは，糞便中酪酸濃度が〜20 mM程度に到達し，大腸組織においても1 mM程度の酪酸が検出される[1]。これは酪酸のTreg誘導に必要な濃度（〜100 μM）を十分に上回っている。一方，血清中の酪酸濃度は約8 μMと低く抑えられており，腸管外組織ではTreg誘導活性が認められないと考えられる。それではなぜ，酪酸によって関節炎の発症が抑制されるのだろうか。CIAモデルでは関節軟骨の主成分であるコラーゲンに対する抗体が発症に必須である。酪酸はこの抗コラーゲン抗体産生細胞や，血中の抗コラーゲン抗体価を減少させる。これは酪酸が，大腸のリンパ組織であるコロニック・パッチ（colonic patch）において，自己免疫応答初期に起こるTfh細胞の分化と胚中心反応を阻害し，関節所属リンパ節でのその後の胚中心反応を抑制するためであることが判明した。

Tfh細胞は二次リンパ組織の濾胞胚中心に位置するヘルパーT細胞サブセットで，T細胞依存的な抗体産生において必須の役割を果たす。Tfh細胞は，B細胞と相互作用することで，胚中心の形成，高親和性B細胞の選択，および，メモリーB細胞や形質細胞への分化を誘導する。一方，近年，胚中心を抑制するT細胞サブセットとして濾胞性制御性T（follicular regulatory T：Tfr）細胞が同定されている[13, 14]。Tfr細胞は，Tfh細胞と同様に転写抑制因子Bcl-6やリンパ濾胞への遊走に必要なケモカイン受容体CXCR5を発現するが，加えて，Treg系列のマスター転写因子であるFoxp3も発現することを特徴とする。興味深いことに，酪酸化ハイアミロースコーンスターチを摂取したマウスではGALTのひとつであるコロニック・パッチにおいて，Tfr細胞が増加していた（図9-5）。Tfr細胞は，胚中心反応を抑制することで自己免疫応答を負に調節すると考えられており，事実，Tfr細胞欠損マウスでは，感染症に伴う自己抗体の産生の増加や，シェーグレン症候群モデルの発症率が増加する[15]。筆者らは，in vitroのTfr細胞分化誘導系を用いた評価系を構築することで，酪酸が生理的濃度で直接的にTfr細胞の分化を促進することを見いだしている。

以上の知見をまとめると，腸内で生成した酪酸は，コロニック・パッチにおいてTfr細胞の分化を促進することで，Tfh細胞の増加を阻害し，全身リンパ

組織へのTfh細胞の供給を抑制していると考えられる．この作用によって結果的に関節の所属リンパ節においても胚中心反応を抑制すると考えられる．よって，筆者らはGALTにおける自己免疫応答を制御することで，RAの発症を抑制することが可能であると考えている．

　他グループの研究は，多量の酪酸を腹腔内に投与すること，もしくは飲水投与することでCIAモデルの発症を抑制できることを報告している[16, 17]．Kimらは，高濃度の酪酸を腹腔内投与することで，酪酸が全身性にTregの分化を促進してTh17細胞を抑制することで関節炎を抑制するとしている[16]．さらに，酪酸が破骨細胞の分化を抑制することも示されている．一方，Lucasらは短鎖脂肪酸（short-chain fatty acid：SCFA）の飲水投与試験において，酪酸のみならず，プロピオン酸も酪酸と同程度の関節炎抑制効果を示すことに加え，酢酸も抑制傾向を示すことを報告した[17]．さらに*in vitro*実験系で，酪酸に加え，酢酸やプロピオン酸も破骨細胞の分化を抑制することを示している．ただし，本実験で用いられたSCFA濃度は生理的条件よりも高濃度であることから，生

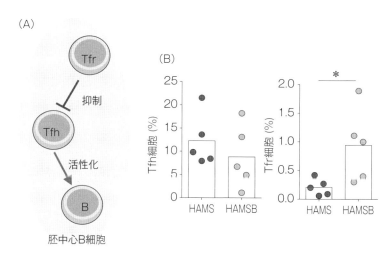

図9-5　酪酸はTfr細胞を誘導し，胚中心反応を抑制する
A：胚中心反応はTfh細胞によって促進され，Tfr細胞によって抑制される．
B：HAMSB摂取群ではコロニック・パッチにおいてTfr細胞の増加が観察される．

理的条件下でこれらのSCFAが破骨細胞の分化を抑制しているか疑問が残る。筆者らの実験では，プロピオン酸化スターチや酢酸化スターチの摂取により，プロピオン酸や酢酸の大腸内濃度を高めてもCIAに対して全く抑制効果を示さなかった。つまり，生理的に大腸管腔で産生されたSCFAの関節組織など全身への移行は限定的であると考えられるが，Lucasらのグループが行っているように，飲水投与をした場合にはSCFAのほとんどが小腸で吸収され，プロピオン酸の血中濃度は非生理的濃度まで上昇する。このことが表現型の違いに影響する可能性が高い。

6. おわりに

　腸管免疫系は粘膜面の生体防御や腸内細菌の制御において必須の役割を果たしているが，一方で，dysbiosisに伴い自己免疫応答を増幅していることが明らかになりつつある。腸管で生じたTh17細胞やTfh細胞は腸管外組織へと移行し，全身性の自己免疫応答を促進すると考えられる。これらの事実は，細菌叢や腸管免疫系は自己免疫疾患の治療標的となりうることを示唆している。すでに自己抗体が検出されるRA早期の患者や遺伝的リスクを持つ個人に対する介入により，GALTのTfh/Tfr細胞バランスを改善することができれば，疾患発症リスクを低減させることができるかもしれない。ただし，腸内細菌やその代謝物による自己免疫制御メカニズムの解明は緒についたばかりであり，今後の進展が期待される。

文　献

1) Furusawa Y., Obata Y., Fukuda S. et al.：Commensal microbe-derived butyrate induces the differentiation of colonic regulatory T cells. Nature 2013；504；446-450.
2) Yamanaka H., Sugiyama N., Inoue, E. el al.：Estimates of the prevalence of and current treatment practices for rheumatoid arthritis in Japan using reimbursement data from health insurance societies and the IORRA cohort (I). Mod

Rheumatol 2014 ; 24 ; 33-40.
3) Stranger B. E., Stahl E. A. and Raj T. : Progress and promise of genome-wide association studies for human complex trait genetics. Genetics 2011 ; 187 ; 367-383.
4) Webster A. P., Plant D., Ecker S. et al. : Increased DNA methylation variability in rheumatoid arthritis-discordant monozygotic twins. Genome Med 2018 ; 10 ; 64.
5) Shinebaum R., Neumann V. C., Cooke E. M. et al. : Comparison of faecal florae in patients with rheumatoid arthritis and controls. Br J Rheumatol 1987 ; 26 ; 329-333.
6) Zhang X., Zhang D., Jia H. et al. : The oral and gut microbiomes are perturbed in rheumatoid arthritis and partly normalized after treatment. Nat Med 2015 ; 21 ; 895-905.
7) Scher J. U. Sczesnak A., Longman R.S. et al. : Expansion of intestinal Prevotella copri correlates with enhanced susceptibility to arthritis. Elife 2013 ; 2 ; e01202.
8) Maeda Y., Kurakawa T., Umemoto E. et al. Dysbiosis contributes to arthritis development via activation of autoreactive T cells in the intestine. Arthritis Rheumatol 2016 ; 68 ; 2646-2661.
9) Teng F., Klinger C.N., Felix K.M. et al. : Gut microbiota drive autoimmune arthritis by promoting differentiation and migration of Peyer's patch T follicular helper cells. Immunity 2016 ; 44 ; 875-888.
10) Wang X., Yang C., Xu F. et al. : Imbalance of circulating Tfr/Tfh ratio in patients with rheumatoid arthritis. Clin Exp Med 2018 Oct 4. doi : 10.1007/s10238-018-0530-5. (Epub ahead of print)
11) Yu M., Cavero V., Lu, Q. el al. : Follicular helper T cells in rheumatoid arthritis. Clin Rheumatol 2015 ; 34 ; 1489-1493.
12) Sonnenburg E. D., Smits S.A., Tikhonov M. et al. : Diet-induced extinctions in the gut microbiota compound over generations. Nature 2016 ; 529 ; 212-215.
13) Chung Y., Tanaka S., Chu F. et al. : Follicular regulatory T cells expressing Foxp3 and Bcl-6 suppress germinal center reactions. Nat Med 2011 ; 17 ; 983-988.
14) Linterman M. A., Pierson W., Lee S.K. et al. : Foxp3+ follicular regulatory T cells control the germinal center response. Nat Med 2011 ; 17 ; 975-982.

15) Fu W., Liu X., Lin X. et al. : Deficiency in T follicular regulatory cells promotes autoimmunity. J Exp Med 2018 ; 215 ; 815-825.
16) Kim D. S., Kwon J.E., Lee S.H. et al. : Attenuation of rheumatoid inflammation by sodium butyrate through reciprocal targeting of HDAC2 in osteoclasts and HDAC8 in T cells. Front Immunol 2018 ; 9 ; 1525.
17) Lucas S., Omata Y., Hofmann J. et al. : Short-chain fatty acids regulate systemic bone mass and protect from pathological bone loss. Nat Commun 2018 ; 9 ; 55.

第10章　難消化性糖質の消化管内分泌系への作用

比良　徹[*]，原　博[*]

1. はじめに

　難消化性糖質，食物繊維の生理作用に関しては，大腸発酵促進や，物理化学的性質による吸着を介した作用などが知られている。一方で，消化管ホルモンの分泌は，食事摂取により大きく変動することから，3大栄養素による調節が長年研究され，その分子メカニズムもおおよそ明らかにされている。この2つの研究領域を結びつけるのが発酵産物の短鎖脂肪酸（short-chain fatty acid：SCFA）である。食品成分の生理作用を検討する際には，短期的な作用と長期的な作用があることを考慮する必要がある。何らかの食品成分を持続的に摂取することで生じる代謝的変動を調べることが多く，難消化性糖質の場合は，これを食べ続けることで腸内細菌叢とその発酵産物が変化し，これに伴う宿主側の代謝変動を観察することが多い。一方で，食事を摂取したら即座に血糖値が上昇するように，短期的・単回の応答も，特定の食品成分そのもの，あるいは食事と共存することが影響する。一部の難消化性糖質は糖質の消化吸収を抑制して血糖上昇を和らげる。本章では，消化管内分泌系について概要を示したうえで，難消化性糖質による消化管内分泌系への短期的・長期的作用，間接的・直接的作用について紹介する。

2. 消化管内分泌系

　消化管の主な働きは摂取した食物を消化・吸収することにあり，消化管上皮

---

[*]　北海道大学大学院農学研究院

の大部分を占めるのは吸収上皮細胞である。その他にムチンを産生する杯細胞，リゾチームを産生するパネート細胞，各種ホルモンを産生する内分泌細胞（消化管内分泌細胞）が消化管上皮を構成する。消化管内分泌細胞[1]は上皮層に散在し，その割合は上皮全体の1％程度とされる。形態的には刷子縁膜側が狭く，基底膜側が広い「つり鐘型」の構造を有しており，この基底膜側に分泌顆粒が豊富に存在する。狭い刷子縁膜側は管腔側に他の上皮よりも長い微絨毛を有するとの電子顕微鏡画像も報告されている[2]。管腔側に頭頂部が達している消化管内分泌細胞を「open」タイプと呼び，一方で管腔側には露出せずに，隣接する上皮細胞によって刷子縁膜側を覆われたような「closed」タイプの消化管内分泌細胞も存在する。openタイプの消化管内分泌細胞が管腔内の情報を認識することは容易に想像できるが，closedタイプの細胞がどのような役割を担っているのかは明らかではない。近接する上皮細胞からのシグナルや組織の伸縮，運動などを感知するのかもしれない。

消化管ホルモンの定義は，「消化管で産生されるホルモン」という意味では明確であるが，大部分は脳でも産生されることから，「脳腸ホルモン」とも呼ばれる。ニューロトランスミッターとして知られるセロトニンも上皮に散在する内分泌細胞（腸クロム陽性細胞；enterochromaffin cells）で産生されることから，消化管ホルモンのひとつと言える。体内のセロトニンの9割は腸由来とされている。また，脂肪細胞での産生がよく知られるレプチンについても，胃でも産生されることから，アディポサイトカインと消化管ホルモンのどちらにも属することとなる。これまでに十数種類については広く消化管ホルモンとして認識されている。

大部分の消化管ホルモンは食事摂取に伴い分泌が亢進される（図10-1）。例外はグレリンで，食間期に胃から分泌され食欲を促進する。ガストリンは胃管腔内のアミノ酸やペプチドに応答して放出され，胃酸分泌を促進する。コレシストキニン（cholecystokinin：CCK）は，上部小腸管腔内の脂肪酸，ペプチド，アミノ酸に応答して放出され，膵酵素分泌促進，胃排出抑制，食欲抑制などを誘導する。膵臓β細胞からのインスリン分泌を促す腸由来の因子の総称として

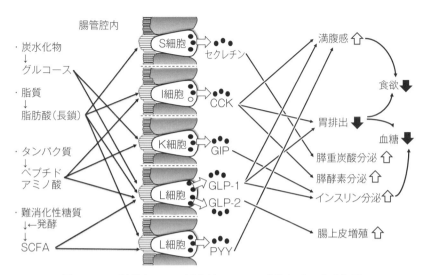

図10-1　栄養素による消化管ホルモン分泌とその生理作用

「インクレチン」が提唱され，現在GIP（glucose dependent insulinotropic polypeptide）とGLP-1（glucagon-like peptide-1）がそれに該当する。GIPやGLP-1の分泌は管腔内のグルコースによって促進され，インスリン分泌促進を介して食後の血糖上昇を緩和する。

　このように，消化管ホルモンの分泌は管腔内の3大栄養素によって促進されることが広く知られており，ヒトや実験動物において食事摂取や栄養素の経口投与後15～30分で血中濃度の上昇が観察され，投与量あるいは組成に応じて応答の大小や持続性が異なるがおおよそ2～3時間で基礎レベルに戻る。それら栄養成分の消化管ホルモン分泌促進について，その作用メカニズムも明らかになりつつある。

3. 栄養素による消化管ホルモン分泌

（1）糖質による消化管ホルモン分泌

　グルコースによるGLP-1分泌促進については，糖輸送担体を介した細胞内への取込みがトリガーとなるメカニズムが有力である[3]。これは細胞膜に発現するSGLT1（sodium-coupled glucose tranporter 1）が細胞外ナトリウムとともにグルコースを細胞内に輸送し，このグルコースの代謝によって生じた細胞内のATPがカリウムチャネルの働きを抑制し，これにより脱分極が生じて，脱分極応答性のカルシウムチャネルが開口し，細胞外からのカルシウムを取り込んで，これをカルシウムシグナルとしてGLP-1の開口放出が促進される，という一連の細胞内伝達経路で説明される。グルコース取込み以降は，膵β細胞でのインスリン放出と同じメカニズムと言える。また，フルクトースもグルコースと同様に細胞内代謝を介してGLP-1分泌を促進するが，興味深いことに（作用機序は不明であるが）GIPの分泌は促進しない[4]。GIPはGLP-1と同様にグルコース刺激によりその分泌が促進され，インクレチンとしてインスリン分泌を促進する。一方で脂肪蓄積も促進してしまうため，肥満やメタボリックシンドロームの予防・改善においては，GIPの分泌促進はあまり好ましくは捉えられておらず，GLP-1を選択的に増やすことが望まれている。味細胞での甘味受容体の発見（同定）に伴い，同じ甘味受容体（T1R2/3）がグルコースによるGLP-1分泌を仲介することを示す結果も複数報告されている[5]。これによるとノンカロリーの人工甘味料がGLP-1分泌を強力に促進して，血糖上昇を効果的に抑制できることが期待されたが，現状ではそのような効果は明確ではない[6]。

（2）脂質，タンパク質による消化管ホルモン分泌[1]

　CCKやGLP-1の分泌は，炭素鎖長12以上の脂肪酸によって強く促進される。

これには，Gタンパク質共役受容体（G protein-coupled receptor：GPCR）としてGPR40，GPR120，GPR84などが関与する。また，トリアシルグリセロールの消化産物である2-モノアシルグリセロールはGPR119を介して，胆汁酸はTGR5を介してGLP-1分泌を促進する。さらに，大腸発酵により生じるSCFAはGPR41，GPR43を介してGLP-1，ペプチドYY（peptide YY：PYY）分泌を促進する（後述）。

　糖質や脂質に比べると，タンパク質による作用メカニズムの解明は進んでいない。高分子のタンパク質そのものよりは，部分的に加水分解を受けたペプチドのほうが強い作用を持つが，一部の遊離アミノ酸も分泌促進作用を持つ。グルタミンがヒトや培養細胞で強くGLP-1分泌を促進するが，その受容体は特定されていない。オルニチンは，GPRC6aを受容体としてGLP-1分泌を促進することが報告されている。筆者らの研究を含め，芳香族アミノ酸や食品ペプチドは，カルシウム感知受容体（calcium-sensing receptor：CaSR）を介してCCK分泌やGLP-1分泌を促進することが示されている。しかしながら，どのような構造を持つペプチドが特異的な作用を持つのかは，ほとんどわかっていない。

4. 難消化性糖質と消化管ホルモンの関係

（1）難消化性糖質の作用（概要）

　上述のように，3大栄養素による消化管ホルモン分泌促進については広く知られるようになったが，微量栄養素や食物繊維をはじめとする難消化性成分や，栄養素とはカテゴライズされない食品成分の消化管内分泌系への作用については，その多様性から作用の有無，強弱を含めて情報は限られている[7]。Delzenne，Caniらのグループは，オリゴフルクトース（oligofructose：OFS）を含む飼料をラットに与えると，血中および組織中のGLP-1やPYY量が増加することを報告し，このことが食欲抑制や耐糖能改善に寄与することが示唆さ

れた[8]。他の研究グループからも，動物実験においてレジスタントスターチ（難消化性デンプン）や食物繊維摂取によりGLP-1が増加することが報告された[9]。ヒト試験においても食物繊維摂取による血中GLP-1濃度の上昇がいくつか報告されている[10]。

食物繊維，難消化性糖質によるGLP-1の増進については，大腸発酵で生じたSCFA（酢酸，プロピオン酸，酪酸）の影響によるものと考えられている。GLP-1を産生する消化管内分泌細胞（L細胞）は，回腸～大腸部位にかけて多く分布し，PYYも産生する。大腸部位で食物繊維が腸内細菌により分解され，これにより生じたSCFAは，吸収上皮細胞のエネルギー源となると同時に，そこに存在するGLP-1/PYY産生細胞に直接作用してこれらのホルモンの分泌や産生を増進すると考えられる。

SCFAの受容体として，GPR41（別名FFAR3），GPR43（別名FFAR2）がこれまでに同定されている。SCFAが細胞膜上のこれら受容体を活性化して，細胞内情報伝達経路を介してGLP-1/PYY放出を刺激する。SCFAによるGLP-1/PYY分泌促進に関して，3種の主要なSCFA（酢酸，プロピオン酸，酪酸）の作用強度や寄与度，それに対応する受容体の寄与度などが研究されているが，一貫した結果は得られていない。管腔内のSCFAの濃度や組成は，動物種，系統，食事，腸内細菌によって大きく変動することも影響すると考えられる。

（2）難消化性デキストリン，フルクトオリゴ糖によるGLP-1分泌・産生への影響[10]

難消化性デキストリン（resistant maltodextrin：RMD）はデンプンを原料として製造される水溶性食物繊維で，特定保健用食品，機能性表示食品などに広く用いられている。筆者らの試験で用いたRMD（ファイバーソル2，松谷化学工業）は，平均重合度（degree of polymerization：DP）約11，平均分子量約2,000程度のグルカンで，原料のデンプンと同様に1→4グルコシド結合を主としながら，1→6結合，1→2結合，1→3結合を持ち，より発達した分岐構造を取っている（図10-2）。食物繊維を85～95％含有（酵素-HPLC法）し，エネ

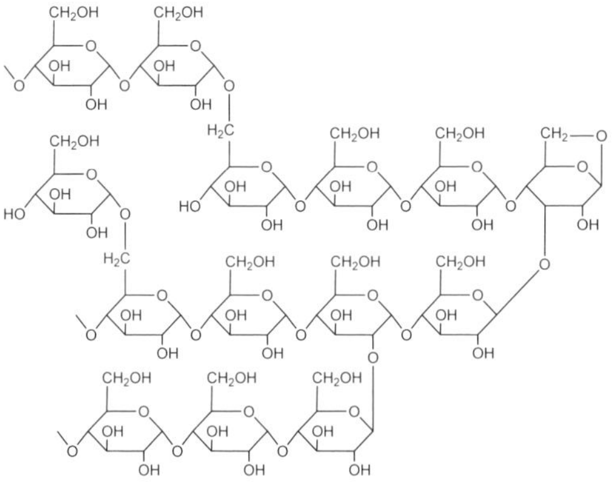

難消化性デキストリン（RMD，推定構造） 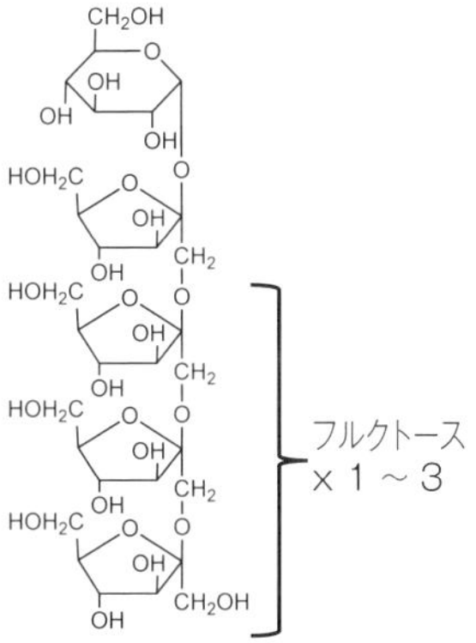　　フルクトオリゴ糖（FOS）

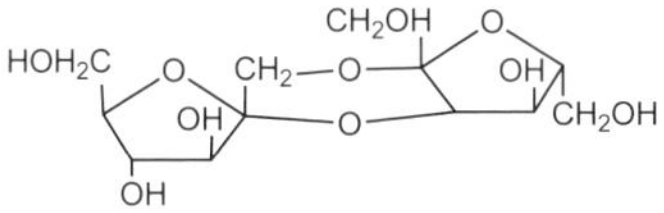

difructose anhydride Ⅲ（DFAⅢ）

図10-2　難消化性デキストリン（RMD），フルクトオリゴ糖（FOS），DFAⅢ

ギー価は1 kcal/gとされるが，測定条件によりその数値は異なることも報告されている[11]。その生理作用として，食後血糖上昇の抑制，食後血中中性脂肪濃度上昇の抑制，整腸作用（便通改善），ミネラル吸収促進，内臓脂肪蓄積低減などが知られている。

　フルクトースの重合体であるイヌリン，オリゴマー（DP ≤10）であるOFSは，チコリー，キクイモ，タマネギなどに多く含まれる[12]。フルクトオリゴ糖（fructooligosaccharide：FOS）は，工業的にスクロースにフルクトースを付加させる方法で製造される。筆者らの試験では，FOS（メイオリゴP，（株）明治）として，スクロースにフルクトースが1分子付加したケストース（1-kestose），2分子付加したニストース（nystose），3分子付加したフルクトフラノシルニストース（fructofuranosylnystose）の混合物（図10-2）を用いた。そのエネルギー価は約2 kcal/gとされている。FOS（またはOFS）の生理作用としては，

上述のGLPL-1/PYY産生増加の他にも，腸内細菌叢の改善，整腸作用，ミネラル吸収促進作用など多数報告されている。

RMDには多様な生理作用が報告されているが，筆者らは動物試験にて，RMDを長期投与した際の血中および組織中GLP-1の変動を評価した。FOSなどを用いた動物試験では，重量濃度10％前後で飼料に添加する試験系がほとんどであるが，ここではより低濃度の2.5％および5％でRMDまたはFOSを普通食に添加し（コントロール飼料の5％セルロースを置換），ラットに7週間自由摂取させた。

試験食給餌から6週間後，一夜絶食後に耐糖能負荷試験を実施した。空腹時の血糖値，血中インスリン濃度，HOMA-IR（インスリン抵抗性指標）に群間差はみられなかったが，血中GLP-1濃度は，RMD添加食群にて投与量依存的な増加がみられた。糖負荷後の血糖値は，5％RMD添加食群にて，コントロール群に比べて有意に低い値を示した（図10-3）。この糖負荷試験では，グルコース溶液を経口ではなく腹腔内に投与したことから，これによるGLP-1分泌促進は生じない。このことから，RMDの持続的な摂取により，インスリン分泌あるいはインスリン感受性が亢進して，耐糖能が改善されたものと考えられた。GLP-1は膵β細胞の機能改善作用（保護作用）やインスリン感受性の亢進作用があることから，空腹時の血中GLP-1濃度の上昇が関与する可能性も考えられた。

試験食給餌から7週間後，一夜絶食後に解剖し，門脈血，腸管組織を採取した。門脈血中のGLP-1濃度はRMD，FOS摂取群ともに投与量依存的に増加したが，RMD摂取群のほうがFOS摂取群よりもやや高い傾向がみられた。もうひとつのインクレチンであるGIPには群間差はみられなかったことから，血中GLP-1濃度の増加は消化管ホルモン全般に対する非特異的なものではないと言える。一夜絶食後の採血であったため，直前に摂取した食物が腸管腔内に残存してGLP-1の分泌を刺激したというよりは，試験食の長期的な摂取により基礎分泌が高まったと考えられる。GLP-1は消化管内分泌細胞（L細胞）で産生されるが，基礎分泌の増加は，個々のL細胞からの分泌増進，あるいはL細

4. 難消化性糖質と消化管ホルモンの関係　211

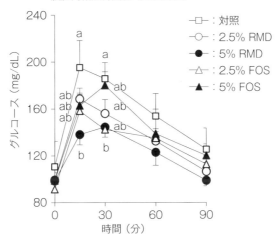

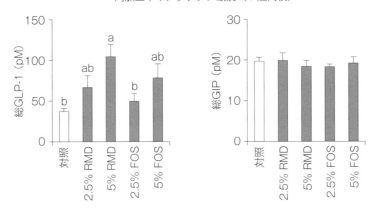

図10-3　RMD, FOS持続摂取6週間後の耐糖能試験における血糖値, 7週後の門脈血中GLP-1・GIP濃度

　同じアルファベットを含まない値の間には同時間において群間の有意差あり（$p <$ 0.05, Tukey's test）。文献[10]より筆者改変。

胞の数の増加などによるものと想定される。空腸, 回腸, 盲腸, 結腸組織それぞれのGLP-1含量を測定したところ, 遠位になるにつれてGLP-1濃度（pmol/mg protein）が高まる傾向はどの群でも観察されたが, RMD, FOS摂取による

増加はみられなかった。組織重量を乗じて，組織全体のGLP-1含量を算出したところ，盲腸でのGLP-1含量がRMD投与群で高い傾向がみられた。このことから，この試験においてRMD摂取群で血中GLP-1濃度が増加したのは，盲腸組織の肥大によりそこからのGLP-1の供給が高まったことによるものと考えられた。一方でFOS摂取群ではGLP-1産生の増加はみられなかったことから，異なるメカニズムにより血中GLP-1濃度が増加したことが考えられた。

GLP-1は，膵α細胞で産生されるグルカゴンと同じプログルカゴン遺伝子より前駆ペプチド（プログルカゴン）として翻訳される。その後の細胞内プロセシングの違いにより，血糖コントロールに関して全く逆の生理作用を持つペプチドホルモンが産生される。消化管内分泌細胞では，細胞内のペプチダーゼPC1/3（prohormone convertase1/3）によりGLP-1とGLP-2が切り出され，膵α細胞ではPC2（prohormone convertase2）によりグルカゴンが最終産物として産生される（図10-4）。したがって，GLP-1をコードするmRNAの変動はプログルカゴンmRNAの発現レベルで評価される。プログルカゴンmRNA

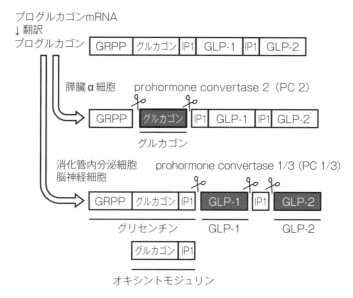

図10-4　プログルカゴン遺伝子と翻訳後調節

発現は盲腸，結腸組織においてRMD摂取群，FOS摂取群ともに投与量依存的な増加がみられた。これらの結果から，RMD，FOSの長期摂取が大腸部位でのプログルカゴンmRNA発現を上昇させることが示され，このことも血中GLP-1濃度上昇にかかわるものと考えられた。

盲腸内容物のpHは，コントロール群に比べRMD摂取群，FOS摂取群で投与量依存的に低下しており，RMD摂取群のほうが明確に低下した。また，盲腸内容物重量もRMD摂取群で顕著に増加しており，RMDの持続摂取がFOSに比べて大腸発酵を強く促進したことが示唆された。

これらの結果から，RMDの長期摂取は大腸発酵を促進し，このことが腸組織，特に盲腸部位のGLP-1産生量を増やしてその部位からのGLP-1の基礎分泌が高まり，血中GLP-1濃度が増加したことが考えられた。この試験では（おそらく普通食に添加したため）体重や摂食量への影響はみられなかったが，耐糖能の改善作用がみられたことから，RMDによる大腸発酵促進を介したGLP-1の基礎分泌上昇が耐糖能異常の予防に効果的であることが期待された。

（3）食事誘導性肥満モデルでのRMD，FOSの影響[13]

上述のように普通食へのRMD，FOSの添加により血中GLP-1濃度上昇がみられたが，ここでは肥満モデルとして，高脂肪高ショ糖食による食事誘導性肥満モデルラットに対して，RMD，FOS摂取の影響を調べた。普通食を摂取させた対照群，高脂肪高ショ糖食を摂取させたHFS群，高脂肪高ショ糖食に5％のRMDまたはFOSを添加した食事を与えたHFS+RMD，HFS+FOS群を設け，8週間の試験を実施した。一般に高脂肪食を長期間（8週間以上）摂取させて肥満を成立させるモデル（ラット，マウス）が多く用いられるが，筆者らは肥満や体脂肪蓄積，耐糖能異常の発症過程で，消化管内分泌系にどのような変動がみられるかについて着目しており，ここでは8週間の試験期間中，4週後と7週後に耐糖能試験を実施し，糖負荷後の血糖に加え，GLP-1の応答（図10-5）も観察した。

4週後の経口糖負荷試験では，HFS群ですでに高い血糖応答を示し，耐糖能

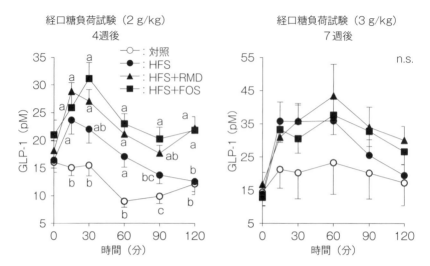

図10-5 食事誘導性肥満モデルラットにおけるRMD, FOS持続摂取の影響
試験食摂取4, 7週後での経口糖負荷試験における, 血中GLP-1濃度の変動。同じアルファベットを含まない値の間には同時間において群間の有意差あり ($p < 0.05$, Tukey's test)。文献[13]より筆者改変。

異常が進みつつあることが確認された。これにRMD, FOSを添加した食事を摂取していた群では, その血糖応答の増加が部分的に緩和されていた。この時のGLP-1応答は, 対照群に比べHFS群で高まっており, HFS+RMD, HFS+FOS群ではさらに高まっていた。インスリン分泌は対照群に対して, 他の3群で同様に高まっていたことから, HFS+RMD, HFS+FOS群でみられた血糖応答の緩和はインスリン分泌だけでは説明できない。HFS+RMD, HFS+FOS群では, HFS群に比べて食後のGLP-1分泌応答が高いことで, インスリン感受性が高まった可能性が考えられた。7週間後では, GLP-1応答に関して, HFS群で対照群に比べて高い傾向はみられたが, HFS+RMD, HFS+FOS群でも同様であった。血糖応答についてはHFS+RMD群でHFSに比べて低い傾向がみられ, インスリン分泌はHFS+RMD, HFS+FOS群ともにHFS群よりも低い傾向を示した。このことから, RMD, FOSの継続摂取がインスリン感受性を高めていることが示唆された。

4. 難消化性糖質と消化管ホルモンの関係　215

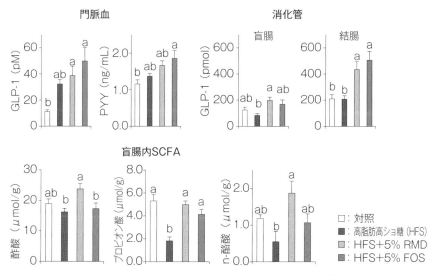

図10-6　食事誘導性肥満モデルラットにおけるRMD，FOS持続摂取8週後の門脈血，消化管組織中のGLP-1濃度と盲腸内容物SCFA濃度
同じアルファベットを含まない値の間には群間の有意差あり（$p < 0.05$, Tukey's test）。文献[13]より筆者改変。

　また，8週間後（解剖時）の血中GLP-1濃度はHFS+FOS群で最も高く（図10-6），次いでHFS+RMD群，HFS群，対照群の順であった。このことから，肥満誘導モデルにおいてもRMDやFOSの持続摂取はGLP-1をさらに増加させる傾向にあることが示された。腸管組織のGLP-1含量を測定すると，盲腸，結腸でのGLP-1含量は対照群とHFS群の間に違いはなく，HFS+RMD，HFS+FOS群で増加していた。しかしプログルカゴンmRNA発現レベルに群間差はみられなかった。解剖時の盲腸内容物中のSCFA濃度を測定したところ，HFS群では対照群に比べて，酢酸，プロピオン酸濃度が低下し，酪酸濃度も低下傾向を示したが，HFS+RMD，HFS+FOS群では，これらSCFAの濃度が増加していた。すなわち，高脂肪高ショ糖食により大腸発酵が抑制される条件でも，RMDやFOSは大腸発酵を回復させることが明らかとなった。

　このように，RMDやFOSを5％で肥満誘導食に添加しても大腸発酵の促進，組織や血中GLP-1を増加させることが示された。5％という添加レベルは，

ヒトに換算すると20～30 g/日の摂取に相当すると概算できる。高発酵性のオリゴ糖などは，10％ほどの添加でも浸透圧性の下痢を引き起こすことがあり，筆者らの試験ではより生理的な添加量での有効性が示された。

　この試験において，内臓脂肪重量は，HFS群に比べてRMD，FOS添加群で低下傾向がみられ，肥満誘導食による脂肪蓄積を軽減することが示唆された。これにGLP-1が直接的にかかわるのかについては不明であるが，飼育期間初期においてRMD添加食群では，HFS群に比べて摂取エネルギーが低下する傾向がみられた。このことが長期的な脂肪蓄積の軽減に寄与したことが考えられた。

　そこで，短期間（8日間）のスケジュールで，同じ群構成での試験を実施した。この際，明期（8AM～8PM）と暗期（8PM～8AM）の摂餌量を毎日測定したところ，暗期においてHFS群は対照群に比べて顕著にエネルギー摂取量が増加したが，RMD，FOS添加群ではその増加が弱められ，試験期間中の総摂取エネルギーは有意に低値となった。このことから，RMDやFOSは，高脂肪高ショ糖という肥満誘導食の摂取を少なくとも初期において抑制することが示された。

　RMD，FOS添加群において，盲腸組織でのGLP-1含量の増加，門脈血中のGLP-1ならびにPYY濃度の増加傾向がみられたことから，これらの消化管ホルモンの増加が過剰エネルギー摂取の抑制に寄与した可能性が考えられた。盲腸内SCFAのうち，プロピオン酸濃度のみRMD，FOS添加により増加しており，管腔内のプロピオン酸がGLP-1の蓄積・分泌を増進させたことが考えられた。前述の8週間の試験においても，盲腸内のプロピオン酸総量とGLP-1濃度の間に有意な正の相関がみられたことから，短期，長期においてプロピオン酸産生の増加がGLP-1の増加に寄与することが示唆された。両試験において，プログルカゴンmRNA発現の増加はみられなかったことから，前述の普通食摂取の条件とは異なり，高脂肪高ショ糖食摂取条件では，RMD，FOSは転写レベルではなく，翻訳～貯蔵～分泌に至る過程を促進するものと考えられた。

（4）オリゴ糖DFAⅢの作用[14]

　次に，より低分子の発酵性オリゴ糖として，ジフルクトースアンヒドリドⅢ（difructose anhydride Ⅲ：DFAⅢ，日本甜菜製糖）を用いた試験を実施した。DFAⅢは，イヌリンを原料として製造されるフルクトースのダイマーであるが，その結合様式は特殊で，互いに2点で結合した環状化構造を持つ。上述のFOSとは異なる発酵特性（ビフィズス菌では資化されない，比較的遅い）を有し，その生理作用として大腸発酵促進[15]，腸管上皮のタイトジャンクション制御を介したカルシウム吸収促進，などが示されている[16]。その他にコレステロール低下や過食モデルでのエネルギー摂取抑制の作用も報告されている[17]。

　DFAⅢまたはFOSを，3%の重量濃度にて普通食（対照），高脂肪高ショ糖食（HFS）に添加してラットに5週間自由摂取させた。DFAⅢ添加群では，エネルギー摂取が無添加群に比べて低下し，これに伴い体重増加，内臓脂肪重量の増加も抑制された。FOS添加群では，そのような作用はみられなかった（図10-7）。血中GLP-1濃度は，2週後からDFA，FOS添加により増加し，解剖時（5週後）においても，両添加群で同様に増加した。また，血中PYY濃度もGLP-1と同様に，DFA，FOS添加により増加した。血中GLP-1，PYYの増加が，DFAⅢによる摂取エネルギー低下の一因と考えられたが，FOS添加でも両ホルモンはDFAⅢと同様に増加したにもかかわらず，エネルギー摂取量は無添加群と差異はなかった。このことから，DFAⅢによる摂取エネルギー低下は，GLP-1/PYYの増加だけでは説明できない。これらの摂食抑制ホルモンの増加が不十分であった，あるいはFOS添加群では，摂食亢進の経路が活性化された可能性も考えられる。前述のように，FOSの場合は5%以上の添加が有効であるのかもしれない。

　盲腸内SCFA（図10-8）は，HFS食により減少し，DFAⅢ，FOS添加により回復・増加した。酢酸，酪酸の総量はFOSよりもDFAⅢのほうが高い傾向がみられ，他の研究でもFOSに比べてDFAⅢは酢酸産生を増加させることが報告されている[18]。近年，酢酸そのものが食欲抑制作用を示すことも見いださ

218　第10章　難消化性糖質の消化管内分泌系への作用

れており[19]．DFAⅢによるエネルギー摂取量の低下はGLP-1，PYYと酢酸の相乗的な効果によるものとも考えられた．この試験ではHFS食摂取により，盲腸内コハク酸の増加が観察された．これに対し，DFAⅢやFOSを添加することでコハク酸の増加はキャンセルされた．大腸内コハク酸は上皮細胞の分化抑制，炎症にかかわることから，DFAⅢやFOSはこれらに対して防御的に働く

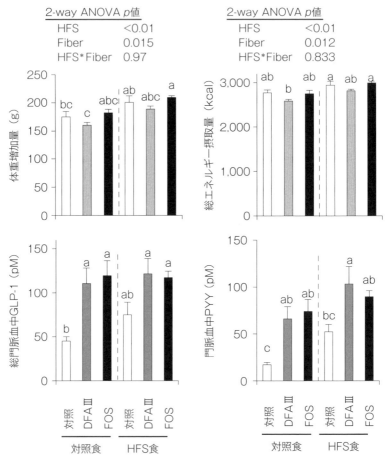

図10-7　普通食，肥満誘導食摂取ラットにおける，DFAⅢまたはFOS持続摂取5週後の体重，摂取エネルギー，血中GLP-1・PYY濃度
　同じアルファベットを含まない値の間には群間の有意差あり（$p < 0.05$, Tukey's test）．文献[14]より筆者改変．

4. 難消化性糖質と消化管ホルモンの関係　219

ことが示唆された。

このように，発酵性難消化性糖質を添加した食事の持続的な摂取が，血中GLP-1濃度を増加させることが示された。その作用は，SCFA産生の増加→

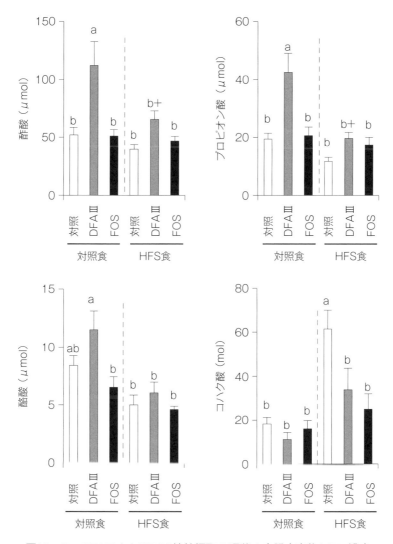

図10-8　DFAⅢまたはFOS持続摂取5週後の盲腸内容物SCFA濃度
同じアルファベットを含まない値の間には群間の有意差あり（$p < 0.05$, Tukey's test）。文献[14]より筆者改変。

大腸部GLP-1含量の増加→GLP-1基礎分泌の増加，という想定された経路である程度説明されるが，GLP-1の増加にどの因子，過程がどのようにかかわるかは実際にはそれほどシンプルではない。

5. 血中のGLP-1濃度が増加するには，多段階の事象がかかわる（図10-9）

GLP-1の分泌促進といっても，恒常的な基礎分泌の増加，あるいは管腔内に流入してきた栄養素などによる一過性の刺激によるものがあげられる。一過性の分泌促進に関しては，経時的な変動も考慮する必要がある。通常，食事摂取の30分後くらいから上昇するが，その食事組成，量などにより，15分後くらいから上昇することや，3時間後を過ぎても持続すること，ピークが2回出現する2層性の応答を示すこともある。また，筆者らの動物試験では，食事誘導性肥満モデルラットにおいては，正常ラットに比べて，栄養素負荷に対する

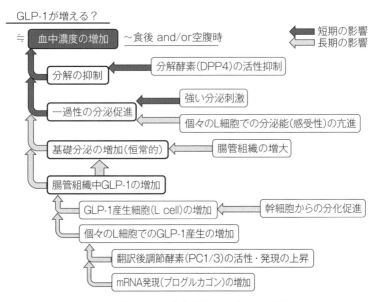

図10-9　血中GLP-1濃度増加に関与する多様な要因

GLP-1分泌応答が高まることが観察されており[13]，これはGLP-1産生細胞の栄養素に関する感受性が高まったことがその一因とも考えられる。

　基礎分泌の増加には，恒常的な刺激因子の存在や，腸管組織の増大（例えば大腸発酵促進による盲腸，結腸組織の増大）によるGLP-1産生細胞の総数の増加，組織中のGLP-1産生細胞密度の増加，個々のGLP-1産生細胞におけるGLP-1分泌量の増加などがあげられる。GLP-1産生細胞数の増加に関しては，腸上皮細胞の分化プロセスも関連する。細胞レベルでのGLP-1産生については，プログルカゴンmRNAの発現量，翻訳調節だけでなく，翻訳後の調節もかかわる。産生されたプログルカゴンペプチドは，PC1/3による細胞内プロセシング（切断）を受け，最終的にGLP-1，GLP-2が切り出される。胆汁酸がPC1/3の発現に影響することも報告されている[20]。GLP-1産生細胞から分泌されたGLP-1は血中に定常的に存在するジペプチジルペプチダーゼⅣ（dipeptidyl peptidase Ⅳ：DPP-Ⅳ）により，速やかにN末端が切断されることで不活性化され，その半減期は1～2分とされる。この酵素の作用を薬剤により阻害すると，血中GLP-1濃度は速やかに増加する。

　血糖上昇抑制や食欲抑制，体重低下など多様な抗メタボリックシンドローム的な作用により，GLP-1を増やすことが魅力的な研究ターゲットとなっているが，そのメカニズム解析については上述のようなプロセスを考慮する必要がある。

6. 難消化性糖質の多様な作用メカニズム

（1）SCFAの作用メカニズム

　SCFAによるGLP-1分泌促進に関しては，遊離脂肪酸の受容体の発見により大きく進展した。これまでに2つのGPCRが，SCFAの受容体として同定されている。GPR41（FFAR3）はプロピオン酸，酪酸，酢酸の順に強く活性化され，GPR43（FFAR2）は3つの脂肪酸により同様に活性化される。大腸内

のSCFA濃度は酢酸，プロピオン酸，酪酸の順に高く，難消化性糖質摂取によりこれら脂肪酸の産生が増加するが，そのパターンは素材により異なる。大腸内には複数のSCFAが異なる濃度で共存し，さらにその受容体としても活性の異なる2種が存在することから，どの脂肪酸がどの受容体に作用してそれぞれどの程度の寄与があるかを判定するのは容易ではない。

培養細胞やノックアウト動物，腸オルガノイドなどを用いた試験により，SCFA（プロピオン酸）によるGLP-1/PYY分泌促進に，両受容体（GPR41/43）が必要であることが報告されているが[21]，最近では，ラット大腸還流試験において，SCFAそのものではなく，消化管内分泌細胞に取り込まれ，SCFAの代謝により生じた細胞内ATPが，GLP-1分泌を誘導することも報告されている[22]。また，イヌリン添加食によるPYY産生増進と食欲抑制にはGPR43（FFAR2）に依存すること[23]，SCFAによるPYY発現上昇にGPR43（FFAR2）の活性化とヒストン脱アセチル化酵素（HDAC）阻害がかかわること[24]，なども示されている。

（2）腸内細菌の関与

大腸内のSCFAは，難消化性糖質を基質として多様な腸内細菌により産生される。そのなかで，ムチンを分解する*Akkermansia muciniphila*が，GLP-1分泌促進にかかわることが示唆されている[25]。*A. muciniphila*が酢酸，プロピオン酸を産生することだけではなく，この菌の数と体重との間に負の相関関係があること，肥満者や2型糖尿病患者において菌数が少ないこと，プレバイオティクス摂取によりこの菌が増加し，宿主側の代謝改善もみられる。さらに，*A. muciniphila*の投与は，腸におけるオレオイルエタノールアミド（oleoyl ethanolamide：OEA），2-オレオイルグリセロール（2-oleoyl glycerol：2-OG）といったエンドカンナビノイド産生を亢進することが示されている。2-OGはグリセロールの2位にオレイン酸が結合したもので，OEAは消化管上皮に取り込まれた食事由来のオレイン酸を基質として，細胞内の酵素反応で産生される「脂質メディエーター」である。2-OG，OEAはGPCRのひとつであるGPR119のリガンドであ

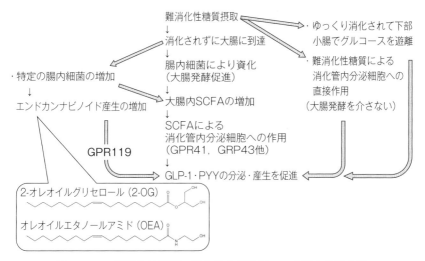

図10-10　難消化性糖質の消化管内分泌系への多様な作用経路

り，GLP-1産生細胞に高発現するGPR119の活性化はGLP-1分泌を促進する[26]。さらに，これらエンドカンナビノイドは，GLP-1とは独立して，食欲を抑制する作用を有している[27]。*A. muciniphila* がどのような機序でOEAや2-OG産生を増加させるのか興味深い。

（3）難消化性糖質の直接作用

　発酵性の難消化性糖質を継続的に摂取させる研究では，大腸発酵を中心とした作用機序解析が主要である。しかしながら「消化されにくい」という特性は，特に高分子の場合は吸収もされにくく，口腔から直腸まで消化管管腔内において，腸内細菌に資化されるだけでなく，腸上皮細胞と何らかのインタラクションを生じ，それが生理作用として現れることも考えられる。

　ラットにRMDを単回経口投与したところ，投与後150〜180分にかけて血中GLP-1濃度の上昇がみられた[10]。同用量（2 g/kg）で投与した消化性のデキストリンではGLP-1応答はみられず，RMDは単回経口投与でもGLP-1分泌を促進することが明らかとなった。これにはRMDの直接作用の他に，下部小

腸で部分的に消化を受けて遊離したグルコースの作用，腸内細菌に即座に資化されて生じたSCFAの関与も考えられる。さらに，RMDが消化管内分泌細胞に直接作用してGLP-1分泌を促進する可能性について，培養細胞を用いて検討した。マウス大腸由来GLUTag細胞は各種栄養素に対してGLP-1分泌応答を示すモデル細胞で，広く用いられている。この細胞をRMD20mMを含むバッファー中で1時間インキュベーションしたところ，上清中へのGLP-1放出の増加が観察された。この試験系では腸内細菌も吸収上皮細胞も共存しないため，この分泌亢進ははGLP-1産生細胞への直接作用の結果と言え，RMDが腸内おいてもGLP-1産生細胞に直接的に作用してGLP-1分泌を促進することが示唆された。

　RMDはグルコースのポリマーであることから，グルコースと同様のメカニズムによりGLP-1分泌を促進した可能性も考えられるが，グルコースの場合はSGLT1を介して細胞内に取り込まれ，これの代謝により生じたATPがGLP-1分泌促進の引き金となっている。RMDは分子量約2,000の重合体であり，細胞内へ輸送されるとは考え難く，細胞外からの作用によりGLP-1分泌を活性化しているものと考えられる。そこには受容体の介在が想定されるが，その発見が急がれる。FOSも弱いながらGLUTag細胞からのGLP-1分泌を促進するが[28]，DFAⅢではその作用はみられていない。これら難消化性糖質がどのように消化管内分泌細胞に認識されるのかについても，今後の研究課題である。

7. 非代謝性単糖の作用

　「希少糖（rare sugar）」は自然界にわずかに存在する糖質の総称で，近年，工業スケールでの製造が可能となり，その多様な生理機能が注目されている。希少糖のひとつであるD-アルロース（D-allulose）は別名D-プシコース（D-psicose）とも呼ばれる単糖で，フルクトースの異性体である。単糖であるため，ヒトや動物の消化酵素での分解を意味する「消化性」は考慮されないが，「腸管腔内で作用しうる」という点では難消化性糖質と共通する。砂糖に

比べて70%の甘味を持ち，エネルギーとならない（0 kcal/g）糖質とされる。脂肪蓄積の抑制，インスリン抵抗性の改善，食後血糖値の上昇抑制など，多様な有益な生理作用が明らかにされている。

筆者らはこのアルロースをラットに経口投与すると，血中GLP-1濃度が大きく増加することを見いだした[29]。その作用は投与1時間後から3時間後まで持続し，同用量（2 g/kg）で投与したRMDよりも強かった。また，ラットに普通食を自由摂取させた際の応答と同程度であった。絶食後に再給餌した際にラットの場合，20 g/kgほどの飼料を30分以内に摂取する。これと比較すると，アルロースは「食事」に比べて重量当たり約10倍のGLP-1分泌促進活性を持つものと計算できる。アルロースの腸管吸収は遅く，24時間で40～60%とされ，長時間腸管腔内に留まる。このことが持続的なGLP-1分泌促進に寄与すると考えられる。その作用メカニズムとして，異性体であるフルクトースと同様の経路が想定され，フルクトース輸送体GLUT5の関与を示唆する結果が得られている。一方で，上述のGLUTag細胞では，アルロースによるGLP-1分泌促進はみられず，GLP-1産生細胞への直接作用ではないことも考えられた。培養細胞での試験であるので，消化管組織中のGLP-1細胞とはその性質が異な

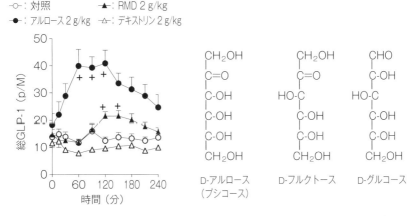

図10-11　ラットにおけるアルロースの経口投与によるGLP-1分泌促進作用
+は，0分値に対する有意差あり（$p < 0.05$, Dunnett's test）。文献[29]より筆者改変。

ることも考えられる。あるいは消化管では異なる細胞がアロースを感知して，そこからの何らかの因子を介した間接的な作用により，GLP-1分泌が誘導される可能性も考えられる。

　Iwasakiらは，マウスにおいてアロースの経口投与が食欲を抑制することを見いだした[30]。この作用は消化管からのGLP-1分泌促進に依存すること，分泌されたGLP-1は迷走神経状のGLP-1受容体活性化を介して視床下部での食欲調節に働きかけることなどその作用機序を明らかにした。さらに摂取リズムを改善して，食事誘導性肥満を改善することも示し，アロースの有用性を明確にした。

8. おわりに

　本章では，消化管内分泌系への難消化性糖質の作用について，筆者らの研究内容を交えて紹介した。腸内細菌と，宿主側のさまざまな表現系（健康や病態）の間に相関関係がみられることから，腸内細菌に関する研究は隆盛を極め，あらゆる生理現象が腸内細菌で説明される潮流となっている。また，「難消化性糖質の中にはプレバイオティクスとして腸内細菌のエサとなり，SCFAなど有用な代謝物の産生を増やしたり，菌叢を変えることで，宿主側に有益な作用をもたらす」という概念が定着しつつある。一方で，菌体成分あるいは難消化性糖質そのものの，標的組織や消化管内分泌系への作用メカニズムは未解明な部分が多く，これを解決することが今後の大きな研究課題となる。「消化されにくい」という特性は，大腸発酵のみならず，長い消化管（ヒトではおよそ9m）のそれぞれの部位で多様な作用を示すことが想定され，今後，新たな生理作用の発見も期待できる。

文　献

1) Gribble F. M. and Reimann F.：Enteroendocrine cells：Chemosensors in the intestinal epithelium. Annu Rev Physiol 2016；78；277-299.

2) Gebert A. and Cetin Y. : Expression of fucose residues in entero-endocrine cells. Histochem Cell Biol 1998 ; 109 ; 161-165.
3) Kuhre R.E., Frost C.R., Svendsen B. et al. : Molecular mechanisms of glucose-stimulated GLP-1 secretion from perfused rat small intestine. Diabetes 2015 ; 64 ; 370-382.
4) Kuhre R.E., Gribble F.M., Hartmann B. et al. : Fructose stimulates GLP-1 but not GIP secretion in mice, rats, and humans. Am J Physiol Gastrointest Liver Physiol 2014 ; 306 ; G622-G630.
5) Jang H.J., Kokrashvili Z., Theodorakis M.J. et al. : Gut-expressed gustducin and taste receptors regulate secretion of glucagon-like peptide-1. Proc Natl Acad Sci USA 2007 ; 104 ; 15069-15074.
6) Saltiel M.Y., Kuhre R.E., Christiansen C.B. et al. : Sweet taste receptor activation in the gut is of limited importance for glucose-stimulated GLP-1 and GIP secretion. Nutrients 2017 ; 9 ; E418.
7) Bodnaruc A.M., Prud'homme D., Blanchet R. et al. : Nutritional modulation of endogenous glucagon-like peptide-1 secretion : a review. Nutr Metab (Lond) 2016 ; 13 ; 92.
8) Cani P. D., Dewever C. and Delzenne N. M. : Inulin-type fructans modulate gastrointestinal peptides involved in appetite regulation (glucagon-like peptide-1 and ghrelin) in rats. Br J Nutr 2004 ; 92 ; 521-526.
9) Zhou J., Martin R. J., Tulley R. T. et al. : Dietary resistant starch upregulates total GLP-1 and PYY in a sustained day-long manner through fermentation in rodents. Am J Physiol Endocrinol Metab 2008 ; 295 ; E1160-E1166.
10) Hira T., Ikee A., Kishimoto Y. et al. : Resistant maltodextrin promotes fasting glucagon-like peptide-1 secretion and production together with glucose tolerance in rats. Br J Nutr 2015 ; 114 ; 34-42.
11) Baer D.J., Stote K.S., Henderson T. et al. : The metabolizable energy of dietary resistant maltodextrin is variable and alters fecal microbiota composition in adult men. J Nutr 2014 ; 144 ; 1023-1029.
12) 荒井綜一，阿部啓子，金沢和樹ほか：機能性食品の辞典，朝倉書店，2007，p412-417.
13) Hira T., Suto R., Kishimoto Y. et al.：Resistant maltodextrin or fructooligosaccharides promotes GLP-1 production in male rats fed a high-fat and high-sucrose diet,

and partially reduces energy intake and adiposity. Eur J Nutr 2018 ; 57 ; 965-979.
14) Hira T., Yanagihara K., Koga T. et al. : Impact of difructose anhydride Ⅲ, raffinose, and fructooligosaccharides on energy intake, gut hormones, and cecal fermentation in rats fed a high-fat and high-sucrose diet. Biosci Biotechnol Biochem 2017 ; 81 ; 2186-2194.
15) Minamida K., Ohashi M., Hara H. et al. : Effects of ingestion of difructose anhydride Ⅲ (DFA Ⅲ) and the DFA Ⅲ-assimilating bacterium Ruminococcus productus on rat intestine. Biosci Biotechnol Biochem 2006 ; 70 ; 332-339.
16) Suzuki T., Hara H., Kasai T. et al. : Effects of difructose anhydride Ⅲ on calcium absorption in small and large intestines of rats. Biosci Biotechnol Biochem 1998 ; 62 ; 837-841.
17) Fujitani M., Kishida T., Shimizu E. et al. : Difructose anhydride Ⅲ decreases body fat as a low-energy substitute or by decreasing energy intake in non-ovariectomized and ovariectomized female rats. Biosci Biotechnol Biochem 2017 ; 81 ; 1425-1432.
18) Shiga K., Nishimukai M., Tomita F. et al. : Ingestion of difructose anhydride Ⅲ, a non-digestible disaccharide, prevents gastrectomy-induced iron malabsorption and anemia in rats. Nutrition 2006 ; 22 ; 786-793.
19) Frost G., Sleeth M. L., Sahuri-Arisoylu M. et al. ; The short-chain fatty acid acetate reduces appetite via a central homeostatic mech- anism. Nat Commun 2014 ; 5 ; 3611.
20) Morimoto K., Watanabe M., Sugizaki T. et al. : Intestinal bile acid composition modulates prohormone convertase 1/3 (PC1/3) expression and consequent GLP-1 production in male mice. Endocrinology 2016 ; 157 ; 1071-1081.
21) Psichas A., Sleeth M. L., Murphy K. G. et al. : The short chain fatty acid propionate stimulates GLP-1 and PYY secretion via free fatty acid receptor 2 in rodents. Int J Obes (Lond) 2015 ; 39 ; 424-429.
22) Christiansen C. B., Gabe M. B. N., Svendsen B. et al. : The impact of short-chain fatty acids on GLP-1 and PYY secretion from the isolated perfused rat colon. Am J Physiol Gastrointest Liver Physiol 2018 ; 315 ; G53-G65.
23) Brooks L., Viardot A., Tsakmaki A. et al. : Fermentable carbohydrate stimulates FFAR2-dependent colonic PYY cell expansion to increase satiety.

Mol Metab 2016；6；48-60.
24) Larraufie P., Martin-Gallausiaux C., Lapaque N. et al.：SCFAs strongly stimulate PYY production in human enteroendocrine cells. Sci Rep 2018；8；74.
25) Everard A., Belzer C., Geurts L. et al.：Cross-talk between Akkermansia muciniphila and intestinal epithelium controls diet-induced obesity. Proc Natl Acad Sci USA 2013；110；9066-9071.
26) Lauffer L. M., Iakoubov R., Brubaker P. L. et al.：GPR119 is essential for oleoylethanolamide-induced glucagon-like peptide-1 secretion from the intestinal enteroendocrine L-cell. Diabetes 2009；58；1058-1066.
27) DiPatrizio N. V. and Piomelli D.：Intestinal lipid-derived signals that sense dietary fat. J Clin Invest 2015；125；891-898.
28) Phuwamongkolwiwat P., Hira T. and Hara H.：A nondigestible saccharide, fructooligosaccharide, increases the promotive effect of a flavonoid, α-glucosyl-isoquercitrin, on glucagon-like peptide 1（GLP-1）secretion in rat intestine and enteroendocrine cells. Mol Nutr Food Res 2014；58；1581-1584.
29) Hayakawa M., Hira T., Nakamura M. et al.：Secretion of GLP-1 but not GIP is potently stimulated by luminal d-Allulose（d-Psicose）in rats. Biochem Biophys Res Commun 2018；496；898-903.
30) Iwasaki Y., Sendo M., Dezaki K. et al.：GLP-1 release and vagal afferent activation mediate the beneficial metabolic and chronotherapeutic effects of D-allulose. Nat Commun 2018；9；113.

第11章　腸内細菌の健康機能を媒介する細胞外小胞
―エクソソーム

逢坂文那[*1], 園山　慶[*2]

1. はじめに

　腸内細菌叢が宿主の生理や病態に関与することが次第に明らかになってきた。その結果，腸内細菌叢は「もうひとつの臓器」と言われるようになり，重篤な肝疾患の治療のために肝臓移植がなされるのと同様に，さまざまな疾患治療のための腸内細菌移植が試みられている。それでは，腸内細菌叢が宿主の生理や病態に影響する分子機序とはどのようなものであろうか。現在のところ，食物中の炭水化物や脂質を腸内細菌が代謝することによって腸管腔内で生じる短鎖脂肪酸（short-chain fatty acid：SCFA），共役リノール酸，トリメチルアミンなどの低分子化合物，ならびに腸内細菌の菌体成分であるリポ多糖（lipopolysaccharide：LPS）やペプチドグリカンなどが宿主に働きかける主な分子として知られている[1]。これらの分子は，腸上皮細胞に発現する受容体によって認識されるか，あるいは腸管から取り込まれた後に循環してさまざまな組織に到達するかして宿主の生理に影響を及ぼす。その際，宿主の内分泌系，神経系，および免疫系が介在する。しかしながら，体外である腸管腔に存在する腸内細菌叢の情報が腸管を飛び越えてどのようにして体内の組織に伝達されるのか，その全貌が理解されているわけではない。筆者らは，エクソソームのような細胞外小胞がそのような情報伝達に関与しているのではないかと考え，研究を行っている。

[*1] 北海道大学大学院農学院，[*2] 北海道大学大学院農学研究院

2. エクソソームとは何か

　エクソソームは，脂質二重膜を有する直径30~150 nmほどの細胞外小胞である。1980年代初頭に，ラット神経膠腫細胞株やヒツジ網赤血球が培地中に小胞を放出するのが見いだされ[2-6]，それがエクソソームと名づけられた[2,7]。エクソソームは，エンドサイトーシスによって形成されたエンドソームを起源とする。エンドソームの膜は内側に陥入して腔内膜小胞を形成し，これを多数含む多胞体が細胞膜と融合して細胞外へ放出され，エクソソームとなる（図11-1）。エクソソームの脂質二重膜の構成は細胞膜のそれと異なり，スフィンゴミエリンおよびコレステロールを豊富に含んでおり，脂質ラフトが多数存在することが示唆されている[8]。また，エクソソーム膜上にはCD9，CD63，およびCD81などのテトラスパニン[9]，インテグリン[10]，MHCクラスI[11]およびII[12]などの細胞膜タンパク質が存在する。さらに，内部にはアネキシンII，hsc73，Gi2aなどの細胞質タンパクが存在するのに加え[12]，mRNA，miRNA（microRNA）およびDNAが含まれる[13]。

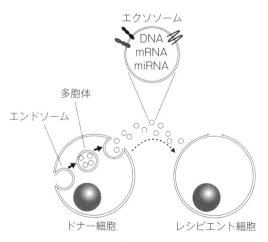

図11-1　エクソソームを介した細胞間コミュニケーション

エクソソームは，発見当初には細胞内で不要となったタンパク質を細胞外に排出する機序として考えられていた．しかしながら現在では，細胞間コミュニケーションツールのひとつとして注目されている．その端緒は，B細胞が放出するエクソソームの膜上にMHCクラスⅡおよび抗原が提示されていて，それがT細胞を活性化することが示されたことにある[12]．同様に，樹状細胞が放出するエクソソームの膜上に存在するMHCクラスⅠおよびⅡが抗原提示を行うことも報告された[11, 14]．次いで，マウス細胞株に存在するmRNAがエクソソームのカーゴとなってヒト細胞株に輸送され，そこでマウスのタンパク質に翻訳されることが明らかとなった[13]．さらに，miRNAもエクソソームによって輸送され，標的となる遺伝子の発現を抑制することが示された[15-17]．このようなエクソソームによる細胞間コミュニケーションにおいて，エクソソームを放出する細胞をドナー細胞，受容する細胞をレシピエント細胞と言う（図11-1）．

　筆者らも，脂肪細胞が放出するエクソソームがアディポサイトカインの一種であるアディポネクチンを輸送することを見いだした[18]．マウスの血清から超遠心分離法によりエクソソームを分離し，それをエクソソームのマーカータンパク質のひとつであるCD63のウエスタンブロッティングにより確認した（図11-2）．そのエクソソーム画分においてアディポサイトカインを調べたところ，レプチンおよびレジスチンはほとんど検出されなかったものの，無視できないレベルのアディポネクチンが見いだされた（図11-2）．また，このアディポネクチンは膜タンパク質として存在することを示唆する知見も得た．さらに，エクソソーム画分に存在するアディポネクチンは，インスリン感受性を上昇させてメタボリックシンドロームの抑制に寄与することが知られている[19]高分子量アディポネクチンが大部分であった（図11-3）．これらの結果は，脂肪細胞がアディポネクチンを産生・分泌する際に，その少なくとも一部をエクソソーム膜のタンパク質として放出すること，メタボリックシンドロームの抑制に寄与するアディポネクチンはエクソソームのカーゴとして輸送されることを示唆している．

　現在では，体内のさまざまな細胞がエクソソームを放出することが知られる

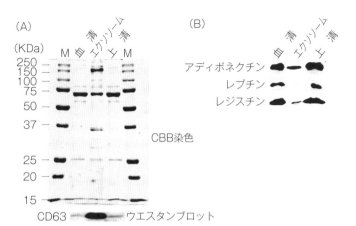

図11-2 マウスの血清，血清より超遠心分離で得たエクソソーム画分，およびその上清のSDS-PAGEとウエスタンブロット
A：SDS-PAGEのCBB染色とCD63のウエスタンブロット。
B：アディポネクチン，レプチン，およびレジスチンのウエスタンブロット。
文献[18]より作成。

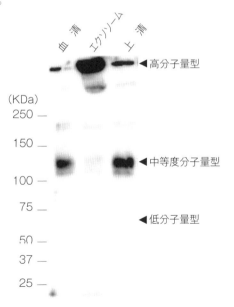

図11-3 マウスの血清，血清より超遠心分離で得たエクソソーム画分，およびその上清のアディポネクチンのウエスタンブロット
アディポネクチン濃度を等しくした試料を分析した。文献[18]より作成。

ようになった。ドナー細胞から放出されたエクソソームは，近傍に存在する細胞に取り込まれるか，体液を介して体内を循環してさまざまな組織細胞に取り込まれる。そのようなエクソソームはドナー細胞由来のタンパク質，mRNA，およびmiRNAなどをカーゴとして輸送し，それらがレシピエント細胞において機能することにより，細胞間コミュニケーションが成立する。そこで筆者らは，体外である腸管腔に存在する腸内細菌叢の情報が腸管を飛び越えて体内の組織に伝達される時，エクソソームによる細胞間コミュニケーションが一定の役割を果たしているのではないかと考え，研究を行うこととした。

3. 肥満およびメタボリックシンドロームを抑制するプロバイオティクス

　腸内細菌叢が宿主の生理に影響を及ぼす際に宿主体内でのエクソソームによる細胞間コミュニケーションが一定の役割を果たしていることを解析するためのモデルとして，肥満およびメタボリックシンドロームを抑制するプロバイオティクスを用いた。

　腸内細菌叢は肥満を基盤とする代謝疾患，すなわちメタボリックシンドロームの発症・増悪要因のひとつであると考えられるようになった。すなわち，飽和脂肪および糖類が豊富で繊維に乏しい西欧型の食生活が，肥満とともに腸内細菌叢の多様性の低下や構成のバランスのくずれであるディスバイオーシス（dysbiosis）を生じさせ，そのことが腸粘膜バリアの低下を導いてLPSの体内移行を促進し（代謝性エンドトキシン血症），インスリン抵抗性につながる慢性全身性軽度炎症を惹起するという[20]。これらのことは主としてマウスを用いた実験研究から示唆されてきたが，同様のことがヒトにおいても観察されている。したがって，dysbiosisは肥満およびメタボリックシンドロームの予防・治療の標的と考えることができる。実際，糞便細菌移植によってメタボリックシンドロームが改善された例が報告されているが[21]，dysbiosisを改善するためのより実用的な手段としては，プレバイオティクスおよびプロバイオティクスの２つ

が考えられる。最近報告された複数のシステマティックレビューによれば，いずれもプロバイオティクスの投与が体重，BMI，および体脂肪率を有意に減少させるという結論をメタアナリシスによって導き出している[22-24]。したがって，プロバイオティクスによる肥満の抑制はほぼ確立したと考えてよい。

一方，動物実験では細菌株の投与が肥満およびメタボリックシンドロームを抑制する際の機序が解析されている。例えば，*Lactobacillus gasseri* SBT2055株はラットの白色脂肪細胞のサイズを減少させ，そのことには食餌脂肪の吸収の抑制が寄与することが報告された[25]。また，*L. rhamnosus* PL60株が高脂肪食によって誘導した肥満マウスの体重増加を抑制する際には，本菌株が産生する共役リノール酸が関与すると考えられている[26]。さらに，高脂肪食誘導性肥満マウスにおける *L. paracasei* ssp. *paracasei* F19株による脂肪組織増大の抑制と，血中のAngptl 4（angiopoietin-like 4）/ Fiaf（fasting-induced adipose factor）濃度との間に相関があることが示された[27]。Angptl 4 /Fiafは腸上皮細胞が産生・分泌する内因性のリポタンパク質リパーゼ阻害タンパク質である。また，*L. paracasei* ST11株がラットの体重および内臓脂肪量の増加を抑制することに，白色脂肪組織を支配している交感神経の活性化を介した脂肪分解の促進が関与することが報告された[28]。このように，プロバイオティクスは菌株に特異的な機序によって肥満およびメタボリックシンドロームを抑制するのかもしれない。

筆者らは，*L. plantarum* No.14株がマウスの肥満およびそれに関連する代謝異常を抑制することを観察した。No.14株はラッキョウの甘酢漬けが工業生産される際に発酵のスターターとして用いられる乳酸菌株であり，健常な女性ボランティアを用いた二重盲検試験により，体脂肪率を減少させることが報告されている[29]。そこで筆者らは，マウスの肥満を本菌株が抑制するか否か確かめた。メスのC57BL/ 6 Jマウスを高脂肪食（7％大豆油，23％ラード）で11週間飼育すると，体重，白色脂肪組織重量，および白色脂肪細胞のサイズ，ならびに血清中のレプチンおよび総コレステロールの濃度は，通常脂肪食（7％大豆油）を摂取させたマウスと比較して有意に高値を示した[30]。しかしながら，No.14

株〔10^8CFU（colony-forming unit）〕を毎日経口投与することにより，高脂肪食摂取マウスにおいて体重増加の抑制は認められなかったものの，白色脂肪細胞のサイズ増大を抑制し，白色脂肪組織重量，血清レプチンおよび総コレステロール濃度の上昇も抑制する傾向にあった．本菌株によるこのような効果が，肥満に伴う代謝異常の改善につながるか否かについても調べた．KK/Taマウスは，過食による肥満，インスリン抵抗性，高インスリン血症，および耐糖能異常を示し，ヒトの2型糖尿病のモデルとして用いられている．このマウスを通常脂肪食で10週間飼育し，No.14株（10^8CFU）を毎日経口投与した．その結果，溶媒（生理食塩水）を投与した対照群に比較してNo.14株投与群において体重が低く推移する傾向にあり，白色脂肪組織重量は有意な低値を示した[31]．また，血清レプチンおよびインスリン濃度はNo.14株投与により低値を示し，インスリン抵抗性指標であるHOMA-IR（homeostasis model assessment of insulin resistance）も対照群に比べて低かった．しかしながら，ブドウ糖腹腔投与に対する耐糖能には差が認められなかった．さらに，白色脂肪組織における炎症性サイトカインおよびケモカインの遺伝子発現レベルをRT-qPCR（real time-quantitative PCR）により分析したところ，MCP-1（monocyte chemoattractant protein-1）およびTNF-α（tumor necrosis factor-α）の各mRNAレベルは対照群に比較してNo.14株投与群で低値を示し，IL（interleukin）-6 mRNAレベルも低い傾向にあった．肥満における白色脂肪組織の増大に伴ってマクロファージ，好中球，リンパ球などの免疫細胞が浸潤し，そのような炎症脂肪組織において白色脂肪細胞および免疫細胞の両方から産生・分泌される炎症性サイトカインが全身性のインスリン抵抗性を惹起すると考えられており，それらはほとんどの2型糖尿病患者において観察される特徴である[32]．したがって，No.14株は肥満形成における白色脂肪組織の増大とそれに伴う白色脂肪組織炎症を抑制することにより，メタボリックシンドロームの基盤に存在するインスリン抵抗性を改善すると言うことができる．実際，白色脂肪組織重量とサイトカインおよびケモカイン（IL-6，MCP-1，およびTNF-α）のmRNAレベルとの間，ならびにサイトカインおよびケモカインのmRNAレベルとHOMA-IRとの間にはいずれ

も高い正の相関が認められた[32]。

　それでは，筆者らが観察したこのようなNo.14株の肥満抑制効果および白色脂肪組織炎症抑制効果の発現には，エクソソームを介した細胞間コミュニケーションが寄与しているのであろうか。

4. No.14株の肥満および炎症抑制作用を媒介するエクソソーム

　エクソソームは体内のさまざまな細胞が放出し，それらの多くは体液中を循環してエンドサイトーシスによってレシピエント細胞に取り込まれる。マウスで観察されたNo.14株の肥満抑制効果および白色脂肪組織炎症抑制効果の発現にエクソソームが関与するとすれば，No.14株が直接曝露する腸管のいずれかの細胞がドナー細胞となってエクソソームを放出し，それらが循環血を介して白色脂肪組織に到達してレシピエント細胞に受容されると考えるのが妥当である。そこで筆者らは，No.14株を経口投与したマウスの血液からエクソソームを分離し，培養した脂肪細胞や免疫細胞の培地に添加するという実験系を考えた。まず，C57BL/6Nマウスから分離した腹腔滲出細胞（マクロファージが大部分を占める）がLPSによる刺激に応答して炎症性サイトカインを産生するという現象を*ex vivo*の炎症モデルとして用いた[33]。No.14株を7日間経口投与したマウスから腹腔滲出細胞を分離し，LPS添加培地で24時間培養した後，培地中のIL-6およびTNF-αの濃度をELISAにより測定した。その結果，No.14株を投与したマウスから分離した腹腔滲出細胞においては，溶媒（生理食塩水）を投与したマウスおよび*L. plantarum*基準株を投与したマウスから分離した腹腔滲出細胞と比較して，IL-6およびTNF-αの濃度が低値を示した（図11-4）[33]。すなわち，この実験系においても前述したKK/Taマウスの白色脂肪組織と同様にNo.14株の経口投与が炎症性サイトカインの産生を抑制すると言うことができる。そこで次に，このような炎症性サイトカイン産生の抑制が循環血中のエクソソームによって媒介されているか否かを調べた。すなわち，No.14株を7日間経口投与したマウスの血清からエクソソームを分離し，別のマウスから

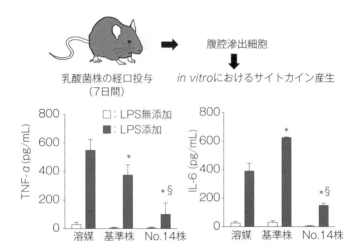

図11-4 乳酸菌株を投与したマウスの腹腔滲出細胞におけるLPS依存的な炎症性サイトカインの産生
データは平均値±標準誤差（$n=4$）．＊：溶媒と有意差あり（$p<0.05$），§：基準株と有意差あり（$p<0.05$）。文献[33]より作成。

分離した腹腔滲出細胞の培地に添加して，24時間の培養後に培地中のIL-6およびTNF-αの濃度を測定した。また，IL-6およびTNF-αのmRNAレベルをRT-qPCRにより比較した。その結果，No.14株投与マウスから分離したエクソソームを添加した場合には，溶媒を投与したマウスおよび$L.$ $plantarum$基準株を投与したマウスから分離したエクソソームを添加した場合と比較して，TNF-αの培地中濃度およびmRNAレベルは有意に低値を示した（図11-5）[33]。IL-6に関しては，mRNAレベルはNo.14株によって低値を示したものの，培地中濃度には差が認められなかった。また，同様にしてエクソソームをマウスマクロファージ細胞株RAW264.7の培地に添加したところ，やはりIL-6およびTNF-αの培地中濃度は低値を示した。なお，エクソソームを分離した後の血清を添加してもサイトカイン産生に変化は認められなかった。これらの結果は，No.14株の経口投与によって観察される炎症性サイトカインの産生抑制の少なくとも一部は，循環血中のエクソソームが媒介することを示唆している。このようにしてエクソソームが腹腔滲出細胞やRAW264.7細胞の炎症性サイト

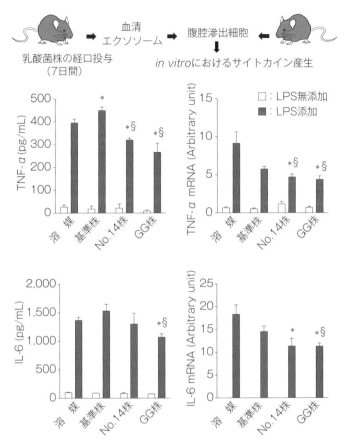

図11-5 乳酸菌株を投与したマウスの血清エクソソームが別のマウスの腹腔滲出細胞におけるLPS依存的な炎症性サイトカイン産生に及ぼす影響

データは平均値±標準誤差（n=6），*：溶媒と有意差あり（p<0.05），§：基準株と有意差あり（p<0.05）。文献[33]より作成。

カイン産生を抑制する場合，エクソソームはこれらの細胞に受容される必要があるかもしれない。このことを確かめるために，血清から分離したエクソソームを蛍光色素（PKH67）によって標識し，腹腔滲出細胞およびRAW264.7細胞の培地に添加した。24時間の培養後に蛍光顕微鏡で観察したところ，細胞中に蛍光シグナルが認められたので，エクソソームがこれらの細胞に取り込まれる

ことが明らかになった[33]。

　ところで，最もよく知られているプロバイオティクスのひとつに*L. rhamnosus* GG株があり，本菌株に関しても炎症抑制作用が報告されている。例えば，マウスに高フルクトース食を8週間摂取させると肝臓のIL-1β，IL-8R，およびTNF-αのmRNAレベルが上昇するが，GG株を経口投与することによりそれらが抑えられた[34]。また，GG株は高脂肪食摂取マウスにおける肝臓の炎症を抑制した[35]。そこで筆者らは，No.14株と同様の方法を用いてGG株について解析した結果，No.14株と同様にエクソソームが炎症抑制作用を媒介することを示唆するデータを得た(図11-5)。GG株は菌体外多糖(exopolysaccharides：EPS)を産生することが知られており，このEPSを高脂肪食誘導性肥満マウスに経口投与すると白色脂肪組織および肝臓における炎症性サイトカインの遺伝子発現が抑制されることも報告された[36]。ところがこのEPSをマウス脂肪細胞株3T3-L1に添加しても炎症性サイトカイン産生は変化しなかった[36]。動物実験と培養細胞の結果を同一の議論の俎上に載せることは慎むべきではあるが，GG株が産生するEPSは間接的な方法（例えばエクソソームを介して）で白色脂肪組織の炎症性サイトカイン産生を抑えるのかもしれない。

　次に筆者らは，No.14株による肥満抑制効果の発現にエクソソームが関与するか否かについて，やはり培養細胞を用いて解析した。エクソソームを放出する細胞としてマクロファージを想定し，マウスの骨髄細胞から*in vitro*においてマクロファージを誘導した。No.14株をマクロファージの培地に添加してインキュベートした後，培地中に放出されるエクソソームを分離して，脂肪細胞への分化を誘導した3T3-L1細胞の培地に添加した。その後，細胞内脂肪蓄積を定量した結果，No.14株を添加せずに培養したマクロファージの培地から分離したエクソソームを添加した場合に比較して，3T3-L1細胞における脂肪蓄積が抑えられた（鶴田ら，未発表データ）。またこの時，3T3-L1細胞において脂肪蓄積に寄与する遺伝子群の発現も抑えられていた。さらに，脂肪細胞に分化させた3T3-L1細胞は蛍光色素PKH67で標識したエクソソームを取り込むことも観察した。これらの結果は，マウスで観察されたNo.14株の脂

肪蓄積抑制作用の少なくとも一部はマクロファージが放出するエクソソームが媒介することを示唆している。

以上のように，筆者らは動物実験と培養細胞実験とを組み合わせて，No.14株が発揮する肥満および炎症抑制作用の少なくとも一部は循環血中に存在するエクソソームが媒介することを示唆する知見を得た。現在は，このことを*in vivo*で証明するために，エクソソームをマウスに静脈投与することによって白色脂肪組織における脂肪蓄積や炎症が影響を受けるか否かを解析しているところである。

5. エクソソームの作用機序としてのmiRNAによる遺伝子サイレンシング

エクソソームがNo.14株の炎症抑制作用や脂肪蓄積抑制作用を媒介するとすれば，それはどのような分子機序によるのであろうか。筆者らは，マウスの血清エクソソームに含まれるmiRNAのプロファイルを解析し，腸内細菌叢がそれに影響するという知見を得ている。No.14株およびGG株を経口投与したマウスの血清エクソソームからmiRNAのようなsmall RNAを含む総RNAを分離し，マイクロアレイによってmiRNAのプロファイルを解析したところ，溶媒を投与したマウスとは異なるプロファイルが観察され，それはRT-qPCRによっても確認された（逢坂ら，未発表データ）。また，腸内細菌叢を変化させることが知られている難消化性オリゴ糖や抗生剤を投与したマウスの血清から分離したエクソソームにおいても，無処置マウスのエクソソームとは異なるmiRNAプロファイルが観察された（逢坂ら，未発表データ）。つまり，腸内細菌叢の構成は循環血中に存在するエクソソームのmiRNAプロファイルに影響すると考えられる。

循環血中に存在するエクソソームは，体内のさまざまな細胞が放出したエクソソームの総体であるということができる。しかしながら，プロバイオティクスの投与や腸内細菌叢の構成変化に応答してmiRNAプロファイルが変化する

ようなエクソソームのドナー細胞は，プロバイオティクスや腸内細菌叢が直接曝露する腸管に存在するいずれかの細胞であると考えるのが合理的である。そこで筆者らは，難消化性オリゴ糖の摂取によって腸内細菌叢の構成が変化したマウスの結腸上皮細胞を分離し，miRNAプロファイルをマイクロアレイおよびmiRNA-seqにより解析した。その結果，残念ながらmiRNAプロファイルに変化は認められなかった。また，筆者らはマウスの小腸上皮細胞と腸管オルガノイドにおけるmiRNAプロファイルをマイクロアレイにより比較し，腸管オルガノイドが*in vivo*における小腸上皮細胞のモデルとなりうることを示した[37]。そこで，腸内細菌による難消化性オリゴ糖の発酵産物であるSCFAをオルガノイドの培地に添加し，miRNAプロファイルを調べたが，やはり変化しなかった。すなわち，プロバイオティクスや難消化性オリゴ糖によって生じる腸内細菌叢の構成変化は，腸上皮細胞におけるmiRNA発現に影響を及ぼさないのかもしれない。ところが，粘膜固有層に存在するリンパ球を分離して解析した結果，miRNAプロファイルは難消化性オリゴ糖の摂取によって変化することが示され，このことはRT-qPCRによっても確認できた（逢坂ら，未発表データ）。したがって，腸内細菌叢の構成変化が腸粘膜固有層リンパ球に認識され，何らかの機序によってmiRNA発現が影響を受けるものと推察している。そのようなリンパ球がドナー細胞となって放出したエクソソームが血液を循環して白色脂肪組織に到達し，白色脂肪細胞およびマクロファージのような免疫細胞がレシピエント細胞となって脂肪蓄積や炎症性サイトカイン産生が影響を受けるのかもしれない。筆者らは現在，miRNAプロファイルが変化するリンパ球はどのような細胞であるのか，また，発現レベルが変化するmiRNAのターゲットとなる遺伝子は何なのか，解析を進めている。

6. おわりに

筆者らは，腸内細菌が腸粘膜に存在するいずれかの細胞におけるmiRNAの発現に影響を及ぼし，そのようなmiRNAをカーゴとするエクソソームが循環

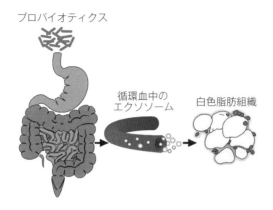

図11-6　プロバイオティクスの健康機能を媒介するエクソソーム（仮説）

血を経て免疫細胞や白色脂肪細胞に受容され，miRNAはそこでの遺伝子発現を制御するかもしれないと考えている（図11-6）。マウスやヒトの腸上皮細胞は腸管腔内にエクソソームを放出し，それらに含まれるmiRNAが腸内細菌の遺伝子発現および増殖を調節することが報告された[37]。さらに，細菌も細胞外小胞を放出するので，それらが宿主体内に取り込まれる可能性がある。エクソソームとそこに含まれるmiRNAが腸内細菌叢と宿主のクロストークシステムであるというストーリーは，きわめて魅力的である。

　謝辞：筆者らのエクソソームの研究は，筆者らの研究室に特任助教として在籍していた青木（吉田）綾子博士（現 日本女子大学家政学部）のアイデアに端を発する。その研究は，その後やはり特任助教として在籍した鶴田剛司博士（現 岡山大学大学院環境生命科学研究科）および斉藤伸一博士（現 医療法人葵鐘会）によって引き継がれた。3名の方々に謝意を表する。

文 献

1) Bouter KE., van Raalte DH., Groen AK. et al.：Role of the gut microbiome in the pathogenesis of obesity and obesity-related metabolic dysfunction. Gastroenterology 2017；152；1671-1678.
2) Trams E.G., Lauter C.J., Salem N. Jr. et al.：Exfoliation of membrane ecto-enzymes in the form of micro-vesicles. Biochim Biophys Acta 1981；645；63-70.
3) Pan B.T. and Johnstone R.M.：Fate of the transferrin receptor during maturation of sheep reticulocytes *in vitro*：selective externalization of the receptor. Cell 1983；33；967-978.
4) Harding C., Heuser J. and Stahl P.：Receptor-mediated endocytosis of transferrin and recycling of the transferrin receptor in rat reticulocytes. J Cell Biol 1983；97；329-339.
5) Pan B.T. and Johnstone R.M.：Selective externalization of the transferrin receptor by sheep reticulocytes *in vitro*. Response to ligands and inhibitors of endocytosis. J Biol Chem 1984；259；9776-9782.
6) Kassis S., Lauter C.J., Stojanov M. et al.：Exfoliation of the beta-adrenergic receptor and the regulatory components of adenylate cyclase by cultured rat glioma C6 cells. Biochim Biophys Acta 1986；886；474-482.
7) Johnstone R.M., Adam M., Hammond J.R. et al.：Vesicle formation during reticulocyte maturation. Association of plasma membrane activities with released vesicles（exosomes）. J Biol Chem 1987；262；9412-9420.
8) Record M., Carayon K., Poirot M. et al.：Exosomes as new vesicular lipid transporters involved in cell-cell communication and various pathophysiologies. Biochim Biophys Acta 2014；1841；108-120.
9) Escola J.M., Kleijmeer M.J., Stoorvogel W. et al.：Selective enrichment of tetraspan proteins on the internal vesicles of multivesicular endosomes and on exosomes secreted by human B-lymphocytes. J Biol Chem 1998；273；20121-20127.
10) Théry C., Regnault A., Garin J. et al.：Molecular characterization of dendritic cell-derived exosomes. Selective accumulation of the heat shock protein hsc73. J Cell Biol 1999；147；599-610.
11) Zitvogel L., Regnault A., Lozier A. et al.：Eradication of established murine

tumors using a novel cell-free vaccine : dendritic cell-derived exosomes. Nat Med 1998 ; 4 ; 594-600.
12) Raposo G., Nijman H.W., Stoorvogel W. et al. : B lymphocytes secrete antigen-presenting vesicles. J Exp Med 1996 ; 183 ; 1161-1172.
13) Valadi H., Ekström K., Bossios A. et al. : Exosome-mediated transfer of mRNAs and microRNAs is a novel mechanism of genetic exchange between cells. Nat Cell Biol 2007 ; 9 ; 654-659.
14) Théry C., Duban L., Segura E. et al. : Indirect activation of naïve $CD4^+$ T cells by dendritic cell-derived exosomes. Nat Immunol 2002 ; 3 ; 1156-1162.
15) Pegtel D.M., Cosmopoulos K., Thorley-Lawson D.A. et al. : Functional delivery of viral miRNAs via exosomes. Proc Natl Acad Sci USA 2010 ; 107 ; 6328-6333.
16) Zhang Y., Liu D., Chen X. et al. : Secreted monocytic miR-150 enhances targeted endothelial cell migration. Mol Cell 2010 ; 39 ; 133-144.
17) Kosaka N., Iguchi H., Yoshioka Y. et al. : Secretory mechanisms and intercellular transfer of microRNAs in living cells. J Biol Chem 2010 ; 285 ; 17442-17452.
18) Phoonsawat W., Aoki-Yoshida A., Tsuruta T. et al. : Adiponectin is partially associated with exosomes in mouse serum. Biochem Biophys Res Commun 2014 ; 448 ; 261-266.
19) Waki H., Yamauchi T., Kamon J. et al. : Impaired multimerization of human adiponectin mutants associated with diabetes. Molecular structure and multimer formation of adiponectin. J Biol Chem 2003 ; 278 ; 40352-40363.
20) Rastelli M., Knauf C. and Cani PD. : Gut microbes and health : a focus on the mechanisms linking microbes, obesity, and related disorders. Obesity 2018 ; 26 ; 792-800.
21) Vrieze A., Van Nood E., Holleman F. et al. : Transfer of intestinal microbiota from lean donors increases insulin sensitivity in individuals with metabolic syndrome. Gastroenterology 2012 ; 143 ; 913-916.
22) Zhang Q., Wu Y. and Fei X. : Effect of probiotics on body weight and body-mass index : a systematic review and meta-analysis of randomized, controlled trials. Int J Food Sci Nutr 2015 ; 67 ; 571-580.
23) Borgeraas H., Johnson L.K., Skattebu J. et al. : Effects of probiotics on body weight, body mass index, fat mass and fat percentage in subjects with

overweight or obesity : a systematic review and meta-analysis of randomized controlled trials. Obes Rev 2018 ; 19 ; 219-232.
24) John G.K., Wang L., Nanavati J. et al. : Dietary alteration of the gut microbiome and its impact on weight and fat mass : a systematic review and meta-analysis. Genes (Basel) 2018 ; 9 ; E167.
25) Hamad E.M., Sato M., Uzu K. et al. : Milk fermented by *Lactobacillus gasseri* SBT2055 influences adipocyte size via inhibition of dietary fat absorption in Zucker rats. Br J Nutr 2009 ; 101 ; 716-724.
26) Lee H.Y., Park J.H., Seok S.H. et al. : Human originated bacteria, *Lactobacillus rhamnosus* PL60, produce conjugated linoleic acid and show anti-obesity effects in diet-induced obese mice. Biochim Biophys Acta 2006 ; 1761 ; 736-744.
27) Aronsson L., Huang Y., Parini P. et al. : Decreased fat storage by *Lactobacillus paracasei* is associated with increased levels of angiopoietin-like 4 protein (ANGPTL4). PLoS One 2010 ; 5 ; e13087.
28) Tanida M., Shen J., Maeda K. et al. : High-fat diet-induced obesity is attenuated by probiotic strain *Lactobacillus paracasei* ST11 (NCC2461) in rats. Obes Res Clin Pract 2008 ; 2 ; 159-169.
29) 長田裕子，上村佑也，坂智秀ほか：*Lactobacillus plantarum* No.14株の抗アレルギー効果．日食科工会誌 2008；55；625-631.
30) Takemura N., Okubo T. and Sonoyama K. : *Lactobacillus plantarum* strain No. 14 reduces adipocyte size in mice fed high-fat diet. Exp Biol Med 2010 ; 235 : 849-856.
31) Okubo T., Takemura N., Yoshida A. et al. : KK/Ta mice administered *Lactobacillus plantarum* strain No. 14 have lower adiposity and higher insulin sensitivity. Biosci Microbiota Food Health 2013 ; 32 ; 93-100.
32) de Luca C. and Olefsky J.M. : Inflammation and insulin resistance. FEBS Lett 2008 ; 582 ; 97-105.
33) Aoki-Yoshida A., Saito S., Tsuruta T. et al. : Exosomes isolated from sera of mice fed *Lactobacillus* strains affect inflammatory cytokine production in macrophages *in vitro*. Biochem Biophys Res Commun 2017 ; 489 ; 248-254.
34) Ritze Y., Bardos G., Claus A. et al. : *Lactobacillus rhamnosus* GG protects against non-alcoholic fatty liver disease in mice. PLoS One 2014 ; 9 ; e80169.
35) Kim B., Park K.Y., Ji Y. et al. : Protective effects of *Lactobacillus rhamnosus* GG

against dyslipidemia in high-fat diet-induced obese mice, Biochem Biophys Res Commun 2016 ; 473 ; 530-536.
36) Zhang Z., Zhou Z., Li Y. et al. : Isolated exopolysaccharides from *Lactobacillus rhamnosus* GG alleviated adipogenesis mediated by TLR2 in mice. Sci Rep 2016 ; 6 ; 36083.
37) Ohsaka F. and Sonoyama K. : Murine intestinal organoids resemble intestinal epithelium in their microRNA profiles. Biosci Biotechnol Biochem 2018 ; 82 ; 1560-1567.
38) Liu S., da Cunha A.P., Rezende R.M. et al. : The host shapes the gut microbiota via fecal microRNA. Cell Host Microbe 2016 ; 19 ; 32-43.

索　引

〈数字・欧文〉

【数字】

- ^{13}C呼気分析法 ………… 75
- [^{13}C]尿素呼気試験法
   ………………………… 75
- $^{13}CO_2$赤外線吸光分析法
   ………………………… 75
- 16S rRNA遺伝子 ……… 9
- 2,8-ジヒドロキシ
   アデニン …………… 64

【A】

- Actinobacteria門 ……… 10
- Adlercreutzia
   equolifaciens …… 151
- Akkermansia muciniphila
   ………………………… 12
- Akkermansia属 ………… 10
- Alistipes属 …………… 10
- Allobaculum stercoricanis
   …………………… 25, 29
- AMP-activated protein
   kinase ……………… 63
- AMPK ………………… 63
- angiopoietin-like 4 …… 235
- Angptl 4 ……………… 235
- APRIL ………………… 43

【B】

- B細胞活性化因子 ……… 43
- Bacteroides fragilis …… 12
- Bacteroides
   thetaiotaomicron …… 21
- Bacteroides属 ………… 10
- Bacteroides門 ………… 10
- BAFF ………………… 43
- Bcl-6 ………………… 198
- Benjamini-Hochberg法
   ………………………… 134
- Bifidobacterium属
   ……………………… 10, 12
- Bifidobacterium bifidum
   ………………………… 21
- Bifidobacterium longum
   ………………………… 12
- Blautia glucerasea …… 28
- Blautia wexlerae …… 136
- butyrate kinase ……… 69
- butyryl CoA：acetate
   CoA transferase …… 69

【C】

- CD40リガンド ………… 43
- Chao Index …………… 133
- Cingulin ……………… 58
- Citrobacter rodentium
   ………………………… 129
- Claudin 3 ……………… 49
- Clostridiales属 ………… 11
- Clostridium butyricum
   ………………………… 12
- Clostridium perfringens
   ………………………… 193
- Collinsell属 …………… 10

- Cr-EDTA ……………… 45
- CXCR 5 ……………… 198

【D】

- DBA 1/Jマウス ……… 197
- Desulfovibrio属 ……… 11
- dextran sodium sulfate
   ………………………… 60
- difructose anhydride Ⅲ
   ………………………… 217
- dipeptidyl peptidase Ⅳ
   ………………………… 221
- DSS …………………… 60
- dysbiosis ……………… 18
- dysfermentation ……… 18
- D-アルロース ………… 224
- D-プシコース ………… 224

【E】

- Eggerthella lenta …… 193
- EPS ………………… 4, 240
- Escherichia coli ……… 12
- Escherichia属 ………… 10
- Eubacterium rectale
   ………………………… 135
- Eubacterium tortuosum
   ………………………… 29
- exopolysaccharides …… 240
- extracellular polymeric
   substances …………… 4

【F】

- FACS解析 …………… 197

Faecalibacterium
　　prausnitzii ············ 135
*Faecalibacterium*属 ····· 10
fasting-induced adipose
　　factor ················ 235
Fiaf ······················· 235
Firmicutes門 ············· 10
FOS ························ 18
Fuc ························ 21

【G】

GacNAc ··················· 21
Gal ·························· 21
GalNAc ···················· 21
GC-MS ···················· 98
GLUT 5 ·················· 225
GLUTag細胞 ·········· 224
glycocalyx ·················· 4
Gordonibacter pamelaeae
　······················· 193
GPR40 ··················· 207
GPR41 ············ 124, 207
GPR43 ············ 124, 207
GPR84 ··················· 207
GPR109A ··············· 124
GPR119 ·················· 207
GPR120 ·················· 207
Gタンパク質共役型受容体
　······················· 124

【H】

histone deacetylase ···· 18
HLA-DRB 1 ·········· 192
HOMA-IR ············· 236
Hungatella hathewai ··· 28

hypoxia inducing factor
　························ 18
hypoxia inducing
　factor-1 ············· 62

【I】

IBS ························ 53
IFN-γ ···················· 44
IL-4 ······················ 44
IL-6 ······················ 64
IL-10 ···················· 125
IL-17 ····················· 44
irritable bowel syndrome
　························ 52

【J】

JAM-A ··················· 58
junctional adhesion
　molecule-A ·········· 58

【K】

K/BxNマウス ·········· 195
KK/Taマウス ·········· 236
Klebsiella pneumoniae
　························ 12
*Klebsiella*属 ············· 12

【L】

L細胞 ·················· 208
Lacnospiraceae科 ······ 10
Lactobacillus acidophilus
　···················· 12, 99
Lactobacillus plantarum
　······················· 103
Lactobacillus salivarius
　······················· 193

*Lactobacillus*属 ········ 12
Lactococcus garvieae
　······················· 148
LBP ······················ 60
low fermentable
　oligosaccharides,
　desaccharides,
　monosaccharides and
　polyols diet ·········· 53
LPS-binding protein ··· 60

【M】

MAC ···················· 196
MCP-1 ················ 236
MCT ······················· 3
MCT 1 ················ 113
Megasphaera elsdenii
　························ 99
mesenteric lymph nodes
　························ 45
Methanobrevibacter
　smithii ·············· 172
*Methanobrevibacter*属
　························ 11
MHCクラスⅡ ········ 192
MLN ····················· 45
monocarboxylate
　transporter ············ 3
monocarboxylate
　transporter 1 ······ 113
MPO ····················· 45
Muc 2 ···················· 20
Muc 5 AC ··············· 21
myeloperoxidase ······· 45

索引　251

【N】

- n-3 脂肪酸 …………… 54
- n-6 脂肪酸 …………… 54
- NADH ………………… 170
- NeuGc ………………… 137
- NF-κB経路 ………… 44
- N-glycolylneuraminic acid ……………………… 137
- N-アセチルガラクトサミン …… 21
- N-アセチルグルコサミン ……………………… 21
- N-グリコリルノイラミン酸 …… 137
- Na$^+$依存性グルコース輸送体 ………………… 3
- Na$^+$依存性モノカルボン酸共輸送体 …………… 3

【O】

- Occludin ……………… 58
- O-結合性糖鎖 ………… 22
- 一当量 ………………… 24

【P】

- PADI 4 ………………… 192
- Parabacteroides属 …… 11
- PGE$_2$ ………………… 54
- pIgR …………………… 18
- polymeric immunoglobulin receptor …………… 18
- Prevotella copri ……… 12, 191
- Prevotella属 …………… 10
- proglucagon ………… 212
- Proteobacteria門 ……… 10

【R】

- RAW264.7 …………… 238
- RegⅢファミリータンパク質 ………… 58
- Roseburia faecis ……… 25
- Roseburia属 …………… 10
- Ruminococcus bromii ……………………… 136
- Ruminococcus gnavus ……………………… 12
- Ruminococcus属 ……… 10

【S】

- SGLT …………………… 3
- Sia ……………………… 21
- SKGマウス …………… 193
- sodium/glucose cotranspoter ………… 3
- Spearmanの相関解析 ……………………… 134
- STAT 1 経路 ………… 44
- STAT 6 経路 ………… 44
- symbiosis ……………… 121
- symbiotic metabolism ……………………… 130

【T】

- T細胞依存性経路 ……… 41
- T細胞非依存性経路 …… 42
- TEER …………………… 49
- TGF-β ………………… 64
- Th 1 …………………… 124
- Th17 …………………… 124
- Th 2 …………………… 124
- TNFAIP 3 …………… 192

- TNF-α ………………… 44
- TNFスーパーファミリー ……………………… 43
- Toll様受容体 ………… 43
- Treg …………………… 124
- TUNEL陽性細胞 ……… 114

【U・V・Z】

- UC ……………………… 33
- Veillonella parvula …… 12
- Veillonella属 …………… 12
- Verrucomicrobia門 …… 10
- Zo-1 …………………… 49

〈和文〉

【あ】

- アスコルビン酸 ……… 168
- アディポサイトカイン ……………………… 204
- アディポネクチン …… 232
- アポトーシス ………… 114
- アルカローシス ……… 80
- アルツハイマー病 …… 34
- α-グルカン …………… 13
- α-多様性 ……………… 25
- α-リノレン酸 ………… 54
- アンドロゲンレセプター ……………………… 154
- アンモニア …………… 24
- Ⅰ型コラーゲン ……… 64
- インクレチン ………… 206
- インスリン感受性 …… 210
- インテグリン ………… 231
- インドキシル硫酸 ……………………… 64, 67

索引

ウレアーゼ ……………… 67
エストロゲン受容体
　……………………… 154
炎症性腸疾患 …………… 34
エンドカンナビノイド
　……………………… 222

【か】

回腸瘻孔手術 …………… 81
潰瘍性大腸炎 …………… 33
過酸化水素 …………… 181
ガスクロマトグラフィー
　質量分析計 …………… 98
ガストリン …………… 204
過敏性腸症候群 ………… 52
ガラクトース …………… 21
ガラクトオリゴ糖 ……… 37
カルシウム感知受容体
　……………………… 207
肝虚血-再灌流処置 …… 181
還元型グルタチオン
　……………………… 168
還元的酢酸生成細菌
　……………………… 171
関節リウマチ ………… 191
希少糖 ………………… 224
共役リノール酸 ……… 230
菌体外多糖 …………… 240
グアーガム ……………… 51
グリコサルファターゼ
　………………………… 21
グリコリルシアル酸 …… 30
グルカゴン …………… 212
グルコン酸ナトリウム
　………………………… 98

グルタチオン
　ペルオキシダーゼ
　……………………… 169
クレアチニン …………… 64
グレリン ……………… 204
クローン病 ………… 9, 120
経上皮電気抵抗 ………… 49
ケストース …………… 209
好気性細菌 …………… 123
抗菌ペプチド …………… 4
抗シトルリン化ペプチド/
　タンパク質抗体 …… 194
甲状腺刺激ホルモン
　……………………… 159
骨芽細胞 ……………… 164
コラーゲン誘発関節炎
　……………………… 197
コレシストキニン …… 204
コロニック・パッチ
　……………………… 198

【さ】

細胞外高分子物質 ……… 4
細胞外小胞 …………… 230
サルファターゼ ………… 21
シアリダーゼ …………… 21
シアル酸 ………………… 21
シェーグレン症候群
　……………………… 198
自己抗原 ……………… 194
自己抗体 ……………… 194
脂質ラフト …………… 231
次世代シークエンサー
　………………………… 47
自閉症 …………………… 34
主座標分析 …………… 132

樹状細胞 ………………… 8
シンバイオーシス …… 121
膵α細胞 ……………… 212
スーパーオキシド …… 181
　—ジスムターゼ …… 169
制御性T細胞 ………… 124
生物間代謝経路 ……… 130
セグメント細菌 ……… 195
セロトニン …………… 204
相利共生関係 ………… 121

【た】

代謝性エンドトキシン
　血症 ………………… 234
大腸菌属 ………………… 10
タングステン ………… 122
炭酸平衡 ………………… 79
胆汁酸 …………………… 11
腸管オルガノイド …… 242
腸管関連リンパ組織
　……………………… 195
腸間膜リンパ節 ………… 45
腸クロム陽性細胞 …… 204
腸内細菌叢型 …………… 9
チロキシン …………… 159
通性嫌気性細菌 ……… 122
低FODMAP食 ………… 53
ディフェンシン ………… 58
テトラスパニン ……… 231
糖衣 ……………………… 4
糖尿病 …………………… 9
トランスサイトーシス
　………………………… 40
トリメチルアミン …… 230
トリヨードチロニン
　……………………… 159

【な】

Na⁺依存性グルコース
　輸送体 ············· 3
Na⁺依存性モノカルボン酸
　共輸送体 ············· 3
ニストース ··········· 209
ニッケル ············· 168
尿酸 ················· 67
尿素 ················· 64
尿中デオキシ
　ピリジノリン ······ 159
脳腸ホルモン ········ 204

【は】

パイエル板 ··········· 37
破骨細胞 ············ 163
白金 ················ 168
バッチ培養 ·········· 111
馬尿酸 ··············· 67
パネート細胞 ········· 36
パラクレジル硫酸
　················ 64, 67
反転腸管サック法 ····· 60
非重みづけUniFrac距離
　·················· 132
ヒストン脱アセチル
　化酵素 ············ 124
ヒドロキシルラジカル
　·················· 169
ヒドロゲナーゼ ······ 170
フェントン反応 ······ 181
腹腔滲出細胞 ········ 237
フコース ············· 21
フコシダーゼ ········· 21
フルクトオリゴ糖 ····· 18
フルクトフラノシル
　ニストース ········ 209
プレバイオティクス ··· 54
フローサイトメトリー
　··················· 39
プロテインキナーゼCβ
　··················· 63
プロバイオティクス ··· 54
閉経後骨粗鬆症 ······ 154
β-グルカン ·········· 13
β-多様性 ············ 25
ペプチドYY ········· 207
ペプチドグリカン ···· 230
ペルオキシソーム増殖因子
　活性化受容体 ······ 124
ヘルパーT細胞 ······· 44
偏性嫌気性細菌 ······ 122
ポリデキストロース
　·················· 160

【ま】

マクロファージ ······· 44
マンニトール ········· 46
ミエロペル
　オキシダーゼ ······· 45
ミオシン軽鎖 ········· 63
メタゲノム解析 ········ 8
メタトランス
　クリプトーム解析 ··· 13
メタボリック
　シンドローム ······ 183
メタン生成古細菌 ···· 171
モリブデン ·········· 122
モリブドプテリン ···· 122

【や・ら・わ】

誘導型一酸化窒素
　合成酵素 ·········· 127
ユッシング
　チャンバー装置 ····· 62
酪酸化ハイアミロース
　コーンスターチ ···· 197
酪酸パラドックス ···· 114
ラクツロース ········· 46
ラフィノース ········ 160
卵胞刺激ホルモン ···· 159
リウマチ因子 ········ 194
リゾチーム ··········· 58
リノール酸 ··········· 54
リポ多糖 ············· 18
硫酸還元細菌 ········ 171
ルミナコイド ········· 94
レジスタントスターチ
　·················· 124
レチノイン酸 ········· 43
レプチン ············ 204
濾胞性制御性T細胞 ·· 198
濾胞性
　ヘルパーT細胞 ···· 195

〔責任編集者〕

森田 達也	もりた　たつや	静岡大学学術院農学領域
園山　慶	そのやま　けい	北海道大学大学院農学研究院
辻　英明	つじ　ひであき	岡山県立大学理事長兼学長

〔著　者〕(執筆順)

松田　幹	まつだ　つかさ	名古屋大学大学院生命農学研究科
源田 知美	げんだ　ともみ	静岡大学創造科学技術大学院
鈴木 卓弥	すずき　たくや	広島大学大学院統合生命科学研究科
宮田 富弘	みやだ　とみひろ	川崎医療福祉大学大学院医療技術学研究科
塚原 隆充	つかはら　たかみつ	株式会社栄養・病理学研究所
山田 恭央	やまだ　たかひろ	慶應義塾大学大学院薬学研究科
石見 佳子	いしみ　よしこ	医薬基盤・健康・栄養研究所 国立健康・栄養研究所
西村 直道	にしむら　なおみち	静岡大学学術院農学領域
長谷 耕二	はせ　こうじ	慶應義塾大学大学院薬学研究科
比良　徹	ひら　とおる	北海道大学大学院農学研究院
逢坂 文那	おうさか　ふみな	北海道大学大学院農学院

腸内細菌－宿主のクロストークと食事要因

2019年（令和元年）5月15日　初版発行

監　修　公益社団法人 日本栄養・食糧学会

責任編集者　森田　達也
　　　　　　園山　慶
　　　　　　辻　英明

発行者　筑紫和男

発行所　株式会社 建帛社 KENPAKUSHA

〒112-0011　東京都文京区千石4丁目2番15号
TEL　(03)3944-2611
FAX　(03)3946-4377
https://www.kenpakusha.co.jp/

ISBN 978-4-7679-6211-5　C3047
©森田，園山，辻ほか，2019．
（定価はカバーに表示してあります）

プロスト／プロケート
Printed in Japan

本書の複製権・翻訳権・上映権・公衆送信権等は株式会社建帛社が保有します．

JCOPY　〈出版者著作権管理機構　委託出版物〉

本書の無断複製は著作権法上での例外を除き禁じられています．複製される場合は，そのつど事前に，出版者著作権管理機構（TEL03-5244-5088，FAX03-5244-5089，e-mail：info@jcopy.or.jp）の許諾を得て下さい．